AF411196

LE NOUVEAU

VÉTÉRINAIRE

DOMESTIQUE.

AVIS.

L'éditeur, voulant éviter toute contrefaçon, prévient le public qu'il ne fera aucun dépôt de cet ouvrage, que chaque exemplaire sera revêtu de sa signature, et qu'il n'expédiera des volumes qu'aux personnes qui en feront la demande aux voyageurs de l'administration qui sont missionnés à cet effet.

Troyes. — Typographie POIGNÉE.

LE NOUVEAU

VÉTÉRINAIRE

DOMESTIQUE,

OU

L'ART DE GUÉRIR SOI-MÊME SES CHEVAUX

ET AUTRES ANIMAUX DOMESTIQUES,

Par FRANCIS CLATER,

MÉDECIN-VÉTÉRINAIRE, CAPITAINE AU CORPS ROYAL D'ÉTAT-MAJOR,
CHEVALIER DES ORDRES ROYAUX DE SAINT-LOUIS ET DE LA
LÉGION-D'HONNEUR;

Suivi et augmenté de

RÉFLEXIONS SUR L'INSTRUCTION VÉTÉRINAIRE,

Par MM. FLANDRIN, HUZARD et CHABERT,

SUR TOUTES LES MALADIES QUI AFFECTENT LES RACES CHEVALINES,

BOVINES ET OVINES,

Avec un Dictionnaire des plantes employées en médecine vétérinaire,

Publié par M. LAGRANGE,

Formant un beau volume de plus de 500 pages, avec planches,
comprenant la description anatomique du cheval, tant externe
qu'interne.

Prix : 6 francs pour les Souscripteurs.

TROYES,

POIGNÉE, IMPRIMEUR-LIBRAIRE,

RUE DU TEMPLE, 18.

1846.

PRÉFACE.

Parmi les nombreux ouvrages publiés sur l'art vétérinaire, quelques-uns renferment, dans des cadres très-restreints, la description des maladies concernant les animaux domestiques; leurs symptômes sont trop peu décrits pour être jugés et appréciés des cultivateurs et éleveurs de bestiaux, qui, peu familiarisés avec cet art, ont jusqu'alors reculé devant une foule d'ouvrages sans importance, la plupart d'entr'eux ne donnant qu'une confusion de matière peu raisonnée et inutile pour indiquer les moyens de remédier aux maladies qui affectent ordinairement cette espèce d'animaux si utiles à l'agriculture.

Il est donc indispensable de faire connaître et de donner d'une manière claire et précise la description de toutes les maladies auxquelles ces animaux sont assujettis, les remèdes et les traitements à y opposer, la manière de faire usage des médicaments, leurs doses, ayant toutefois égard à la nature, à la force et au tempérament des animaux malades.

Le *Vétérinaire domestique* que nous publions remplira le but que nous nous sommes proposé d'atteindre, et l'accueil favorable qu'il reçut en Angleterre, où il fut publié à vingt-une éditions imprimées à un grand nombre d'exemplaires, nous a déterminé à le propager dans notre belle France, où l'agriculture l'accueilla jusqu'alors avec cette bienveillance digne de tout éloge.

On ne peut trop recommander cet ouvrage à la culture, le nom seul et la réputation de ses auteurs suffisent pour le rendre populaire. Il a pour but d'éclairer les habitants des campagnes sur les premiers secours à apporter à leurs chevaux et bestiaux, en attendant le concours d'un homme de l'art, dont la venue est toujours subordonnée à des circonstances exigeantes qui ne cèdent presque toujours qu'après des lenteurs souvent funestes.

Si l'on reposait sa pensée, ses souvenirs sur les résultats ruineux qu'ont amenés au sein de la culture les maladies des animaux auxquels des remèdes prompts n'ont pu être apportés, on se demanderait comment, dans notre belle France, si riche en progrès de toutes sortes, où l'intelligence recule de tous côtés les limites du possible, l'agriculture si supérieure n'a pas encore réclamé de la science un guide assuré pour l'aider à conserver la fortune de ses écuries et de ses bergeries.

Sans doute d'excellents ouvrages ont été publiés sur cette matière importante, mais écrits dans l'intérêt des études; ils ont formé des hommes distingués, des praticiens habiles, dévoués à leur art, mais trop étendus, peut-être trop savants; le cultivateur et le propriétaire n'ont pu facilement se familiariser avec eux.

La lacune est désormais comblée, et l'ouvrage que nous publions renferme dans ses pages un cours complet de *médication vétérinaire*, à l'usage des campagnes; il est écrit avec clarté et simplicité; mis à la portée des grandes et petites entreprises, il sera précieux pour chacun, car il possède le rare avantage d'instruire et de plaire : avec lui les maladies nombreuses qui affectent les races chevaline et bovine pourront être traitées avec succès sans le secours d'un vétérinaire; il indique par quels moyens de prévoyance on évitera ou diminuera l'action dévastatrice des épidémics, cndemies, épizooties, etc., etc., comment on assainira les locaux destinés aux animaux domestiques, enfin tout ce que l'hygiène qui leur est applicable a jusqu'aujourd'hui découvert dans ses vastes recherches. Il sera le mentor du maître et du serviteur, car il renferme des renseignements pour toutes les intelligences; il sera bien placé aux mains du laboureur, du berger, du palfrenier, dont il distrait les loisirs en les rendant meilleurs; car le savoir, en développant la raison, rend l'homme plus soucieux de sa dignité. L'ignorance est encore aujourd'hui un défaut, par l'avenir elle serait un vice, et la sollicitude des nations, même les plus arriérées, bâtit chaque jour sur sa ruine la base de l'instruction générale.

Notre pays, il faut bien, quoiqu'à regret, le reconnaître, est tributaire des puissances étrangères pour pourvoir aux besoins de sa cavalerie ; nos campagnes produisent peu pour la culture et le luxe, et de vastes améliorations sont nécessaires pour niveler cette infériorité fâcheuse et blessante. Les éleveurs de chevaux ne sont pas suffisamment encouragés peut-être, et la crainte des maladies qui peuvent décimer leurs espérances contribue beaucoup à arrêter leurs essais ; l'ouvrage que nous annonçons est en partie écrit pour eux et doit leur faciliter le succès si désirable, qu'en coopérant à leur prospérité il doit relever la France d'un impôt profitable à nos voisins.

En terminant nous dirons qu'avec le *Nouveau Vétérinaire Domestique*, tout citoyen dont la profession, le goût ou la position, se rattachent à la propriété des chevaux, pourra s'initier, en peu de temps, dans les secrets des maladies qui affectent si souvent cette espèce intéressante et utile, connaître les traitements à y opposer, les administrer à propos, et conserver ainsi une des sources de leur fortune. Enfin c'est un manuel complet de la matière, le *Vade-Mecum* du cultivateur et du marchand de chevaux, et le code qui les éclairera dans les différends qui pourraient naître de leurs nombreuses et fréquentes relations.

VÉTÉRINAIRE

DOMESTIQUE,

OU

L'ART DE GUÉRIR SOI-MÊME SES CHEVAUX ET AUTRES ANIMAUX.

PREMIÈRE PARTIE.

CHAPITRE Ier.

« *Description des parties extérieures du Cheval.*

» Pour faciliter la connaissance du cheval, je le divise en trois parties principales, savoir : l'avant-main, le corps et l'arrière-main.

» Les parties qui composent l'avant-main sont : la tête, l'encolure, le garrot, les épaules, le poitrail ou la poitrine, et les jambes de devant.

» Les parties du corps sont : les reins les rognons, les côtés ou les côtes, le ventre et les flancs.

» Celles de l'arrière-main sont : la croupe, les hanches, la queue, les fesses, le grasset, les cuisses, le jarret et les jambes de derrière.

§ Ier.

» *De la situation et de la division particulière des parties de l'Avant-main.*

» La première partie de l'avant-main est la tête, qui a une division particulière, étant composée des oreilles, du front, des tempes, des salières, des sourcils, des paupières, des yeux, de la ganache et de la bouche.

» De toutes ces parties, je ne donnerai la division que de la ganache et de la bouche, parce que les autres sont assez connues.

» La *Ganache* est une partie composée de deux os de la mâchoire inférieure, qui touchent le gosier. Cette partie est mouvante, et sert à mâcher les aliments.

» La *Bouche* a ses parties extérieures et ses parties intérieures.

» Les parties extérieures sont : les lèvres, les naseaux, le bout du nez, le menton et la barbe, qui est l'endroit où porte la gourmette.

» Les parties intérieures de la bouche sont : la langue, le canal, le palais, les barres et les dents.

» Le *Canal* est le creux de la mâchoire inférieure, où est située la langue.

» Les *Barres* sont l'endroit de la bouche où il n'y a jamais de dents, et où doit se faire l'appui du mors.

» Les *Dents* ont aussi une division particulière par laquelle on connaît l'âge du cheval.

» L'*Encolure*, où est attachée la tête, est la seconde partie principale de l'avant-main. Elle est bordée, dans sa partie supérieure, par le crin et la crinière, et elle se termine au garrot.

» Le *Crin*, qui tombe sur le front entre les deux

oreilles, et qui fait partie de la crinière, s'appelle le *Toupet,*

» Le *Gosier* est la partie inférieure de l'encolure. Il commence entre les deux os de la ganache, et finit à la partie supérieure et antérieure du poitrail.

» Le *Garrot* est placé à l'extrémité de la crinière, et au haut des épaules.

» Les *Épaules* commencent au garrot, et finissent au haut du bras.

» Le *Poitrail* est la partie antérieure de la poitrine, contenue entre les deux épaules, laquelle commence au bas du gosier, et finit entre les deux bras.

» Les *Jambes de devant* sont attachées aux épaules, et ont encore une division particulière, étant composées du bras, du coude, de l'ars, du genou, du canon, du nerf, du boulet, du pâturon, de la couronne et du pied.

» Le *Bras* est cette partie supérieure de la jambe, qui est depuis l'épaule jusqu'au genou.

» Le *Coude* est l'os du haut de la jambe, qui est situé entre les côtes.

» L'*Ars* est une veine apparente, située au-devant et au-dedans du bras.

» Tous les chevaux ont au-dessus du genou, en dedans, une espèce de corne tendre, sans poil, qu'on appelle *Châtaignes.* Elles se trouvent également aux jambes de derrière, avec cette différence cependant, qu'à celles-ci elles sont placées au-dessous des jarrets, aussi en dedans.

» Le *Genou* est la jointure du milieu de la jambe, qui assemble le bras avec le canon.

» Le *Canon* est la partie de la jambe qui commence au genou et finit au boulet.

» Derrière le canon, il y a un tendon qu'on appelle communément le nerf de la jambe, qui règne tout du long, et dont la qualité contribue beaucoup à la bonté de la jambe.

» Le *Boulet* est la jointure du canon avec le pâturon.

» Derrière chaque boulet, tant aux jambes de devant qu'à celles de derrière, il y a un toupet de poil qu'on appelle *Fanon*, au milieu duquel il y a une espèce de corne tendre, qu'on nomme *Ergot*.

» Le *Pâturon* est la partie située entre le boulet et la couronne.

» La *Couronne* est le poil qui couvre et entourre le haut du sabot.

» Le *Pied*, qui est la dernière partie de la jambe, est divisé en parties supérieures et parties inférieures.

» Les parties supérieures sont : le sabot, les quartiers, la pince et le talon.

» Le *Sabot* est toute la corne qui règne autour du pied.

» Les *Quartiers* sont les deux côtés du sabot, depuis la pince jusqu'au talon. On dit quartiers de dedans et quartiers de dehors.

» La *Pince* est le bout de la corne qui est au-devant du pied.

» Le *Talon* est la partie de derrière du pied, où se terminent les quartiers, à l'opposite de la pince.

» Les parties inférieures du pied sont la fourchette, la sole et le petit-pied.

» La *Fourchette* est une corne tendre et molle, placée dans le creux du pied, qui se partage en deux branches vers le talon, en forme de fourche, d'où lui vient le nom de fourchette.

» La *Sole* est l'espèce de corne que l'on voit dans le creux du pied, entre les quartiers et la fourchette. C'est une corne plus dure que celle de la fourchette, et plus tendre que celle du sabot.

» Le *Petit-pied* est un os spongieux, renfermé dans le milieu du sabot, entouré d'une chair qui lui sert de nourriture. Il n'est pas visible, même quand le cheval est dessolé.

§ II.

» De la situation des parties du corps.

» Les *Reins* sont la partie supérieure du cheval. Ils prennent depuis le garrot jusqu'à la croupe; mais ce nom n'appartient proprement qu'à l'extrémité de l'épine, la plus voisine de la croupe, qu'on a appelée jusqu'à présent *Rognons*; mais comme l'usage a donné à cette partie le nom de reins, nous en conserverons la dénomination.

» Les *Rognons* sont proprement les reins; et c'est la partie de l'épine du dos qui est la plus proche de la croupe.

» Les *Côtés* sont le tour des côtes, qui renferment les parties internes contenues dans le ventre du cheval.

» Le *Ventre* est la partie inférieure du corps, située au bas des côtes.

» Les *Flancs* sont placés depuis la dernière côte jusqu'à l'os des hanches, vis-à-vis du grasset, dont la définition est dans l'article suivant.

§ III.

» *De la situation des parties de l'arrière-main.*

» La croupe est la partie supérieure de l'arrière-main qui va en rond depuis les rognons jusqu'à la queue.

» Les *Fesses* prennent depuis la queue, en descendant, jusqu'au pli qui est à l'opposite du grasset.

» Les *Hanches* sont les deux côtes de la croupe. Elles prennent depuis les deux os qui sont au haut des flancs, jusqu'au grasset. On appelle aussi vulgairement les *Hanches* tout le train de derrière, ou l'arrière-main.

» Le *Grasset* est la jointure placée au bas de la hanche vis-à-vis les flancs, à l'endroit où commence la cuisse. C'est cette partie qui avance près du ventre du cheval, quand il marche.

» Les *Cuisses* prennent depuis le grasset, qui en fait partie, et depuis l'endroit où finissent les fesses, jusqu'au pli du jarret.

» Le *Jarret* est la jointure qui assemble le

bas de la cuisse avec le canon de la jambe de derrière.

» Les *Jambes* de derrière étant semblables aux jambes de devant dans les autres parties, il n'est pas nécessaire de rapporter ici ce qui en a été dit.

» Dans les défiinitions que l'on vient de donner, on a négligé de parler de la situation de quelques parties du cheval, parce qu'elles sont si généralement connues, que le détail en eût été inutile.

» Quoique ces définitions soient très-claires, cependant, pour avoir une connaissance encore plus parfaite et plus intelligible, on peut avoir recours à la planche qui est au commencement de cet ouvrage, dans laquelle toute les parties extérieures du cheval sont distinguées et marquées par des chiffres de renvoi. »

DES DIFFÉRENTES MANIÈRES DE PRATIQUER LA SAIGNÉE.

« De la Saignée au cou.

» La saignée au cou est la seule où l'on emploie la ligature ; car je ne parle pas de celle qui se fait au pâturon, quand on veut barrer la veine, plutôt pour s'assurer la ligature du vaisseau, que pour faire une saignée.

» On passe une corde autour du cou, le plus près que l'on peut du garrot et des épaules.

On la serre par le moyen d'un nœud coulant, qui est à un des bouts de la corde. Quelques personnes sont dans l'usage d'arrêter ce nœud coulant par un autre nœud serré; mais cette méthode est dangereuse, parce que, quand on veut le défaire, si le cheval vient à tomber en défaillance (ce qui arrive quelquefois), on est trop long-temps à y réussir.

» Il faut, pour la même raison, faire attention à ne pas trop serrer cette corde, parce qu'en comprimant trop les vaisseaux du cou, le cheval s'étourdirait, tomberait sur la place, et, de sa chute, pourrait se tuer; ce que l'on a vu plus d'une fois. S'il a un filet dans la bouche, on a soin de le remuer, afin que le mouvement des mâchoires fasse gonfler la veine; s'il n'a qu'un licou, on procure le même effet en lui mettant les doigts ou un bâton dans la bouche. Quand on a trouvé le moment où la veine est suffisamment gonflée, on pose la flamme dessus, et, avec une clef ou le manche d'un brochoir, on donne un coup sec sur le dos de cet instrument pour couper le cuir, qui est fort dur, et le vaisseau d'un seul coup.

» Il y a du danger de donner le coup trop faiblement; il y en a à le donner trop fort. En le donnant trop mollement, on entame le cuir sans ouvrir le vaisseau, et l'on ne tire point de sang, ou l'on fait une saignée baveuse. En donnant le cou trop violemment, on pourrait estropier un cheval. Mais l'usage fait prendre un juste milieu, que les livres ne peuvent indiquer.

» Quand on a tiré la quantité de sang que l'on souhaite, il faut, avant de fermer la veine, presser légèrement les environs de la saignée, à trois centimètres de distance autour de l'ouverture, ce qui se fait communément en passant dessus la corde même qui a servi de ligature. Il est bon d'user de cette précaution, parce que l'on a vu quelquefois des inflammations et des abcès se former à l'occasion du sang caillé épanché aux environs de la saignée, et être suivi de la gangrène, surtout dans les grandes chaleurs de l'été. Ensuite on pince les deux lèvres de la plaie que l'on a faite, et on les perce d'outre en outre d'une épingle autour de laquelle on tortille en croix de Saint-André, ou en rond, cinq ou six crins que l'on arrache de la crinière du cheval même, et on les noue d'un double nœud.

» Le lieu de cette saignée est quatre doigts au-dessus de la fourchette. On appelle fourchette une bifurcation de la veine, qui paraît manifestement sur le cou. Plus haut, on n'aurait qu'un petit vaisseau, plus bas on trouvera trop de chair à percer avant de rencontrer le vaisseau. C'est environ deux ou trois doigts au-dessous de l'endroit du cou où répond l'angle de la mâchoire inférieure, qu'on appelle la ganache. Cette saignée peut cependant se pratiquer sans passer la corde avec le nœud coulant, et l'on est même quelquefois obligé de s'en abstenir, par exemple, à des chevaux qui ont une gale vive sur le cou, ou une plaie considérable sur laquelle il faudrait que la corde appuyât. On fait prendre alors par un serviteur la peau à pleine main vers le bas du gosier, et on la fait tirer du côté adverse, assez fortement pour faire gonfler la veine que l'on veut saigner, et quand la veine paraît assez grosse, on saisit le moment pour donner le coup de flamme, comme dans la précédente manière.

§ IV.

» *De la Saignée à la langue.*

» On se contente de tirer doucement la langue dehors, de crainte de l'arracher. On la retourne un peu, on la mouille avec une éponge, et on coupe, avec la flamme ou une lancette, ou un clou à ferrer plus communément, les vaisseaux qui paraissent à la partie inférieure. On laisse saigner à discrétion, parce que le sang s'arrête de soi-même, et que ces vaisseaux en fournissent peu. Cette saignée se pratique ordinairement pour les avives.

§ V.

» *De la Saignée au palais.*

» Les palfreniers sont dans l'usage de la faire, sans demander avis, aussitôt qu'ils voient leurs chevaux dégoûtés. Ils ont un morceau de corne de cerf amenuisé et pointu par le bout, ou une corne de chamois, qu'ils enfoncent, le matin à jeun, dans le troisième ou quatrième sillon du palais. Cette saignée, si on la faisait plus loin, ne serait pas sans danger; car on aurait de la peine à étancher le sang. Quand cet accident arrive, il faut faire un plumasseau avec de la filasse, et le saupoudrer de vitriol; l'appliquer sur le mal, et par-dessus mettre un gros tampon de filasse, que l'on appuie par un bandage qui passe par dessus le nez; et on attache le cheval avec son licou, un peu haut par les deux côtés. Il faut le laisser cinq ou six heures sans le délier, et sans lever l'appareil, ni par conséquent sans lui donner à manger.

Cette saignée se pratique aussi pour le lampas, parce qu'elle dégorge les vaisseaux dont la plénitude cause cette maladie.

§ VI.

» *De la Saignée qui se pratique aux Arts.*

» Cette saignée passe, parmi les maréchaux, pour la plus difficile de toutes. On ne fait point de ligature pour faire paraître le vaisseau, parce qu'il paraît assez manifestement et est à fleur de peau; mais, comme ce vaisseau roule aisément, il faut poser la pointe de la flamme bien juste sur le milieu de la rondeur du vaisseau, et donner un coup de manche de brochoir un peu plus fort qu'à celle du cou, à cause de la dureté du cuir;

ensuite on fait la ligature, ainsi qu'il a été dit, avec cinq ou six crins tortillés autour d'une épingle. Cette saignée se pratique pour les efforts du genou, pour les efforts d'épaule, écarts et autres accidents semblables.

§ VII.

» *De la Saignée aux Flancs.*

» Quoique cette saignée ne soit pas si difficile que la précédente, on met cependant quelquefois plus de temps à la faire.

» Il passe le long des côtes du cheval, de la partie antérieure à la partie postérieure sur le ventre, un vaisseau qui est quelquefois très-gros, et quelquefois paraît très-peu.

» Quand il paraît peu, on est obligé de mouiller le poil avec de l'eau chaude et une éponge, et on coupe cette veine avec la flamme en donnant, comme à la précédente, un cou sec avec le manche du brochoir.

» Il y a cependant quelques personnes qui, sans donner de coup sur la flamme, coupent transversalement le vaisseau avec le tranchant de la flamme ; mais cette manière est plus en usage pour la saignée qui se pratique au plat de la cuisse en dedans.

§ VIII.

» *De la Saignée au plat de la cuisse en dedans.*

» On ne mouille point le vaisseau dans cette

partie, parce qu'il est apparent, et on ne se sert point de l'éponge, parce que la peau y est plus tendre ; on tranche le vaisseau en travers avec la pointe de la flamme, et on se retire promptement, dans la crainte de recevoir une ruade du cheval.

» Il y a cependant des maréchaux qui font cette opération avec la même tranquillité que les précédentes ; ils ajustent leur flamme sur le vaisseau, donnent un coup de manche du brochoir, et ensuite en font la ligature comme il a été dit.

» La saignée aux flancs se pratique pour les tranchées, et celle au plat de la cuisse, en dedans pour les efforts de hanche, de jarret ou de reins.

§ IX.

De la Saignée à la queue.

» On saigne à la queue pour un ébranlement ou efforts des reins. Cette saignée se pratique de différentes façons, ou en coupant un ou deux nœuds en entier, ou en fendant la queue par une incision cruciale, ou en figure de T, ou en donnant dedans plusieurs coups de flamme.

» Si c'est un cheval à courte queue, on n'en coupe point de nœuds, parce que la moelle allongée perçant jusqu'au troisième ou quatrième, il pourrait en survenir des accidents, outre la difformité qui en résulterait. On se contente de

faire uue incision longitudinale à la partie inférieure, et une transversale au bout ; ou bien on
fait l'incision transversale à cinq ou six centimètres de distance du bout, ce qui forme une croix :
c'est ce que les maréchaux appellent faire le gà-
teau.

» Quand on veut saigner un cheval à la queue,
pour le guérir des démangeaisons qu'il y a dans
cette partie, l'usage n'est point de fendre la
queue, ni de faire d'incision cruciale, ni d'en
couper les nœuds, mais seulement d'y donner
plusieurs coups de flamme dessous et sur les
côtés, pour en faire sortir du sang. Il y a des personnes qui ne veulent point que l'on fasse aucune saignée à la queue dans cette maladie, et
leur raison est qu'autant de coups de flamme
que l'on donne, autant de plaies douloureuses
qui, pour former leurs cicatrices, se recouvrent
de nouvelles gales plus incommodes que la première, et obligent le cheval à se frotter de nouveau, et à remuer la queue perpétuellement ;
c'est pourquoi on préfère de la bassiner avec de
l'eau et du sel, ou autres remèdes convenables.

» A ceux qui ont la queue longue, on ne doit
pas craindre d'en couper un ou deux nœuds, dans
l'appréhension de perdre les crins ; car le restant
du tronçon les fournit assez longs après, quoique
cependant on puisse regarder cette pratique
comme inutile et plus douloureuse que nécessaire.

» A toutes ces saignées, on laisse couler le sang aussi abondamment qu'il peut, et on ne cherche point à l'étancher, excepté quand on coupe deux nœuds ; alors on arrête le sang avec le feu, que l'on y met avec le brûle-queue, on met ensuite de la poix ou du crin tortillé sur l'endroit que l'on vient de cautériser avec le feu, que l'on y remet de nouveau de la même manière.

» Cette saignée se pratique ordinairement pour un effort ou pour un ébranlement de reins.

§ X.

» *De la Saignée à la pince.*

» On saigne aussi à la pince pour des efforts d'épaule, pour des jambes engorgées, pour un étonnement de sabot, etc.

» On déferre le pied, et on pare mince, à peu près comme si on voulait le ferrer à neuf, et on creuse, avec le coin du boutoir, de la largeur d'une pièce de dix sous. Il faut, dans cette opération, conduire l'instrument avec beaucoup de douceur quand on commence à apercevoir le sang, parce que si la plaie était trop profonde, il pourrait survenir une inflammation qui y formerait un petit ulcère qui suinterait peut-être longtemps, ce qui arrive quelquefois.

» Il faut remarquer que le lieu de cette saignée

est le bout de la pince, et qu'il faut s'éloigner de la fourchette, pour éviter le tendon qui s'élargit en patte d'oie, et va s'implanter dans l'os du petit pied jusqu'à la pointe de la fourchette, tant à la jambe de devant qu'à celle de derrière.

» On tire environ un kilo de sang, et on bouche le trou avec du poivre et du sel mis en poudre sur un plumasseau ; on met par-dessus une bonne emmiellure, étendue sur un plumasseau beaucoup plus grand que le premier, pour empêcher que la corne ne se dessèche, après avoir ferré le cheval à quatre coups seulement, et l'on met une ou deux éclisses pour tenir le tout en état.

§ XI.

» *De la Saignée au larmier.*

» Pour la saignée au larmier, elle n'est point d'usage aujourd'hui, et on ne la fait que quand on veut barrer cette veine, seulement pour assurer le maître du cheval qu'on a sûrement lié le vaisseau. »

LE VÉTÉRINAIRE

DOMESTIQUE,

ou

L'ART DE GUÉRIR SOI-MÊME SES CHEVAUX

ET AUTRES ANIMAUX.

DEUXIÈME PARTIE.

CHAPITRE PREMIER.

De la Ferrure.

1.— Il est peu d'écrivains qui n'aient plus ou moins habilement exposé leur opinion personnelle sur la ferrure des chevaux. L'auteur de cet ouvrage n'en demeure pas moins convaincu qu'on ne réussira jamais à imaginer un système assez parfait pour guider coustamment le *maréchal ferrant;* tant il rencontre nécessairement de pieds diversement conformés dans le grand nombre des chevaux qui lui passent par les mains ; variété telle, qu'il est difficile de trouver des chevaux dont les pieds aient, en tout point, la même conformation. Au reste, la perfection de la ferrure est moins nécessaire en certains lieux qu'en d'autres. Dans les campagnes et les petits bourgs, on a rarement besoin de sortir de la routine ordinaire; mais dans les grandes villes et dans toutes celles qui sont régulièrement pavées (à Nottingham (1), par exemple), où des rues souvent rapides et de larges pavés mettent les pieds des chevaux à une rude épreuve, toute l'habileté du maréchal ferrant devint indispensable. J'ai connu dans le même atelier huit ou dix ouvriers constamment occupés à ferrer ou à forger, tous ou presque tous fort adroit dans leur métier, et qui pourtant avaient chacun une manière particulière de former un fer et de le poser. Ils ne l'ignoraient pas; et quoique les fers qu'ils avaient forgés la veille au soir, et durant presque tout le cours de la matinée, fussent jetés pêle-mêle en monceau, chacun d'eux reconnaissait aisément son ouvrage. Si huit ou dix jours après y avoir fait ferrer un cheval difficile à chausser, on le leur ramenait pour remédier à quelque inconvénient, ils leur suffisaient, en général, d'examiner le pied et le fer pour dire qui d'entre eux l'avait ferré. Chacun de ces ouvriers ayant une façon à soi de travailler, était, par cela même, en état de ferrer certains pieds mieux que d'autres. Je ne rapporte ces particularités que pour faire voir combien il est inutile de chercher à présenter au pu-

---

(1) Ville capitale du comté de ce nom, à 125 milles de Londres (environ 42 lieues). L'auteur la cite parce qu'elle est très-fréquentée, et l'une des plus considérables de la contrée où il a exercé sa profession et écrit son ouvrag'. Voyez l'Introduction.

blic des méthodes sur lesquelles on ne peut jamais se régler entièrement.

Des fers brevetés d'invention ayant été en-
voyés, de divers endroits du royaume, à l'atelier
de feu M. Frost, à Nottingham (1), on les trouva
réellement bien faits, et digne de l'attention des
maréchaux ferrants ; mais tous ses ouvriers s'ac-
cordèrent à soutenir que, quant à un modèle
d'après lequel on pût toujours travailler, il était
impossible d'en établir un, à moins que la nature ne donnât la même conformation à tous les
pieds des chevaux. L'auteur n'ignore pas qu'il
existe à Londres des mécaniques pour la fabri-
cation de fer de cette espèce ; mais il faut que
l'on sache que le fer, ébauché d'abord, puis passé
rouge dans une machine, ne peut à beaucoup
près, durer aussi long-temps que lorsqu'il a été
forgé au marteau. Tout ce que l'on pourra dire
en faveur de quelque méthode que ce soit, ne
remplira certainement par le but que l'on se
propose. Des hommes de talent qui ont travaillé
de longues années dans ce métier, et que l'auteur
a connus particulièrement, avouent qu'il nous
reste encore bien des progrès à faire à cet égard.
Il serait superflu de rien ajouter sur ce sujet
dont les maréchaux ferrants sont les seuls juges
compétents. Nous terminerons donc ces remarques en faisant observer que beaucoup de che-

---

(1) Vétérinaire distingué, sous qui l'auteur a étudié. Voyez l'Introduction.

vaux ayant les pieds très-tendres, et certaines parties du pied plus tendres que les autres, c'est au maréchal à avoir soin de les soulager en rejetant le poids du corps de l'animal sur les parties le plus en état de le porter (1).

CHAPITRE II.

De la manière de gouverner les Chevaux.

1.— La manière de gouverner les chevaux dépend entièrement du service auquel ils sont destinés. Ceux qu'on entretient pour la culture des terres ont rarement besoin d'être saignés ni purgés, si ce n'est dans les cas qui exigent évidemment ces opérations. Les chevaux de course et de chasse, et, en général, tous ceux qui fatiguent beaucoup, veulent être gouvernés avec un soin différent et une attention toute particulière; quelques-uns de ces chevaux ne pouvant soutenir toute la nourriture qui leur était nécessaire si l'on n'a soin de leur nettoyer l'estomac. On doit toujours éviter de saigner, si ce n'est l'orsqu'il y a tendance à l'inflammation. Il n'entre pas dans le plan de cet ouvrage d'y pré-

(1) Voyez les chapitres XLIX, *Talons serrés*; L, *Encastelure*; LI, *Ulcère à la couronne*; LII, *Fourchette pourrie;* LIII, *Chancre au pied*; LIX, *Seimes et Faux quartiers*; LX, *Blessures aux pieds, Enclouures, Chicots, Tessons, Clous de rue*, etc. : et LXIII, *De la Fourbure.*

senter aucune remarque sur la nourriture et les soins que l'on doit aux chevaux. Leurs aliments consistent principalement en grains et en fourrages qui, lorsqu'ils sont de bonne qualité, distribués avec discernement et secondés par un exercice et un pansage convenables, les préservent d'ordinaire des maladies compliquées auxquels ces animaux sont exposés lorsqu'ils sont mal gouvernés.

2. — (1) La poudre suivante est excellente pour les chevaux au sec, soit à l'écurie, soit en route.

(RECETTE, Nº 1.)

Prenez—Crocus d'antimoire (2), pulvérisé très-fin;
    Nitre, crême de tartre, et fleur de soufre, 125 grammes de chaque;
    Pulvérisez, et mêlez bien le tout ensemble.

3. — On en donnera, soir et matin, une cuillerée à bouche dans de l'eau chaude mêlée de son, ou dans deux litres d'avoine humectés d'eau ; afin que la poudre puisse s'y attacher.

4. — Elle est très-bonne, au printemps, pour les étalons et les autres chevaux entiers, en ce que non-seulement elle leur tient le corps libre

---

(1) Tout le reste de ce chapitre faisait partie du chapitre suivant ; cela paraît plus à sa place à la suite de celui-ci. Voyez aussi les chapitres III et IV.

(2) Foie d'antimoine.

et frais, mais encore en ce qu'elle fait tomber leur poil d'hiver et rend leur robe aussi lisse que la soie (1).

CHAPITRE III.

De la Saignée.

1. — Saigner, c'est tirer une certaine quantité de sang de quelque veine particulière. Les parties sur lesquelles les maréchaux pratiquent le plus souvent cette opération sont : la veine jugulaire, les ars, la veine de la cuisse, et quelquefois celle de la pince ; on peut aussi en tirer, mais en petite quantité, du palais et de quelques autres endroits (2).

2. — L'utilité de la saignée est déterminée par une des circonstances suivantes : si le cheval restant beaucoup à l'écurie et étant bien nourri, ne fait que peu ou point d'exercice ; si ses jambes s'engorgent ; s'il a l'œil triste, abattu, rouge, ou enflammé ; si, en engraissant, il se frotte au point de se peler. Elle est également nécessaire dans toutes les fièvres inflammatoires, et en cas d'ac-

(1) Voyez chapitre XV, iie paragraphe, l'inconvénient d'un autre moyen de rendre le poil lisse, et dans le 6e paragraphe de l'Appendice, *Chevaux pour la vente*.

(2) Voyez, à la suite de l'Appendice, les différentes manières de pratiquer a saignée.

cidents graves, tels que chûtes, coups, contusions aux yeux, enfin pour les efforts accompagnés d'inflammation.

3. — *On ne doit jamais laisser un cheval répandre son sang à terre ; il faut le recueillir dans une mesure,* afin de lui en tirer la quantité convenable, laquelle est, en général, de deux à quatre litres, selon la taille, la force et l'état de l'animal (1).

CHAPITRE IV.

De la Purgation (2).

1. — La purgation est nécessaire aux chevaux de toute espèce, depuis le cheval de course, jusqu'aux chevaux de roulage et de charrette ; mais elle est subordonnée, jusqu'à un certain point, au genre de service auquel ils sont habituellement gouvernés. Les chevaux au sec, et qui, mangeant beaucoup, ne font que peu ou point d'exercice, doivent être purgés régulèrement tous les six mois, deux ou trois fois de suite, à des intervalles convenables. Ceux qui mènent les voitures publiques ou qui courent la poste, et dont le travail excède souvent les

---

(1) Le reste de ce chapitre a été transporté au chapitre précédent comme y étant mieux placé. Voyez la note de la page 5.

(2) Voyez, à la suite de l'Appendice, la manière de faire avaler les breuvages et les pilules.

forces, enfin ceux dont les jambes sont sujettes à s'engorger, ont besoin, de temps en temps, de purgatifs dont l'usage contriburait beaucoup à prévenir les maladies qui attaquent ces utiles animaux.

2. — Après de grandes fatigues, les chevaux sont sujets à perdre l'appétit, et à avoir l'estomac chargé de crudités et de matières indigestes dont le séjour, faute de remèdes convenables, cause journellement la mort à un si grand nombre de ces animaux.

3. — Avant de faire prendre médecine à un cheval, on doit l'y avoir préparé; autrement elle peut avoir des conséquences funestes, par suite de l'extrème irritation, des violentes coliques et des sueurs froide qui peuvent enlever le mucilage ou, en d'autres termes, cet enduit onctueux qui tapisse les intestins, et terminer par la gangrène et la mort.

4. — La meilleure manière de préparer un cheval à prendre médecine est de lui donner, deux ou trois fois par jour, du son et de la farine d'avoine mêlés dans de l'eau chaude. Cela améliorera les *fœces* ou matières fécales, et facilitera l'effet de la médecine. Si l'on donnait une forte médecine à un cheval d'un tempérament échauffé sans l'avoir préalablement préparé, il est probable qu'elle occasionnerait une grande inflammation; ce qu'il faut attribuer à la longueur considérable (plus de 30 mèt.) de boyaux qu'elle

doit traverser ; trajet qu'une médecine est rarement moins de vingt-quatre heures à effectuer.
Si, au contraire, on observe soigneusement ce
conseil elle sera rarement suivie de quelque danger.

RECETTE, Nº 2.)

Pilule purgative.

Prenez—Aloès des Barbades, 40 grammes ;
   Jalap, gingembre et savon de Castille (1), 62
    grammes et demi de chaque ;
   Huile d'anis et huile de genièvre, vingt gouttes
    de chaque ;
   Mêlez, et faites du tout une pilule avec suf-
    fisante quantité de sirop de nerprun (2).

Cela suffit pour un cheval de taille ordinaire.

(RECETTE Nº 3.)

Autre pilule purgative.

Prenez—Antimoine tartré (3), 5 grammes ;
   Aloès des Barbades, gimgembre et savon de
    Castille, 10 grammes de chaque ;
   Mêlez et battez le tout pour en faire une pi-
    lule avec le même sirop que ci-dessus.

---

(1) Savon d'Espagne.

(2) Nerprun, ou bourguépine.

(3) Tartre émétique.

5. — On la fera prendre le soir au cheval, et, le lendemain matin, on lui donnera encore la suivante :

Prenez—Aloès des Barbades, 35 grammes ;
> Kali préparé (1), 5 grammes ;
> Gingembre, savon de Castille, 10 grammes de chaque ;
> Huile de carvis, 2 grammes 1|2.
> Faites du tout une pilule avec du sirop de nerprun.

6. — Ces pilules conviennent parfaitement aux chevaux de carosse, ou autres qui auraient dans les jambes ou les talons de l'engorgement accompagné d'inflammation. La dose est calculée ici pour un cheval de moyenne taille : on peut l'augmenter ou la diminuer en augmentant ou diminuant celle d'aloès.

7. — Ces deux médecines doivent être, l'une et l'autre, données de grand matin, à jeun. Deux heures après, on donnera au cheval, dans de l'eau au degré de chaleur du lait qu'on viendrait de traire, ou même un peut plus chaude, un picotin de son, sur lequel elle aura été versée bouillante, et un peu de bon foin, peu à la fois, mais souvent. Le même jour, on lui donnera encore deux fois du son dans de l'eau chaude, comme ci-dessus. S'il n'en voulait point, on le lui don-

(3) Sel de tartre.

nerait sec, et l'on y mêlerait une poignée d'a-
voine. On aura soin de ne lui donner à boire que
de l'eau tiédie au même degré ci-dessus indiqué.
Le lendemain, de bonne heure, on lui donnera
encore une bonne eau blanche, comme les précédentes : on le couvrira, et on le promènera
doucement deux ou trois fois, en couverte, dans
le cours de la journée. Si la médecine le travaille
trop, donnez-lui moins d'eau et moins d'exercice ; si elle agit trop peu, donnez-lui plus d'exercice et autant d'eau de son chaude qu'il en voudra boire. Le soir, quand la médecine aura cessé
d'agir, donnez-lui une bonne ration d'avoine,
mêlée d'un peu de son sec. On ne doit, sous aucun prétexte, sortir le cheval par la pluie, ni l'exposer à l'humidité pendant tout le temps que la
médecine opère : il faut en ces occasions, le promener doucement, au pas, dans un endroit sec
et couvert. Il faut aussi lui donner de l'eau de
son chaude, s'il en veut boire, pendant les trois
jours qui suivent celui où la medecine a achevé
de produire son effet.

8. — La médecine dont la recette suit est excellente pour les chevaux de course et de chasse,
et tous autres chevaux de selle qui fatiguent :
elle est destinée à nettoyer et purifier le sang.

(RECETTE N° 4.)

Pilule purgative.

Prenez—Aloès des Barbades, de 30 à 45 grammes (sui-

> vant la stature, la force et le tempérament de l'animal);
> Rhubarbe, gingembre et savon de Castille, 10 grammes de chaque;
> Soufre précipité d'antimoine, 5 grammes;
> Huile d'anis, vingt gouttes;
> Huile de genièvre, 40 gouttes.
> Faites du tout une pilule avec du sirop de nerprun.

9. — Pour un fort cheval de chasse, de fatigue, de carrosse ou de roulage, on peut augmenter la dose d'aloès de trente-cinq à cinquante grammes, suivant sa taille et sa force. En ajoutant un peu de kali préparé, ou sel de tartre, on préviendra les coliques que l'aloès pourrait occasionner, et l'usage en sera plus sûr.

J'ai vu administrer du bon aloès des Barbades à grandes doses, et des chevaux en prendre de 80 à 90 grammes, avec la simple addition d'environ cinq grammes de kali préparé, sans qu'il en soit résulté le moindre danger. Toutes les fois qu'on jugera nécessaire de donner *une forte médecine* à un cheval, je conseillerai de lui en faire prendre une partie le soir, et le reste le lendemain matin. On ne peut compter sur aucun autre aloès que celui des Barbades comme médicament pour les chevaux, tous les autres étant trop sujets à être falsifiés. On l'apporte de ces îles dans de grandes gourdes, et, quand on les brise, il paraît d'un brun noirâtre, et répand une odeur rance et désagréable.

10. — L'usage des mercuriels est nécessaire dans tous les maux rebelles, tels que le farcin, l'engorgement des articulations, les arrêtes ou grappes, ou la tendance à cette maladie, les éruptions de toute espèce, la corruption du sang : il l'est également dans la toux sèche.

RECETTE N° 5.

Pilule mercurielle.

Prenez—Calomel, aloès des Barbades, gingembre et savon
de Castille, 10 grammes de chaque ;
Faites-en une pilule, avec du sirop de nerprun.

Elle doit être donnée le soir. Le lendemain matin on donnera la médecine purgative (recette n° 2), où l'on aura attention de ne mettre que trente grammes d'aloès, mais où l'on ajoutera deux grammes et demi de kali préparé, ce qui préservera des tranchées.

11. — Aucun cheval ne doit être purgé plus d'une fois en six ou huit jours, ni plus de trois fois de suite.

12. — Quels chevaux sont sujets à des évacuations excessives, soit pour avoir été purgé à trop forte dose, soit pour avoir eu froid durant l'action de la médecine : dans l'un comme dans l'autre cas, le cordial ci-après arrêtera le devoiement et dissipera les tranchées qui accompagnent d'ordinaire cet accident.

(RECETTE Nº 6.)

...reuvage pour arrêter le cours de ventre (1).

Prenez—Vin rouge, un demi-litre ;
    Confection aromatique, 31 grammes ;
    Teinture d'opium et esprit de nitre dulcifié, 15
      grammes 1⁄2 de chaque.
    Mêlez le tont et donnez-le dans un demi-litre
      de gruau d'avoine chaud.

Ou bien

(RECETTE Nº 7.)

Breuvage pour arrêter le cours de ventre.

Prenez—Chaux préparée (2), et gingembre en poudre,
    31 grammes de chaque ;
    Quinquina et teinture d'opium, 15 grammes
      1⁄2 de chaque ;
    Eau-de-vie, un décilitre ;
    Huile de menthe, 5 grammes ; ,
    Mêlez le tout et le donnez dans un demi-litre
      de gruau d'avoine chaud.

13. — Au moyen de l'un de ces breuvages on calmera les effets de la médecine. Le breuvage indiqué sous la recette nº 7 agit plus puissamment comme absorbant, en neutralisant les acides dans l'estomac et les intestins. On peut, si le cas l'exige, les répéter, l'un comme l'autre, une ou deux fois le même jour.

---

(1) Voyez aussi les 12ᵉ et 13ᵉ paragraphes de l'Appendice.
(2) Carbonate de chaux.

14. — Il arrive fréquemment que le cheval enfle quand on lui a fait prendre médecine sans l'avoir convenablement préparé; et il en peut résulter un grand danger. Dans les cas de cette espèce, hatez-vous de donner le breuvage suivant, qui est apéritif et diurétique.

(Recette n° 8.)

Breuvage diurétique.

Prenez—Sel de glaubert, 125 grammes ;

Savon de Castille, 15 grammes 1|2 ;

Faites-les dissoudre dans un litre d'infusion de rue, ou dans un demi-litre de gruau léger ;

Ajoutez-y kali préparé et graine de carvi en poudre, 31 grammes de chaque ;

Huile de genièvre et gingembre nouvellement pulvérisé, 15 grammes 1|2 de chaque ;

Eau-de-vie, un grand verre ;

Mêlez bien le tout ensemble,

15. — On promènera le cheval en main, au pas, et de temps en temps au trot, pendant un quart d'heure ou vingt minutes; et si, dans cet intervalle, on n'a pas obtenu quelque évacuations, on aura recours au lavement suivant, qui est raffraîchissant et apéritif.

(Recette n° 9.)

Lavement.

Prenez—Bouillon de mouton, 1 litre ;

Sel de glaubert, 125 grammes ;
Mélasse,   id.
Huile à manger, un demi-litre.
Faites dissoudre le sel et la mélasse dans le bouillon, et ajoutez l'huile.

16. — Avant de donner le lavement, il est nécessaire que quelqu'un qui ait la main petite la trempe dans ce liquide ou s'en frotte la main, et l'introduise bien avant dans le fondement pour en retirer le crottin durci, qui est souvent la cause principale de ce quel'animal enfle. Ce lavement doit se donner avec une canule ou un tuyau de vingt-huit à vingt-neuf centimètres de long, à un des bouts duquel on attache une forte vessie : on presse celle-ci avec les deux mains, pour chasser le liquide dans les intestins. Aussitôt que l'on a fini, il faut se hâter d'appliquer un bouchon de paille au fondement du cheval, et l'y tenir dix minutes. On doit observer les mêmes règles chaque fois que l'on a à donner un lavement. La manière ci-dessus décrite est très-préférable à l'usage de la seringue, en ce que celle-ci cause de l'étonnement au cheval, ce qui lui fait rejeter immédiatement son lavement.

17. — Je terminerai ce chapitre en donnant la recette d'un breuvage utile pour un cheval de course ou de chasse, après une journée de grande fatigue (1).

____

(1) Voyez encore le 14e paragraphe du chapitre XXVIII, et le 6e paragraphe de l'Appendice.

(Recette, n° 10.)

Breuvage purgatif.

Prenez—Séné, le meilleur qu'il y ait, 62 gram. 1|2 ; fai-
tes-le bouillir seulement un tour dans 1 litre
d'eau, et laissez-le ensuite infuser pendant
deux heures dans un pot bien couvert et posé
à terre ;
Passez cette infusion, et ajoutez-y :
Sel de glaubert, 125 grammes ;
Electuaire lénitif (2)   id.
Aloès des Barbades, 10 grammes ;
Kali préparé, 15 grammes ;
Eau-de-vie, un grand verre.
Mélez, et donnez cela au degré de chaleur du
lait que l'on vient de traire.

18. — Ce breuvage peut-être donné dès que
le cheval a un peu plus ou moins chaud. On le
laisse ensuite une heure sans manger, après quoi
on lui donne, chaude encore, une eau mêlée de
son et de farine d'avoine, sur lesquels on a
versé l'eau bouillante. Si ce breuvage a été
donné le soir, il commence, en général, à opérer
le lendemain. Il est d'un grand secours dans
toutes les maladies inflammatoires, et propre à
entraîner la gras-fondure qui, après un violent
exercice, occasionne souvent un grand échauffement, une grande agitation, et beaucoup de
malaise intérieur.

____

(2) Voyez la composition de cet électuaire, 4ᵉ paragraphe

CHAPITRE V.

Colique Flatulente, ou Venteuse.

1. — La colique flatulente, ou, autrement dite, venteuse, vient, en général, de ce que le cheval se sera avidement gorgé de quelque nourriture succulente, telle que de la luzerne fraîche, ainsi que divers autres espèces d'herbes, de foin ou du grain nouveau, et quelquefois aussi de ce qu'il aura bu de l'eau froide. Elle peut être occasionnée par l'un ou l'autre de ces objets qui engendrent des aigreurs et des crudités dans l'estomac, ou dans quelques autres parties des intestins, y produit des vents et y cause une grande débilité. On la reconnaît aux symptômes suivants : le cheval se couche souvent et se relève brusquement ; il se frappe le ventre avec les pieds de derrière, il bat la terre de ses pieds de devant, et il refuse toute nourriture. Quand l'attaque est violente, elle met tout son corps en convulsion ; il a les yeux tournés, et les membres raides comme s'il allait mourir ; quelquefois il a les oreilles et les pieds chauds, d'autre fois froids ; il tombe dans des sueurs chaudes très-abondantes, auxquelles succèdent des moiteurs froides ; il essaye souvent d'uriner, mais difficilement ; il tourne fréquemment la tête vers sentant que le siége du mal est là ; puis

(1) Voyez enco.

il se laisse tomber soudain, il se roule, et se tient fréquemment sur le dos. Ce dernier symptôme vient, en général, de la rétention d'urine qui accompagne les coliques de cette espèce ; et la douleur qu'elle occasionne est souvent augmentée par un amas d'excréments qui comprime le col de la vessie (1).

2. — Les breuvages et le lavement ci-après manquent rarement de soulager le cheval de ses souffrances.

(RECETTE, N° 11.)

Breuvage.

*Prenez—*Esprit de térébenthine et esprit de nitre dulcifié, 31 grammes de chaque;
Baies de laurier et gingembre, fraîchement
pulvérisées, 31 g. de chaque.
Commencez par faire chauffer 1 demi-litre de
bière, mêlez-y d'abord les poudres et ensuite
les liquides, et donnez le tout immédiate-
mei t après.

3. — Si le cheval n'est pas mieux deux heures après avoir pris le breuvage ci-dessus, donnez-lui le suivant :

(RECETTE, N° 12.)

*Prenez—*Esprit de corne de cerf, 62 grammes 1[2 ;

---

(1) Voyez chapitre XXII, *De la Pleurésie* ; et chap. XXVIII et dans les

> Savon de Castille et kali préparé, 15 grammes
> de chaque.
>
> Faites dissoudre le savon et le kali préparé
> dans de l'esprit de corne de cerf, en les tri-
> turant dans un mortier de marbre.
>
> Ajoutez teinture d'opium, huile de genièvre et
> huile de térébenthine, 15 grammes de cha-
> que.
>
> Gingembre fraîchement pulvérisé, 31 gram.
>
> Faites d'abord chauffer 1 litre de bière, mêlez-y
> ensuite tous les ingrédients, et donnez le
> tout au degré de chaleur du lait que l'on
> viendrait de traire.

4. — L'un ou l'autre de ces breuvages produira l'effet que l'on se propose, le premier en
rétablissant l'action de l'estomac et des intestins, le second en en corrigeant les aigreurs, et
en rendant une nouvelle vigueur à ces organes
affaiblis.

5. — Si le cheval n'est pas guéri deux heures
après avoir pris le premier breuvage, on lui donnera le lavement suivant :

(RECETTE, Mo 13,)

Prenez—Graine de lin, 125 grammes; faites-la bouillir
dans trois litres d'eau que vous laisserez réduire à deux; laissez-la ensuite reposer dix
minutes, puis tirez-là au clair, et faites-y dissoudre 125 grammes de sel de glaubert, 250
grammes de mélasse, et une poignée de sel
ordinaire.

est essentiel de répéter ici qu'avant

de donner aucun lavement, il faut s'en bien frotter la main et la passer bien avant dans le fondement pour en retirer les matières endurcies; qui, autrement, obstrueraient le passage du clystère. Celui-ci réussira dans la plupart des cas.

CHAPITRE VI.

Tranchées, ou Coliques inflammatoires.

1. On peut, avec raison, considérer cette espèce de colique ou de tranchée comme une conséquence de la précédente qui n'a fait que prendre un caractère plus dangereux. Il faut s'attendre à une inflammation, soit dans l'estomac, soit dans quelque autre partie des intestins ; et elle peut devenir mortelle si on n'y apporte pas un prompt remède. Cette maladie est accompagnée de fièvre, d'une grande chaleur, et d'une grande sécheresse de la bouche; le pouls (1) est vif et

(1) Ce que l'on appelle le poult, dans un cheval, est le battement de son cœur. En appuyant la main au défant de l'épaule, près du cou du cheval, si on sent battre le cœur, c'est une marque de fièvre. Les autres endroits où l'on peut sentir le battement des artères sont à l'angle de la mâchoire inférieure, à l'artère temporale, en dedans et en dehors du boulet, et en dedans du jarret : mais il n'en est pas de plus sûr que le battement du cœur, parce qu'on ne s'en aperçoit que quand le cheval a la fièvre, et que, hors ce temps, on ne le sent presque jamais. Il y a des chevaux auxquels on peut sentir battre, en tout temps, l'artère temporale, en appuyant plus ou moins fort un doigt à un ou deux pouces au-dessus du coin de l'œil, en biaisant vers l'oreille. Dans les fièvres ardentes, il en est chez lesquels on sent battre l'artère aorte, en mettant la main sur les reins.

faible ; le cheval se couche et se relève soudain (1) : souvent aussi il rend quelques crottins qu'accompagne une liqueur âcre, aqueuse, d'une odeur offensante, et son urine est noirâtre, signe certain que ses boyaux sont gangrenés. Dans ce cas, il n'y a pas de guérison. Mais si cette maladie est prise de bonne heure, la cure peut aisément s'effectuer.

2. — Si le cheval est *vaillant* et *en bon état*, on peut lui tirer trois litres de sang, et même plus.

3. — On lui donnera ensuite un lavement recette n° 9, page 31, et on le réitérera jusqu'à trois fois le même jour : il lubrifiera et adoucira les parties qui avoisinent le col de la vessie, et produira les mêmes effets qu'une fomentation.

4. — Immédiatement après le lavement, on lui fera prendre la pilule suivante.

(RECETTE, N° 14.)

Pilule apéritive pour la fièvre.

Prenez—Antimoine tartré (2), camphre et opium de Turquie, 5 grammes de chaque ;
Aloès des Barbades, 15 grammes ;
Gingembre et savon de Castille, 10 grammes de chaque.
Faites-en une pilule avec du sirop.

______

(1) Voyez la note 1, page 33.
(2) Tartre émétique.

5. — Il faut qu'elle soit donnée aussitôt que possible, et suivie, deux ou trois heures après, du breuvage que voici :

(RECETTE, N° 15)

Breuvage purgatif.

Prenez – Electuaire lénitif 125 grammes;
    Crème de tartre, 31 grammes ;
    Gingembre en poudre, 15 grammes 1|2 ;
    Huile de castor, 250 grammes.
    Mêlez le tout dans un litre de gruau chaud, et faites-le prendre au cheval aussitôt qu'il se pourra.

6. — Cette pilule et ce breuvage réussiront indubitablement, à se frayer un passage des intestins, et a entraîner l'amas de crottin qui retenait les matières qui ont causé le mal. Si pourtant, douze heures après, ils n'avaient pas produit leur effet, il faudrait répéter le *breuvage sans la pilule.*

7. — Lorsque la chaleur de la fièvre aura commencé à disparaître, et que l'appétit du cheval sera revenu, donnez-lui le breuvage ci-après, qui dissipera les restes de la maladie, et rendra à l'animal toutes ses forces.

(RECETTE N° 16.)

Breuvage pour la fièvre.

Prenez—Quinquina et nitre, 31 grammes de chaque ;
    Electuaire lénitif, 125 grammes ;

Gingembre, anis, graine de carvi et savon de Cas-
tille, 15 grammes 1|2 de chaque ;
Teinture d'opium, 10 grammes ;
Infusion de rue, un litre.
Faites dissoudre les ingrédients dans l'infusion,
et donnez-la au degré de chaleur du lait qu'on
viendrait de traire.

8. — Ce breuvage peut se donner tous les
matins, à jeun, ou seulement de deux jours l'un,
selon qu'on le jugera nécessaire. Il n'en est pas
de plus propre à achever la guérison.

CHAPITRE. VII.

Tranchées, ou Coliques d'échauffement.

1. — Cette maladie est souvent, ainsi que celle
qui précède, extrêmement accablante pour le
cheval, et elle est accompagnée d'un danger émi-
nent. On la reconnaît d'abord aux fréquentes tentatives que le cheval fait pour fienter ; le rectum
paraît chargé, il presse visiblement contre le fondement, d'où résultent de continuels efforts pour
pousser la fiente dehors. Ses premiers indices
sont une vive et fréquente agitation de la queue
du cheval, et ses tentatives réitérées pour uriner ; ce qu'il ne peut faire que très-peu chaque
fois, à cause d'un amas d'excréments qui comprime le col de la vessie.

2. — Les tranchées ou coliques d'échauffe-

ment exigent rarement d'autre secours que celui du lavement *(voyez* recette n° 9, page 31, ou recette n° 13, page 36), après y avoir trempé la main, et l'avoir introduite dans le fondement pour retirer le crottin durci qui se trouve dans le grand boyau.

3. — On peut, au lieu des lavements ci-dessus, faire usage de celui-ci.

(RECETTE, N° 17.)

Lavement purgatif.

Prenez—Séné, 31 grammes ; faites-le bouillir dans un litre 1|2 d'eau ;

Passez cette eau, et faites-y dissoudre une poignée de sel ordinaire, 62 grammes 1|2 de sel d'Epsom, et 250 grammes de mélasse ;

Ajoutez un demi-litre d'huile à manger.

Mêlez le tout ensemble et donnez-le e la manière prescrite page 31.

4. — Si ce lavement ou ceux ci-devant mentionnés ne produisent pas leur effet, il sera à propos de donner le breuvage recette n° 11, page 35 ; et si l'animal n'est pas mieux cinq ou six heures après, faites-lui prendre, dans l'espace de trois heures, la pilule (recette n° 14), et le breuvage purgatif (recette n° 15), et traitez-le, du reste, comme par les tranchées ou coliques inflammatoires.

3

CHAPITRE. VIII.

De la Morfondure et de la Toux.

1. — Le catarrhe ou rhume (1) est une maladie bien connue des personnes accoutumées à voir des chevaux, et il n'est guère besoin de la décrire. Elle est l'effet d'une transpiration arrêtée par le froid, qui accroît les secrétions de la membrane muqueuse des narines. Elle provient fréquemment de ce qu'après un violent exercice, on aura laissé le cheval trop long-temps exposé aux injures de l'air; de ce qu'on lui aura fait boire de l'eau trop vive, ou de ce qu'on l'aura conduit à la rivière ayant encore très-chaud. Il n'est presque personne qui ne sache que l'eau fraîche est très-contraire aux chevaux échauffés par un violent exercice, surtout lorsqu'on leur laisse boire à satiété, et qu'ensuite on les tient arrêtés assez de temps pour se refroidir. Cela est en effet très-dangereux, et souvent la cause de bien des maladies incurables. On peut pourtant, en route, ou dans les chaleurs de l'été, permettre à un cheval qui a très-chaud de boire cinq ou six gorgées d'eau fraîche, pourvu qu'après cela on ne s'arrête qu'une minute ou deux,

---

(1) Que nous appelons en français *morfondure.*

jamais plus et qu'on se remette aussitôt en marche. Combien peut de personnes songent que les
parties internes restent encore échauffées et en
quelque sorte enflammées long-temps, après
que la peau paraît déjà sèche et faîche. Voilà
pourquoi il faut regarder un cheval comme
étant dans son état de fièvre passagère pendant
toute la durée d'un exercice violent, et même
encore pendant un certain temps après.

2. — Quand cette indisposition demeure négligée et sans secours, il n'est par rare de la voir
occasionner quelque maladie grave, telle que la
fièvre, le farcin, la morve, etc., etc.

3. — Le cheval morfondu est pris d'un tremblement et d'un frisson partout le corps, ce qui
vient principalement de l'obstruction des pores;
bientôt après, paraît un écoulement aqueux par
les yeux et les narines; les glandes voisines des
oreilles enflent ainsi que celles de dessous la
gorge entre les mâchoires; alors le cheval râle
en respirant. Ces derniers symptômes indiquent
les approches de la fièvre.

4. — Si l'animal est en bon état, tirez-lui de
deux ou trois litres de sang, et donnez-lui,
après cela le cordial suivant.

(RECETTE N° 18.)

Prenez—Anis, graine de carvi, graine de paradis, en poudre, 31 grammes de chaque;
Confection aromatique, 15 grammes 1|2 ;

Baume de soufre, 31 grammes

Battez le baume de soufre avec un jaune d'œuf ; mêlez-y ensuite les poudres, et donnez le tout dans un demi-litre de gruau chaud, avec un grand verre d'eau-de-vie et deux cuillerées de sucre râpé.

5. — Répétez ce breuvage trois jours de suite, ou bien trois fois, de deux jours l'un. C'est un cordial excellent : il accroît l'action de l'estomac, des intestins et du système nerveux, au moyen de quoi, il dissipe souvent le mal dès la première fois.

6. — Il est très-important de s'assurer que toutes les graines et racines dont on fait usage soient fraîchement pulvérisées, attendu que, dans l'état de la pulvérisation, elles ne conservent pas leurs vertus : l'huile essentielle qu'elles renferment s'évapore, et bientôt elles ne sont plus que de peu d'utilité. Une autre précaution également digne de toute l'attention des personnes qui ont des chevaux, c'est de ne point acheter de graines ni de racines en poudre chez les droguistes ; ceux-ci les achètent en cet état à la ville, moitié moins qu'elles ne valent avant d'être pulvérisées ; il est aisé d'après cela, de juger de leur qualité.

7. — Mais pour en revenir à la morfondure et à la toux, dès qu'un cheval commence à faire quelques efforts pour tousser, il est bon de lui faire prendre le breuvage ci-après, dans lequel il trouvera un pectoral excellent.

(Recette, N° 19.)

Breuvage pectoral.

Prenez—Diapente, enula-campana, nitre et crème de tartre, 31 grammes de chaque;

Baume de soufre, 62 grammes 1|2, que vous in-
corporez avec un jaune d'œuf;

Teinture d'opium, 15 grammes 1|2.

Mêlez le tout en forme d'électuaire.

8. — Ce breuvage doit être étendu dans un demi-litre de gruau chaud, et donné au cheval le matin, à jeun. On le laissera ensuite deux heures sans manger, puis on lui donnera du son et de la farine d'avoine mêlés dans de l'eau très-chaude. Si la morfondure est violente, on peut répéter ce breuvage soir et matin, ou bien deux fois par jour, ou seulement de deux jour l'un, comme on le jugera suffisant. Couvrez le cheval, tenez-le chaudement, promenez-le au pas, vers le milieu de la journée, et donnez-lui deux fois par jour au plus, du son et de la farine d'avoine dans de l'eau chaude comme il vient d'être dit.

CHAPITRE IX.

De la toux sèche.

1. — Cette toux doit être considérée comme un violent effort du diaphragme et des muscles abdominaux pour chasser, de force, du coffre

quelque corps étranger qui gêne ou interrompt le passage de l'air. La toux sèche vient généralement d'une morfondure mal traitée, et si on la laisse exister et se fixer, elle peut dégénérer en asthme, ou (ce que l'on entendra mieux) rendra le cheval *gros d'haleine* et quelquefois *poussif*.

2. — S'il paraît d'ailleurs en santé, s'il fait bien ses fonctions, s'il mange bien, il n'y a pas grand danger; et il est de toute probabilité que le breuvage suivant, répété trois ou quatre fois, effectuera la cure.

(RECETTE, Nº 20.)

Breuvage pour la toux.

Prenex—Tarc des Barbades (1), baume de soufre et huile d'anis, 31 grammes de chaque;
Incorporez-les avec un jaune d'œuf; ajoutez ensuite :
Nitre, 31 grammes ; .
Gingembre, 15 grammes 1|2 ;
Oximel de squille, 125 grammes;
Mêlez le tout dans un demi-litre d'infusion de sauge ou de rue.

3. — On le fera prendre le matin, à jeun, au cheval; on le laissera sans manger pendant les deux heures qui suivront; après cela on lui donnera du son et de la farine d'avoine mêlée dans

---

(1) Résine.

de l'eau chaude. Il faudra répéter ce breuvage trois ou quatre fois, en laissant un intervalle de deux jours entre chaque fois. Pendant tout le temps que durera le traitement, le cheval ne boira que de l'eau chaude, mêlée de son et de farine d'avoine, comme il vient d'être dit.

CHAPITRE X.

De l'Asthme.

1. — L'asthme est une maladie commune chez les chevaux. On la distingue en deux espèces : l'asthme *humide* et l'asthme *sec*. Dans la *première*, la toux est suivie d'un écoulement visqueux par les naseaux, tandis que dans la *seconde* il n'y a que peu ou point d'écoulement. L'asthme humide est accompagné d'une toux occasionnée par un amas de matières visqueuses qui se sont formées ou introduites dans les vaisseaux des poumons, et qui produisent ainsi une grande difficulté de respirer.

2. — Un asthme se reconnaît aux signes suivants : la respiration est courte et précipitée; le flanc est soulevé par un battement vif et réitéré; si on fait trotter ou courir l'animal en main, il souffle et râle comme ferait un cheval poussif.

3. — S'il est en bon état, tirez-lui de deux à trois litres de sang ; donnez-lui deux fois le

jour, pendant deux ou trois jours, du son dans de l'eau bouillante, et, à l'expiration de ce terme, la médecine que voici :

(RECETTE, Nº 21.)

Pilule pour l'Asthme.

Prenez—Antimoine tartré et calomel, 5 gram. de chaque;
    Savon de Castille, gingembre et assa-fœtida,
    10 grammes de chaque;
    Sirop, ce qu'il en faudra pour faire du tout une
    pilule.

4. — On la lui donnera le soir, après son eau de son, et le lendemain matin, on lui fera prendre la pilule purgative qui suit :

(RECETTE Nº 22.)

Pilule purgative.

Prenez—Aloès des Barbades, 35 grammes;
    Savon de Castille, gingembre et assa-fœtida,
    10 grammes de chaque;
    Squilles sèches, en poudre, et kali préparé, 5
    grammes de chaque;
    Huile de genièvre, 2 grammes 1|2.
    Faites de tout cela une pilule avec du sirop de
    nerprun.

5. — Le cheval aura deux fois par jour du son dans de l'eau chaude, et on lui fera prendre l'exercice convenable pendant le temps que

la médecine sera à agir. Si, huit jours après l'avoir prise, il ne paraît pas se guérir, faites lui prendre le breuvage suivant :

(RECETTE, N° 23.)

Breuvage pour l'Asthme.

Prenez—Baume de capivi (1), 31 grammes, que vous incorporerez avec un jaune d'œuf ;
Gomme ammoniaque, en poudre, 31 grammes ;
Broyez pendant quelque temps ces ingrédients dans un mortier, avec 125 grammes de vinaigre de squille ;
Ajoutez—gingembre et valériane, fraîchement pulvérisés, 31 grammes 1|2 de chaque ;
Teinture d'assa-fœtida, 31 grammes 1|2 ;
Teinture d'opium, 10 grammes.
Mêlez le tout en forme d'électuaire.

6. — On le lui donnera le matin, à jeun, dans trois demi-setiers d'infusion de sauge : il faudra qu'elle ait encore la chaleur du lait que l'on viendrait de traire, c'est-à-dire qu'elle ne soit pas entièrement froide avant le mélange ; autrement la gomme surnagerait en globules. On peut, s'il est nécessaire, le répéter trois fois, de deux jours l'un. On s'apercevra bientôt du bon effet de ces remèdes ; ils feront disparaître l'infirmité dans la plupart des cas, même les plus graves.

_____

(1) Copahu.

7. — Toutefois, il sera nécessaire de donner des pectoraux au cheval pendant un certain temps, ou même jusqu'à ce qu'il soit parfaitement guéri. Les pilules que voici sont excellentes pour dissiper les restes du mal.

(RECETTE Nº 24.)

Pilules pectorales.

Prenez—Baume de capivi, résine des Barbades, et savon de Castille, 125 grammes de chaque ;

Kali préparé, 31 grammes ;

Broyez ces ingrédients ensemble dans un mortier ;

Ajoutez ensuite—Graine de carvi, anis, graine de paradis, gingembre et réglisse en poudre, 125 grammes de chaque ;

Miel ou mélasse, ce qu'il en faudra pour faire du tout des pilules de 62 grammes 1|2 chaque.

8. — On en donnera une tous les jours, selon que le cas l'exigera. Elles sont parfaites pour toutes les toux asthmatiques d'une nature sèche, âpre et opiniâtre. C'est un pectoral et un diurétique préférable à tout ce qu'on peut imaginer pour achever la guérison.

CHAPITRE XI.

De la Morve.

1. La morve s'est, jusqu'ici, jouée de efforts des gens de l'art, plus qu'aucune des autres maladies auxquelles l'utile animal dont nous nous

occupons est sujet. A son plus haut période, elle s'est, je crois, jusqu'à présent montrée incurable. Mais nous sommes persuadés qu'avec des soins et une méthode convenable on pourrait toujours la détourner si l'on s'y prenait à temps. Elle est éminemment contagieuse, et, au moindre indice de quelque chose de ce genre dans une écurie, le cheval qui en est affecté doit être de suite éloigné, et mis dans une écurie à part.

2. — Le symptôme de cette maladie est l'écoulement, par les narines, d'une matière jaunâtre ou verdâtre, quelquefois tachetée, quelquefois teinte de sang ; et lorsqu'il dure depuis un certain temps, le virus commence par corroder une des narines, quelquefois les deux, et finit par attaquer l'os même, et par le carier : alors l'écoulement devient infect, et l'on peut regarder la maladie comme incurable. Elle est toujours accompagné de dureté et d'enflure des glandes de la ganache, Elle s'annonce par une légère inflammation de la membrane pituitaire qui garnit l'intérieur des naseaux, et des cavités frontales au-dessus des orbites des yeux, tandis que toutes les autres parties du corps paraissent exemptes du mal.

3. — Il y a plusieurs espèces de maladies que l'on appele improprement morve.

4. — La *première* peut provenir d'une morfondure qui souvent affecte les glandes et produit des tumeurs ou noyaux semblable à ceux de

la morve, si ce n'est qu'ils ne sont pas tout-à-fait aussi adhérents à la ganache. Quelquefois cette même maladie provient de quelque ulcération des poumons, d'où résulte fréquemment un écoulement considérable de matières blanchâtres qui sortent en grumelons.

5. En général la *seconde* espèce attaque le cheval après quelques longue maladie à la suite d'une rude fatigue : elle affecte également les poumons, et l'humeur qui coule des narines paraît blanchâtre et nuancée de jaune.

6. — La *troisième* est un écoulement de gourme, qui souvent se fait jour par les narines. (Voyez ci-après la section *de la Gourme*, chapitre XIX.)

7. — La *quatrième* paraît venir d'une humeur âcre, produite par le farcin qui s'est étendu à cette partie où il fait bientôt un ravage incurable.

8. — Ainsi donc, cette maladie étant de plusieurs sortes, ou, pour mieux dire, comme il y a des maladies dont les symptômes sont semblables à ceux de la morve (maladie qu'un homme de jugement peut toujours discerner), il est bon que le lecteur sache que les trois premières espèces ci-dessus mentionnées (improprement appelées morve) sont *incontestablement curables*.

9. — Avant que d'entreprendre la guérison de cette maladie formidable, on doit considérer la

constitution, le tempérament du cheval, et l'état où le mal peut l'avoir réduit. Si, après cet examen, on le croit capable de soutenir l'action des remèdes mercuriels et purgatifs que nous allons indiquer, on peut alors les lui administrer.

(RECETTE N° 25.)

Pilule mercurielle.

Prenez—Calomel, 5 grammes ;
> Précipité rouge de mercure (1), un scrupule, pulvérisé très-fin ;
> Soufre précipité d'antimoine (2), gomme de gaïac, gingembre et savon de Castille, 10 grammes de chaque.
> Mêlez le tout, et formez-en une pilule avec du sirop.

10.   On lui fera prendre cette pilule le soir, après qu'il aura achevé son eau de son et d'avoine, et le lendemain matin on lui fera prendre celle-ci :

(RECETTE N° 26.)

Pilule purgative.

Prenez—Aloès des Barbades, 35 grammes ;
> Jalap, gingembre et savon de Castille, 10 grammes de chaque ;

---

(1) Oxide rouge de mercure.
(2) Soufre doré d'antimoine.

Huile de sassafras, 5 grammes.

Battez le tout, et faites-en une pilule avec du sirop de nerprun.

11. — Le cheval doit boire chaud, à l'eau blanche, et prendre de l'exercice comme pour tout autre médecine. (Voyez chap. IV, n°s 4 et 7.) S'il a la force de soutenir celle-ci sans trop fondre, on fera bien de la reitérer une ou deux fois, à des intervalles convenables.

12. — Mais s'il est trop affaibli par la gravité du mal, et hors d'état de prendre la préparation mercurielle, on peut lui administrer le breuvage que voici :

(RECETTE N° 27.)

Breuvage d'acide nitrique.

Mêlez 31 grammes d'acide nitrique dans un litre 1|2 d'eau édulcorée avec 125 grammes de mélasse.

13. — On peut lui faire prendre une fois par jour, ou de deux jours l'un, selon qu'on le jugera à propos, et continuer ainsi huit ou dix fois ; puis on discontinuera pendant quelques jours, au bout desquels on recommencera comme auparavant.

14. — Au moyen de ce traitement, le cheval reprendra des forces, et se trouvera en peu de temps en état de soutenir l'effet de la préparation mercurielle ci-dessus prescrite.

15. — Les pilules dont la recette suit, sont excellentes pour purifier et nettoyer le sang.

Pilules dépuratives.

Prenez   Térébenthine de Venise et savon de Castille, 125
grammes de chaque.

Broyez-les bien ensemble dans un mortier, jusqu'à ce qu'ils soient incorporés.

Ajoutez ensuite—Nitre, fleur de soufre, antimoine cru, *crocus metallorum* (1) et gingembre, 125 grammes de chaque, finement pulvérisés ;

Camphre, 62 grammes 1|2, broyé dans un mor-
tier, avec 31 grammes d'esprit-de-vin.

Battez le tout avec du miel et de la mélasse, jusqu'à la consistance convenable pour en former des pilules.

16. — On les fera de deux onces chacune, et
on en fera prendre une au cheval tous les jours,
ou tous les deux jours : on en continuera l'u-
sage pendant un mois ou six semaines, ou plus,
s'il est nécessaire.

17. — La maladie est regardée comme incurable lorsque la matière qui coule des narines
est de couleur verdâtre, teinte de sang, et qu'elle
s'attache au milieu du passage, comme de la
colle ou de la glu.

---

(1) C'est le foie d'antimoine lavé et séché plusieurs fois.

18. — Si le cheval est en mauvais état, il est généralement affecté en même temps du farcin. En effet, ces deux maladies vont rarement l'une sans l'autre, quoique la morve puisse quelquefois ne pas se montrer extérieurement ; mais, quand elle paraît, cela se reconnaît aisément à l'acrimonie de la matière corrosive qui coule des naseaux, laquelle brûle et ronge jusqu'à la substance cartilagineuse et osseuse qui sépare ces deux cavités.

19. — En tout état de la maladie, je recommanderais l'usage de celle des injections ci-après que l'on jugera la plus convenable :

(RECETTE, N° 29.)

Injection.

Prenez—Sucre de plomb (1) et vitriol blanc, 15 grammes 1[2 de chaque ;
Faites-les dissoudre dans un demi-litre d'eau de pluie ou de rivière.
Ajoutez—Esprit-de-vin camphré, 125 grammes.
Mêlez pour l'usage ci-dessus.

On peut rendre cette mixtion plus ou moins forte en augmentant ou en diminuant la quantité d'eau.

(RECETTE, N° 30.)

Prenez—Mercure, 31 grammes ;

---

(1) Sucre ou sel de Saturne, plomb pénétré par le vinaigre et réduit en sel.

Saindoux et térébenthine de Venise, 15 gram-
mes 1|2 de chaque.

Broyez-les bien ensemble dans un mortier de
marbre, jusqu'à ce que le mercure disparaisse.

Ajoutez—Résine des Barbades, 31 grammes;

Mucilage de gomme arabique, 125 grammes.

Broyez bien le tout dans un mortier de marbre,
et mettez cela en bouteille pour l'usage prescrit.

(RECETTE, N° 31)

Injection.

Prenez—Vitriol bleu, 31 grammes;

Vert-de-gris en poudre, 15 grammes 1|2 ;

Esprit-de-vin camphré, 125 grammes;

Vinaigre,   id.

Eau de chaux, un demi-litre.

Mettez tous ces ingrédients dans une bouteille,
secouez fort pour bien mêler, et gardez cela
pour l'usage ci-dessus.

20. La meilleure manière |de faire usage de
ces mixtions est de prendre une seringue de
vingt-six à vingt-huit centimètres, qui puisse en
contenir cent-vingt-cinq grammes, et d'en injecter bien avant, tous les matins, les narines de
l'animal, avant que de le sortir pour le travail
ou l'exercice, et tous les soirs lorsqu'il en revient.

21. — On trouvera l'onguent ci-dessous d'un
excellent effet pour les ulcères de l'espèce de
ceux dont il s'agit.

3*

(Recette n° 32.)

Onguent mercuriel nitré.

Prenez—Vif-argent, 31 grammes; acide nitrique, 62
grammes. Mettez-les dans une bouteille, et
ne la débouchez que quand le mercure sera
dissous.

Ajoutez ensuite—Camphre, 31 grammes. Faites-le dissoudre dans 272 grammes d'huile à
manger ordinaire, et mêlez le tout dans un
pot, pour l'usage prescrit.

22. — Voici la manière de l'employer dans
l'intérieur des narines : on prend un pinceau
de l'espèce de ceux dont on se sert pour peindre
les coulisses des croisées, dont le poil soit fin et
doux, et le manche long et mince : un pinceau
à vernir, si l'on en trouvait un, remplirait cet
objet beaucoup mieux que le précédent : on
peut, en général, s'en procurer de cette sorte
chez les droguistes et les papetiers, dans la plupart des lieux un peu considérables : on met une
quantité suffisante de cet onguent près du feu,
dans un pot de faïence, pour qu'il puisse se liqué-
fier ; on y trempe alors le pinceau, on l'introduit
avec précaution dans toute la profondeur des narines, et d'une main assurée, on le promène
doucement dans tout l'intérieur, Cela peut set
faire une fois par jour, ou du moins trois fois
par semaine.

23. — Si le cheval est en très-bon état, la sai-

gnée et un séton seront très-utiles ; s'il est en mauvais état, ce sera le contraire.

24. — Les vésicatoires sont également nécessaires dans cette maladie. Tondez d'abord le poil de dessus les glandes qui sont sous la gorge, ou, pour parler plus exactement, entre les deux os des mâchoires ; appliquez ensuite sur la partie enflée un fort vésicatoire que vous renouvellerez tous les matins pendant huit jours ; après quoi vous frotterez lss glandes une fois par jour, pendant un mois ou six semaines, avec un peu de l'onguent nitré ci-dessus mentionné, ce qui les dégagera beaucoup de l'humeur inflammatoire dont elles sont affectées.

25. — M. Lafosse, maréchal vétérinaire très-distingué, a essayé de jeter un nouveau jour sur cette maladie, et de la guérir par le trapan ; mais comme cela ne se pratique guère, surtout dans les provinces et les campagnes, il serait inutile de nous étendre davantage sur sa méthode.

CHAPITRE XII.

Du Farcin.

1. — Le farcin et la morve semblent provenir des mêmes causes. Mais, comme nous avons déjà traité de celle-ci, nous allons passer à la première de ces maladies.

2. Le farcin est une humeur âcre, séreuse et corrosive, que le sang porte sur diverses parties du corps, et qui est accompagnée d'inflammation. Il se montre sous la forme de boutons ou grains ronds sortant des veines, et qui, durs d'abord, se changent bientôt en empoules molles, lesquelles, en perçant, jettent une matière huileuse et sanguinolente, et souvent dégénèrent en ulcères malins et rebelles. Dans quelques chevaux il ne se montre que sur la tête : en d'autres sur la jugulaire externe ou veine du cou ; d'autres fois aux ars, d'où il descend le long de la partie externe de la jambe de devant (communément appelée l'avant-bras), jusque vers le genou, et s'étend souvent, d'autre part, jusqu'au brechet (1); dans quelques autres, il se montre sur les parties de derrière, au voisinage des paturons et le long des grosses veines de la partie interne de la cuisse, d'où il remonte sous l'aine et jusque vers le foureau; quelquefois enfin il paraît aux flancs, et s'étend peu à peu sous le bas-ventre.

3. — Quand le farcin ne se montre que sur les ramifications des vaisseaux sanguins vers le chanfrein, sur les joues, sur la partie externe des épaules, ou au voisinage du garrot ou de la hanche, on peut aisément le guérir. Le plus fâ-

---

(1) La partie inférieure du sternum, sous la poitrine, en arrière des jambes de devant, dont la figure approche de celle de la carène d'un vaisseau.

meux symptôme dé cette maladie. c'est lorsque les veines de la partie interne de la cuisse sont corrodées et semées de boutons, au point que les glandes de l'aine et le corps caverneux de la verge en sont affectés. Lorsque le mal se jette sur ces parties, et que le virus s'étend rapidement aux deux cuisses *à la fois*, que les ulcères prennent un caractère de malignité, et qu'ils affectent tout le corps, la maladie peut, si l'on n'y prend garde et si l'on n'a recours à un traitement régulier et au genre de nourriture et d'exercice convenable, augmenter et dégénérer en une morve incurable.

4. — On trouvera le breuvage suivant d'une grande utilité dans tous les périodes de cette maladie, dont il a la vertu d'arrêter les progrès, à moins qu'elle ne soit du genre le plus invétéré et le plus rebelle.

(RECETTE, N° 33.)

Prenez—Tutie préparée, tartre rouge, calamine, 31 grammes de chaque, pulvérisés très-fin ;
Alun en poudre, 62 grammes 1|2.
Mêlez le tout, et donnez-le dans un litre d'eau de tan ou de vieille urine.

5. — Ce breuvage sera donné de deux jours l'un, ou tous les trois jours, à jeun; le cheval restera quatre heures sans manger; après quoi on lui donnera du son et de l'avoine trempé

dans de l'eau bouillante, et il boira toujours chaud.

6. — Mais dans le farcin de l'espèce la plus opiniâtre, où les veines sont obstruées, et qui est accompagné d'une violente tuméfaction inflammatoire, il faut avoir recours à des remèdes plus puissants, tels que celui-ci :

(RECETTE Nº 34.

Solution mercurielle.

Prenez—Sublimé corrosif, de douze à vingt grains;
Esprit-de-vin, 50 grammes 1[2;
Acide muriatique, 10 grammes;
Mêlez ces ingrédients dans une fiole, secouez-la
jusqu'à ce que le sublimé soit dissous, et donnez cela au cheval dans un litre de la décoction suivante :

(RECETTE, Nº 35.)

Décoction.

Prenez—Coupeaux de gaïac, 500 grammes;
Antimoine cru, en poudre, 125 grammes, que
vous lierez dans un linge;
Coupeaux de bois de campêche et de sassafras,
500 grammes de chaque, mincé, 125 grammes;
Eau, douze litres.
Faites bouillir le tout ensemble jusqu'à ce que
l'eau soit réduite à moitié; versez alors toute
la décoction dans un vase de terre pour la

garder, et, à mesure que vous avez besoin
du liquide, vous le tirez au clair de dessus les
ingrédients.

7. — La solution et la décoction ci-dessus agi-
ront très-puissamment en purifiant les vaisseaux sanguins, en déblayant leurs obstructions,
eten résolvant les traînées de boutons qui se trouvent semés le long des veines. La solution peut
se donner tous les jours, dans une pinte de
cette décoction, pendant huit jours, ou de deux
jours l'un pendant quinze. Si la bouche du cheval enfle ou s'entame, et si son haleine devient
fétide, discontinuez pendant une semaine, et
recommencez ensuite comme auparavant.

8. — Tenez l'animal chaudement; que sa nourriture suit réglée; faites-lui prendre deux fois
par jour, s'il fait beau, un exercice modéré, et,
soir et matin, du son et de l'a voine dans de
l'eau chaude, pendant tout le temps qu'il passera
aux remèdes.

9. — Si toutefois l'usage de cette solution oc-
casionnait des effets violents, tels qu'un malaise
excessif, un cours de ventre, ou des douleurs de
tranchées, on administrerait le breuvage suivant :

(RECETTE, N° 36.)

Breuvage apéritif et anodin.

Prenez—Kali préparé et teinture d'opium, 15 grammes
de chaque;

Huile de castor, 250 grammes ;
Gingembre fraîchement pulvérisé, 31 grammes.
Pour être le tout ensemble donné dans un demi-litre de gruau chaud.

10. — On peut réitérer deux fois ce breuvage dans le courant de la journée. Si les symptômes violent ne diminuent pas après la première dose, rien n'étant plus propre à modérer les effets du mercure, on pourra le donner chaque fois que l'action de celui-ci excèdera les bornes convenables.

11. — Il arrive parfois qu'on a négligé d'appeler quelque homme *habile* et *sensé* pour remédier au mal avant que le cheval soit dans un état presque *désespéré*. Dans les cas de ce genre, on commencera par lui faire prendre le breuvage suivant :

(Recetté, n° 57.)

Breuvage tonique et fortifiant.

Prenez — Quinquina, graine de carvis, et gingembre, 15 grammes 1|2 de chaque, en poudre ;
Nitre, 312 grammes.
Acier préparé (1), 31 grammes ;

---

(1) Poudre d'acier. Elle se fait de la manière suivante : On prend un morceau d'acier en lingot, on le fait extrêmement rougir au feu, et lorsqu'il est tout rouge, on en approche un bâton de soufre, le soufre et l'acier se fondent ensemble ; on reçoit cette fusion dans un seau d'eau froide ; on sépare l'acier du soufre fondu, et on le réduit en poudre subtile dans un mortier. On l'emploie pour les obstructions de la poitrine et pour la pousse : c'est un très-bon désobstruant. (Garsault.)

Huile de vitriol, trente gouttes.

Donnez le tout ensemble dans 500 gram. de la décoction (recette 35), au degré de chaleur du lait que l'on viendrait de traire.

12. — Il faudra répéter ce breuvage trois ou quatre fois, de deux jours l'un ; après cela on donnera au cheval les pilules dépuratives (recette 28, page 55). Ce traitement est le seul moyen de le ramener de son extrême faiblesse à un meilleur état, et de relever son tempéramment.

13. — Dans son principe, on peut, le plus souvent, détruire le mal en administrant au cheval la pilule mercurielle (recette 25, page 53), dont on seconde les effets par le breuvage purgatif que voici :

(RECETTE N° 38.)

Breuvage purgatif.

Prenez—Aloès des Barbades, 35 grammes ;
Crême de tartre, 31 grammes ;
Gingembre, nitre et anis, 15 grammes de chaque en poudre.
Faites dissoudre le tout et donnez, le matin, à jeun, dans 500 grammes de bière chaude.

14. — Le cheval restera deux heures sans manger, après quoi on lui donnera deux fois par jour du son et de la farine d'avoine dans de l'eau chaude.

15. — S'il est en bon état, une saignée et un séton sous le ventre lui sont nécessaires au com-

mencement de la maladie; mais s'il est maigre et chétif, la perte de trop de sang lui serait nuisible.

16. — L'onguent mercuriel dont voici la recette est excellent pour frotter les boutons du farcin, soit avant qu'ils aient percé, soit après.

(RECETTE N° 39.)

Onguent mercuriel.

Prenez—Saindoux, graisse d'oie et vif-argent, 500 grammes de chaque;

Térébenthine passée dans un linge, 120 grammes.

Huile de térébenthine, 62 grammes 1|2.

Mettez le vif-argent avec les deux espèces de térébenthine, dans un mortier de marbre, et remuez-les jusqu'à ce qu'il soit bien incorporé avec elles; ajoutez-y ensuite graduellement le saindoux et la graisse d'oie fondus, en battant et mêlant bien le tout ensemble.

17. — Il résoudra les tumeurs farcineuses qui obstruent les vaisseaux sanguins. *On aura soin d'en bien frotter, une fois par jour, toutes les parties affectées.*

18. — Quand la peau s'est durcie par-dessus les ulcères, de manière à y enfermer la matière, il faut l'ouvrir avec une pointe de fer rouge ou une lancette. Les boutons de farcin sont très-sujets à se changer en ulcères malins, et leurs orifices à se remplir de chairs baveuses : on peut supprimer celles-ci en les touchant avec une clavette de fer, trempée dans du beurre d'antimoine ou

dans de l'eau forte. En frottant après cela les grosseurs ou boutons avec l'onguent (recette 32, page 58), je l'ai trouvé plus puissant pour repousser le virus et guérir les ulcères qui accompagnent cette maladie, que l'onguent mercuriel ci-dessus mentionné (recette 39).

19. — Si la partie est très-enflée, et s'il y a une inflammation considérable, on la bassinera avec la fomentation suivante.

(RECETTE N° 40.)

Fomentation.

Prenez—Absinthe, racine de guimauve, feuilles de plantain et racines de raifort, une poignée de chaque ;
Têtes de pavots, une douzaine.
Pilez le tout, et faites le bouillir dans douze litres de vieille urine ou de lie de bière.

20. — Quelques personnes regardent la vieille urine comme meilleure que la lie de bière pour la fomentation de cette espèce. La partie tuméfiée devra être fomentée deux fois par jour, et pendant une heure chaque fois, avec des flanelles en plusieurs doubles, trempées dans cette décoction bien chaude, et un peu exprimées. Cela fait, on la frottera avec l'onguent que voici :

(RECETTE N° 41.)

Prenez—Onguent de guimauve et onguent de sureau, 125 grammes de chaque ;

Savon frais et esprit de térébenthine, 62 grammes
1⟋2 de chaque ;
Onguent (recettes n°s 32 ou 39), 94 grammes ;
Huile d'origan, 31 grammes.
Mêlez le tout ensemble, pour l'usage prescrit.

21 — Après avoir bien frotté de cet onguent toute la partie affectée, prenez une flanelle trempée dans la fomentation ci-dessus, tordez-la pour en exprimer le liquide, appliquez-la *bien chaude* sur la tumeur, et attachez-la avec une bande de flanelle de trois mètres soixante centimètres de long sur dix-huit à vingt centimètres de large.

22. — Lorsque la tumeur sera assez mûre (ce dont il est aisé de juger au toucher), vous pourrez l'ouvrir avec une lancette, et vous panserez la plaie avec une clavette de fer trempée dans un peu de beurre d'antimoine ; après quoi vous y metterez une tente de charpie ou d'étoupe enduite ou des huiles ou de l'onguent suppuratif dont on se sert pour les plaies récentes. Plus la tente est petite, plus elle porte d'huile ou d'onguent dans la plaie. On doit cesser de panser une plaie avec une tente aussitôt que la tumeur commence à diminuer, autrement la tente pourrait, en obstruant le passage de la matière, former au fond de la plaie une carie qui la rendrait très-difficile à guérir.

23. — Lorsque la plaie sera parfaitement nettoyée, on la pansera, une fois par jour, avec égale partie d'égyptiacum et de teinture de myrre mêlée ensemble : on se servira d'une plume

trempée dans ce mélange pour en oindre l'intérieur sur les bords ; après quoi on la soupoudrera d'alun brûlé, mêlé de bol d'Arménie, ce qui la fera sécher et fermer un peu de temps.

CHAPITRE XIII.

Des Maladies dartreuses et de la Maigreur.

1. — Les maladies dartreuses qui attaquent les chevaux proviennent de différentes causes, mais principalement de quelque maladie de longue durée imparfaitement guérie.

2. — Un cheval est atteint du vice dartreux lorsqu'il a le poil hérissé, sale, terne, déteint, la peau pleine d'une teigne et d'une crasse farineuses qui reparaissent malgré la brosse et l'étrille. Il y en a qui ont des pustules de la grosseur d'une fève ou d'un pois, souvent pour avoir bu trop amplement de l'eau froide ayant extrêmement chaud : une saignée et une légère médecine suffisent pour guérir une dartre de cette espèce. Quelques-uns ont le corps et les membres tout couverts de croûtes quelquefois sèches, quelquefois séreuses, accompagnées de cuisson et d'inflammation ; et cette humeur est quelquefois si âcre et si irritante qu'ils s'écorchent au vif en plusieurs endroits, en se frottant. D'autres ont dans les membres des douleurs passagères qui les font boîter, comme un rhumatisme ou la goutte.

3. — Pour guérir ces maladies, il faut, si le cheval est en bon état et s'il peut les supporter, lui faire prendre une ou deux médecines mercurielles ; après quoi on lui donnera les pilules suivantes, qui le purgeront doucement, lui purifieront et lui rafraîchiront le sang, et le remettront :

(RECETTE N° 42.)

Pilules altératives.

Prenez—Crocus d'antimoine, savon de Venise, nitre, fleur de soufre et aloès des Barbades, 125 grammes de chaque, en poudre très-fine ;
Soufre précipité d'antimoine, 31 grammes.
Mêlez ces ingrédients, et donnez leur, avec quantité suffisante de miel ou de mélasse et de poudre de réglisse, la consistance convenable pour en faire des pilules : elles devront etre chacune de 46 grammes 1|2.

4. — Si le cheval est en mauvais état, celles-ci lui conviendront mieux :

(RECETTE, N° 43.)

Pilules cordiales composées.

Prenez—Nitre, crocus d'antimoine et savon de Castille, 125 grammes de chaque ;
Graine de carvi, anis, turméric (1) et gingembre, 125 grammes de chaque. Chacun de ces articles doit être pulvérisé séparément.
Battez le tout avec suffisante quantité de mélasse, et faites-en des pilules de 62 grammes 1|2 chaque.

---

(1) Racine de l'Inde qui sert à teindre en jaune.

5. — Ces pilules feront beaucoup de bien aux chevaux tourmentés des maux de ce genre : les premières sont calculées pour des chevaux d'ailleurs en bon état, les dernières pour les chevaux maigres et épuisés. On en fera prendre une au cheval tous les matins, à jeun, pendant huit jours, avant de le sortir pour le travail ou l'exercice, après quoi on les discontinuera pendant trois ou quatre jours ; ou, si on le juge convenable, on n'en donnera plus qu'une de deux jours l'un pendant quinze jours ou trois semaines, selon que les circonstances paraîtront l'exiger.

6. — Pendant le cours de ce traitement, on donnera, deux fois par jour au cheval, du son et de la farine d'avoine dans de l'eau chaude; et si les croûtes ne tombent pas dans trois ou quatre jours, une semaine au plus, après qu'il aura pris ces pilules, on le frottera de l'onguent indiqué pour la gale, et de la même manière que pour cette maladie.

7. — Quelques chevaux atteints du vice dartreux n'ont pas d'éruption à la peau, mais ils sont lourds, tristes, indolents, maigres; ils ont le poil hérissé, l'air malade, et la peau collée sur les os. Le breuvage suivant est un remède efficace dans les affections de cette espèce:

(RECETTE Nº 44.)

Breuvage pour le vice dartreux.

Prenez—Graine de carvi en poudre, 31 grammes;

> Racine de gentiane, racine de zédoaire (**1**), graine
> de fenugrec, 15 grammes 1|2 de chaque, **frai-
> chement pulvérisés** ;
> Mithridate, 15 grammes 1|2.

8. — On donnera cela le matin, à jeun, dans trois-quarts de litre de bière chaude. *(On ne doit faire bouillir aucun breuvage dans la composition duquel il entre soit des graines, soit des racines contenant une huile essentielle.)* Le cheval restera deux heures sans manger, après quoi on lui donnera du son et de l'avoine mêlés dans de l'eau chaude. On pourra répéter ce breuvage de deux en deux jours, ou de trois l'un, ou plus souvent, selon que le cas l'exigera ; ayant toujours soin de donner au cheval, au moins deux fois par jour, pendant tout le temps qu'il le prendra, une eau chaude mêlée de son et d'avoine.

9. — Ce que l'on entend par *dartre vive* n'est autre chose qu'un scorbut humide, purulent (**2**) qui se montre sur différentes parties du corps, et qui est accompagné de beaucoup de cuisson et d'inflammation : souvent l'encolure et le garrot enflent considérablement en une seule nuit, et jettent une grande quantité d'humeur mordicante, qui, si on la négligeait, dégénèrerait en *taupe* ou en *fistule*.

10. — Cette humeur tombe quelquefois sur

---

(1) Plante des Grandes-Indes : c'est le gingembre sauvage.

(2) Erysipèle.

les membres inférieurs et est souvent très-difficile à guérir. Dans ce cas saignez abondamment, et administrez, une fois la semaine, le purgatif suivant :

(Recette, Nº 45.)

Breuvage purgatif.

Prenez—Aloès des Barbades, 35 grammes ;
Electuaire lénitif, 94 grammes ;
Crême de tartre, 62 grammes 1|2 ;
Gingembre en poudre, 15 grammes 1|2.
Mêlez ces ingrédients, et faites-les dissoudre dans un demi-litre de bière chaude.

11. — Ce breuvage doit être administré le matin, à jeun. Deux heures après, on donnera au cheval une eau chaude mêlée de son et d'avoine. Si ce remède n'enlève pas le mal dans le cours d'une semaine ou deux, il faudra avoir recours aux pilules indiquées dans les recettes (nº 42 ou nº 43). On en donnera une de deux jours l'un, durant huit ou quinze jours : elles opèreront presque toujours une guérison parfaite.

CHAPITRE XIV.

De la Gale.

1. — C'est une maladie de la peau qui la rend tannée, épaisse et pleine de rides, surtout vers la crinière, les oreilles, les reins et la queue. Pres-

que tout le poil de ces parties tombe, et le peu qu'il en reste se hérisse d'ordinaire comme des soies de porc. Quelques chevaux en sont tellement affectés qu'il leur reste à peine sur tout le corps une place qui en est exempte.

2. — L'onguent et la lotion qui suivent ne manquent jamais de la guérir complètement quand ils sont convenablement employés.

(RECETTE, N° 46.)

Onguent pour la gale.

Prenez—Térébenthine commune, 500 grammes ;
Vif-argent, 125 grammes ;
Saindoux, 250 grammes ;
Fleur de soufre, 125 grammes ;
Huile de baleine, un demi-litre.
Broyez le vif-argent avec la térébenthine, dans un mortier de marbre, jusqu'à ce qu'il disparaisse ;
Ajoutez ensuite le reste des ingrédients, et triturez-les bien tous ensemble, jusqu'à ce qu'ils soient bien amalgamés.

3. — On frottera bien de cet onguent, *en plein air et au soleil, s'il fait chaud,* toutes les parties affectées : si c'est en hiver, on mènera le cheval à la forge ; on y fera rougir une barre de fer que l'on fera tenir près de son corps à la distance convenable pour y faire pénétrer l'onguent, on le chauffera, pendant qu'on l'en frottera.

(Recette, n° 47.)

Lessive pour la gale.

Prenez—Beurre frais, 500 grammes ;
     Huile de baleine, un litre ;
     Vert-de-gris, en poudre, 62 grammes ;
     Vieille urine, trois litres ;
     Fleur de soufre, 250 grammes.
     Faites bouillir le tout ensemble pour l'usage
     prescrit.

4. — On le frottera bien de cette lessive, avec une brosse ferme, en plein air, s'il fait beau et si l'on est dans un temps chaud, autrement il faudrait faire rougir une barre de fer et la tenir à une distance convenable de lui, de la même manière que pour l'onguent. Il faudra aussi en bien laver le dessous de la selle, si c'est un cheval de monture, ou le dedans de son collier, si c'est un cheval d'attelage.

5. — Aux recettes et instructions précédentes, on peut ajouter celles qui suivent. L'auteur les a mises en pratique pendant plus de quatorze ans sans les avoir vu jamais manquer une seule fois de guérir la gale, même la plus invétérée. On trouvera même l'onguent ci-dessous plus agréable et plus commode en ce qu'on peut l'enlever à volonté en le lavant avec une brosse et de l'eau chaude :

(Recette n° 48.)

Onguent pour la gale.

Prenez—Vif-argent et beaume de soufre, 125 grammes de chaque.

> On les broiera bien ensemble, dans un mortier
> de marbre, jusqu'à ce qu'on ne distingue plus
> la moindre parcelle du mercure.
> Ajoutez ensuite—Savon frais, 500 grammes ;
> Esprit de térébenthine, 125 grammes ;
> Huile d'origan, 31 gram.
> Mêlez et battez bien le tout ensemble pour l'u-
> sage prescrit.

On emploiera cet onguent de la même manière que le précédent (recette 46).

6. — On fera prendre la poudre suivante aux chevaux dartreux comme aux chevaux galeux durant les deux ou trois jours qui précèderont les frictions, et les huit ou dix jours qui les suivront, ou plus long-temps, s'il est nécessaire.

(RECETTE, N° 49.)

Poudre antimoniale composée.

> *Prenez*—Antimoine cru pulvérisé très-fin, nitre, fleur de
> soufre et crême de tartre, une 250 gram. de
> chaque.
> Pulvérisez et mêlez le tout pour l'usage prescrit.

7. — On en mêlera, soir et matin, une cuillerée à bouche dans leur avoine, ayant soin de commencer par humecter celle-ci avec un peu d'eau, afin que la poudre puisse s'y attacher, et on en continuera l'usage pendant quelque temps. On peut, si on le juge plus à propos, la leur donner, soir et matin, dans une eau chaude mêlée de son et d'avoine. Si des pilules convenaient

mieux, on y substituerait celles indiquées dans les recettes n°s 42 ou 43, page 70.

8. — Lorsqu'enfin le cheval sera parfaitement débarrassé de cette maladie, sa place doit être bien nettoyée et blanchie : sa selle, son collier, son harnais, son équipage, ses housses, ses couvertes, tout ce qu'il a porté et tout ce qui lui a servi pendant sa maladie, doit être bien lavé à l'eau de savon. Par ce moyen, les remèdes manqueront rarement, si même ils manquent jamais, d'avoir un plein succès.

CHAPITRE XV.

Convulsions, Léthargie, Epilepsie, Vertigo.

1. — Tous les dérangements qui ont leur origine dans la tête sont compris sous deux dénominations générales : *vertigo* et *convulsions*.

2. — Voici leurs symptômes : le *vertigo*, ou l'*apoplexie*, est accompagné d'assoupissement et de pesanteur ; les yeux sont gros, enflammés, quelques fois pleins d'eau ; le cheval a continuellement la tête pendante vers la terre, et quelquefois il vacille et chancelle à peu près comme une personne ivre.

3. — La *léthargie*, vulgairement appelée *l'envie de dormir*, est une maladie de la tête ; le cheval tombe souvent endormi la tête sur la mangeoire ; souvent il paraît disposé à manger et

il s'endore la bouche pleine. Les maréchaux de campagne appellent communément cette maladie *la rage du sommeil*.

4. -- L'*épilepsie* et les *convulsions* proviennent généralement de coups à la tête, d'exercices violents, d'un vice dartreux, d'efforts, et de quelque sympathie nerveuse ; car toute douleur violente, dans quelque partie du corps que ce soit, peut causer des convulsions, notamment celle qui provient de l'irritation des nerfs ou tendons affectés de quelque plaie, piqûre, contusion ou meurtrissure extérieure. Elles peuvent anssi être occasionnées par les vers qui pincent et blessent les parois de l'estomac ; et quelquefois par une violente distension de ce viscère, résultante d'une accumulation d'aliments mal digérés ou de matières qui y ont séjourné trop long-temps, accident généralement accompagné de constipation pendant toute l'attaque.

5. — Quand un cheval est violemment pris de convulsions, tous les muscles de son corps sont contractés à la fois, et ses mâchoires sont tellement serrées qu'il est très-difficile de les ouvrir sans le secours de quelque objet (1). Comme

---

(1) C'est ce que nous appelons en France *Mal de cerf*. Le mot *Staggers*, par lequel les Anglais désignent le vertigo et les convulsions qui le caractérisent, semble avoir quelque analogie avec l'expression française *Mal de cerf*. *Stag*, en anglais, signifie cerf ; *to stagger*, que l'on peut considérer comme un de ses dérivés, signifie chanceler, d'où l'on a évidemment fait *Staggers*, étourdissement, chancellement, frénésie ; peut-être de ce qu'au moment où il est forcé par les chiens, le cerf éprouve ces accidents. Cela peut aider à expli-

quelques-uns de nos lecteurs peuvent désirer une description plus étendue de ces symptômes, nous nous servirons à peu près des expressions de M. Gibson.

6. — « Aussitôt donc que le cheval est attaqué, il allonge la tête, le nez rendu vers le râtelier, il dresse les oreilles et retrousse sa queue; il regarde avidement autour de lui comme un cheval affamé auquel on apporte à manger, ou comme un cheval bouillant dont on a éveillé la fougue, en sorte que ceux qui ne s'y connaissent pas et qui le voient en cet état regardent presque comme impossible, qu'il soit agité de quelque mal sérieux; mais on ne tarde pas à en être convaincu par le développement des symptômes qui succèdent : son cou se tend, se raidit, et devient presque incapable de mouvement.

» Si un cheval vit quelques jours en cet état, il se forme plusieurs nœuds sur ses tendons; tous ses muscles, tant de l'avant que de l'arrière-main, se tendent tellement, qu'il est comme cloué sur le pavé; il a les jambes raides, écartées, et la peau si serrée, qu'il est presque impossible de la faire mouvoir. Si on essaie de le faire marcher, il est prêt de tomber à chaque pas, à moins qu'on

quer pourquoi nous les appelons *Mal de cerf.* M. de Garsault pense que ce nom vient de ce que *peut-être* les cerfs sont sujets à une maladie pareille, ou de ce que la situation de la tête et du cou d'un cheval en cet état, a pu être comparés à l'attitude d'un cerf qui *courre,* parce que cet animal avance le cou en courant, et a le bout du nez en avant. On voit que ces suppositions ont beaucoup de rapport entre elles.

ait soin de le soutenir ; et, par suite de l'inaction de ses muscles, il a l'œil si fixe que son regard est mort et languissant. Il renacle, s'ébroue fréquemment, et est sans cesse haletant, parce que la respiration lui manque : ce dernier symptôme s'accroît jusqu'à ce qu'il expire ; ce qui arrive généralement en peu de jours, à moins qu'on ne parvienne à donner tout à coup quelque tour heureux à sa maladie. »

7. — On a donné différents noms à cette maladie, mais elle est généralement connue sous ceux de vertigo et de convulsions.

8. — Si le cheval se débat en furieux, c'est alors ce qu'on appelle *folie, fureur* ou *frénésie* (1), si l'on n'y prenait garde, il se heurterait et se meurtrirait la tête de façon qu'il y aurait danger de mortification et de dépôt. Pour prévenir ce péril, il faut se hâter de bien garnir ou matelasser de paille tout l'intérieur de l'écurie, jusqu'au moindre coin, afin qu'il ne puisse se frapper la tête contre les murs : car un cheval en cet état peut-être comparé à un cheval au harnais, tirant de toutes ses forces une charge pesante, jusqu'à ce qu'enfin épuisé, il tombe comme si on l'avait étendu mort d'un coup de feu.

9. — Le pouls n'est pas invariablement le même dans toutes ces espèces de vertigos, mais

---

(1) La frénésie peut aussi être occasionnée par la complication de la fièvre avec une inflammation du foie et la jaunisse.

dans la plupart, il est ou plus accéléré que de coutume, ou moins fréquent que dans l'état de santé.

10. — Le vertigo (1) peut être occasionné par diverses causes; il peut l'être par une fièvre *première* (2) ou par une fièvre commune qui se porte au cerveau. La plupart des chevaux que nous avons vus attaqués de cette maladie avaient été achetés de maquignons et de fermiers qui les avaient employés à de rudes travaux. Ils mangeaient beaucoup de grain, et on les tenait dans des écuries dont on avait bouché toutes les ouvertures pour les garantir des impressions de l'air; ce qu est, il est vrai, un des moyens de rendre la robe du cheval plus lisse et plus belle, mais aussi un moyen assuré de détruire sa santé.

11. — Dans tous ces cas, si on n'a pas immédiatement recours aux plus puissants moyens, le mal aura des conséquences funestes. Saignez le cheval, et tirez-lui, suivant sa taille, sa force et son état, depuis trois jusqu'à quatre ou cinq litres de sang. On a de fréquents exemples de chevaux tout-à-coup guéris par ce moyen.

Deux heures après la saignée, faites-lui prendre la pilule suivante :

---

(1) Les diverses espèces sont comprises ici sous ce nom générique.

(2) Ou *essentielle*, c'est-à-dire qui n'est pas causée par une autre maladie ou un autre mal. Voyez ci-après 5° paragraphe du chapitre XVI, la distinction de la fièvre en deux espèces générales.

(RECETTE Nº 50.)

Pilule mercurielle.

Prenez—Calomel, assa-fœtida, savon de Castille, et jalap,
10 grammes de chaque.
Battez cela avec du sirop pour en faire une pilule,
et administrez-la lui aussitôt que possible.

12. — Huit heures après, donnez-lui le breuvage laxatif que voici :

(RECETTE, Nº 51.)

Prenez—Aloès succotrin, 20 grammes ;
Electuaire lénitif, 62 grammes 1|2 ;
Sel de glauber, 125 grammes ;
Sucre brut, deux cuillerées à bouche.
Faites dissoudre le tout dans un litre d'infusion
de rue, et quand elle n'aura plus que le degré
de chaleur du lait que l'on viendrait de traire,
ajoutez — Teinture d'opium, 15 grammes,
Et faites-lui prendre cela immédiatement.

13. — Ce breuvage et cette pilule débarrasseront l'estomac des matières indigestes dont il est surchargé. Pris le matin, ce breuvage opère, en général, vivement avant la nuit, tant par les selles que par les urines. S'il n'agissait pas dans cet espace de temps, il faudrait administrer le lavement (recette 17, page 41), après avoir fait vider le rectum par quelqu'un qui ait la main petite.

14. — Si ce sont les vers qui causent le mal (ce que l'on peut aisément découvrir dans la fiente pendant l'effet de la médecine), traitez-le comme il est dit ci-après, chapitre XXVIII, *Des Vers.*

15. — Si la pilule et le breuvage ci-dessus n'ont pas soulagé le cheval, et si les convulsions continuent, on aura recours au breuvage ou à la pilule ci-après, ou à tous deux, selon qu'on le jugera à propos.

(RECETTE, N° 52.)

Breuvage anti-spasmodique.

Prenez—Teinture d'assa-fœtida, sel ammoniac volatil, en
  poudre, 31 grammes de chaque ;
  Teinture d'opium, 15 grammes 1|2 ;
  Racine de valériane, en poudre, 31 grammes ;
  Kali préparé, 10 grammes ;
  Que vous donnerez dans trois quarts de litre d'in-
  fusion de rue, chaude.

(RECETTE, N° 53.)

Pilule anti-spasmodique.

Prenez—Poudre antimoniale (laquelle est à peu près la
  même chose que celle du docteur James) et
  gomme d'assa-fœtida, 10 grammes de chaque ;
  Opium, camphre et savon de Castille, 5 grammes
  de chaque ;
  Sirop, ce qu'il en faudra pour faire du tout une
  pilule.

16. — On peut répéter ce breuvage ou cette pilule une ou deux fois par jour, et même jusqu'à trois fois dans les cas désespérés. On trouvera

dans la pilule, en particulier, un antispasmodique des plus puissants d'entre tous les remèdes de ce genre, et qui, quelque soit le cas, dissipera les douleurs dont les spasmes seraient le principe.

17. — On aura soin, toutefois, de tenir le corps libre en donnant à l'animal le breuvage laxatif (recette 51), ou le breuvage purgatif (recette 15), ou bien enfin le breuvage apéritif (recette 36) : ces deux derniers sont très-propres à remplir ce but dans toutes les affections spasmodiques.

18. — Il faudra continuer à saigner tous les jours, ou de deux jours l'un; on tirera chaque fois environ un litre de sang, plus ou moins, suivant les symptômes.

19. — On frottera du liniment suivant les joues, les tempes, le cou, les épaules, les reins, et tous les endroits où il paraîtra le plus de contraction et de raideur :

(RECETTE, N° 54.)

Liniment.

Prenez—Onguent de guimauve, onguent de sureau et esprit de sel ammoniac, 125 grammes de chaque ;
Huile de térébenthine, 62 grammes 1|2.
Mélez le tout, et faites-en un liniment pour l'usage dont il s'agit.

20. — On en pourra frotter deux fois par jour les parties ci-dessus indiquées jusqu'à ce que les symptômes aient diminué; ou bien on pourra se

servir de celui ci-après, dans lequel nous pensons que l'on trouvera encore plus de vertu :

(RECETTE, N° 55.)

Liniment sudorifique.

Prenez—Liniment de savon composé (1), eau d'ammoniac pure, teinture d'opium et esprit de térébenthine, 125 grammes de chaque ;
Huile d'olive, 62 grammes 1|2 ;
Cantharides en poudre, 15 grammes 1|2.
Mêlez le tout ensemble dans une bouteille, pour l'usage en question.

21. — On emploiera ce liniment de la même manière que le premier, jusqu'à ce qu'on s'aperçoive de son effet, par l'apparition des ampoules. Lorsque la maladie n'est pas accompagnée de convulsions, on peut cesser l'usage du liniment, et traiter le cheval de la même manière que pour la fièvre inflammatoire. (Voyez ci-après le chapitre *De la fièvre.*)

22. — Le séton serait très-avantageux dans toute ces maladies, si ce n'était la difficulté de l'amener à une bonne supuration : si on l'employait, les endroits les plus convenables seraient la poitrine, le dessous de la ganache, ou les joues.

---

(1) Voyez-en la composition dans l'Appendice, 71° paragraphe.

CHAPITRE XVI.

De la Fièvre.

1. — La fièvre est, en général, l'effet d'un mouvement rapide et forcé du sang qui occasionne une grande chaleur, une ardeur partout le corps, et imprime au pouls une vivacité qui excède son mouvement naturel. Ses symptômes généraux sont la perte de l'appétit, l'agitation, l'insomnie; le cheval rôde d'un bout du râtelier à l'autre; il a les yeux rouges et enflammés, la langue sèche, aride, l'haleine brûlante, empoisonnée, le flanc très-agité; il mâche lentement son foin, et laisse fréquemment pendre sa tête jusqu'à terre; son pouls bat plus de cinquante fois par minute; et la chaleur de son corps paraît de plusieurs degrés plus grande que de coutume, quoiqu'il n'y ait pas la même aridité que dans certaines maladies inflammatoires.

2. — La fièvre est souvent traitée d'une manière très-inconvenante par les maréchaux de campagne, qui administrent médecine sur médecine sans attendre l'effet de la première, et dont les remédes ne consistent d'ailleurs qu'en articles simples qui n'ont pas assez de vertu pour arrêter les progrès du mal.

3. — En général, la fièvre inflammatoire établit d'abord son siège dans l'estomac, par suite

ou d'une morfondure ou d'une distension considérable de ce viscère, occasionnée par un amas d'aliments indigestes; l'inflammation s'étend de cet endroit à diverses autres parties du corps, intercepte la transpiration, et si on ne la dissipe pas promptement par de puissants remèdes, elle dégénère bientôt en gangrenne ou putréfaction.

4. — Les symptômes d'une violente fièvre inflammatoire sont semblables à ceux du vertigo, et exigent presque le même traitement. Quelquefois le cheval qui en est attaqué paraît comme imbécile et stupide; il urine et fiente avec insensibilité; il vague çà et là dans l'écurie, et est sujet à se meurtrir la tête contre les murs; il a le flanc agité, les oreilles et les jambes alternativement chaudes ou froides; souvent il a extrèmement chaud; d'autres fois il répand des sueurs froides.

5. — Divers auteurs distinguent la fièvre en un grand nombre d'espèces; mais on peut, en général, les ranger sous ces deux titres: fièvre *idiopathique* et fièvre *symptomatique*. La fièvre idiopathique est *une affection première*; l'autre vient de l'affection locale de quelque organe particulier, tel que l'estomac, les boyaux, ou les poumons: toutes les fois qu'une inflammation se porte sur un de ces organes importants, elle occasionne bientôt cette espèce de fièvre.

6. — Dès qu'un cheval est attaqué de la fièvre, saignez-le abondamment, tirez-lui jusqu'à trois ou quatre litres de sang, et faites-lui prendre, deux heures après, la pilule purgative suivante.

(RECETTE, N° 56.)

Prenez—Poudre antimoniale, antimoine tartré (1) et
camphre, 5 grammes de chaque ;
Nitre et savon de Castille, 10 grammes de chaque ;
Aloès des Barbades, 10 grammes :
Mêlez et faites-en une pilule avec du sirop de
nerprun

7. — Six heures après qu'il l'aura prise, donnez-lui le breuvage purgatif que voici :

(RECETTE N° 57.)

Prenez—Sel de glaubert, 62 grammes 1|2 ;
Nitre, 15 grammes 1|2 ;
Sucre brut, deux cuillerées à bouche.
Faites dissoudre cela dans un litre de gruau ;
Ajoutez ensuite—Huile de castor, 186 grammes ;
Mêlez et donnez au degré de chaleur du lait que
l'on viendrait de traire.

8. — Après lui avoir fait prendre la première
pilule, on pourra se dispenser de mettre de l'aloès
dans les autres, et continuer à lui en faire prendre une par jour avec le breuvage (la pilule le
matin, le breuvage dans la soirée), jusqu'à ce que
ces remèdes aient réussi à passer comme il faut.
Il sera à propos de faciliter leur effet, en retirant
avec la main, le crottin du rectum, et en administrant le lavement (recette 13, page 36). On
peut, à l'aide de ces moyens, s'attendre à voir ces

____

(1) Tartre émétique.

remèdes opérer dans l'intervalle de douze, seize ou vingt heures.

9. — Si, au bout de ce temps, la fièvre continue à augmenter, il sera bon de tirer encore un peu de sang et d'avoir ensuite recours à la poudre que voici :

(RECETTE Nº 58.)

Mixtion puissante contre la fièvre.

Prenez—Tartre émétique, 51 grammes ;
   Antimoine calciné, 62 grammes 1|2 ;
   Corne de cerf calcinée, 31 grammes.
   Mêlez tous ces ingrédients, et pulvérisez-les très-fin dans un mortier.
   Gardez cette poudre dans un bocal : *la dose convenable pour un cheval est de* 10 *grammes.*

10. — On peut la faire prendre, deux ou trois fois par jour, dans un demi-litre de gruau chaud, ou en faire une pilule avec de la conserve de roses. Si la fièvre est violente, et si le cheval est dans un état de délire, on pourra ajouter à chaque dose une once de teinture d'opium.

11. — Cette poudre est aussi bonne pour le vertigo et les convulsions que pour toute espèce de fièvre inflammatoire. Mais pour tous les cas de ce genre, il serait presqu'impossible de trouver dans toute la *matière médicale* un meilleur remède que la pilule (recette 53) : nous conseillons donc de la donner dans toutes les maladies qui prennent ce caractère. La poudre ci-dessus est, ainsi

que la *poudre antimoniale* (1), réputée égale à celle qui est si renommée par tout le monde sous le nom de poudre de James.

12. — Dès que le mal commence à se calmer, le cheval recouvre ses sens, son œil est plus vif, son air plus gai, plus dispos ; son appétit revient, il recommence à manger comme auparavant : on peut alors discontinuer les remèdes précédents, et leur substituer le breuvage suivant, qui est adoucissant et astringent :

(Recette, n° 59.)

Prenez—Quinquina en poudre, 31 grammes ;
      Racine de gentiane, en poudre, quinze gram-
        mes 1|2 ;
      Nitre, 31 grammes ;
      Esprit de vitriol, 2 grammes 1|2 ;
      — Que vous donnerez dans un litre de bière
      chaude.

13. — Il fortifiera l'estomac et les organes internes, et leur donnera du ton. Ce breuvage convient également dans toutes les maladies accompagnées d'une légère fièvre, et dans tous les cas où l'estomac et les boyaux ont été affaiblis et relâchés par quelque maladie de longue durée. On peut le donner tous les jours, ou de deux jours l'un, le matin, à jeun, trois ou quatre fois différentes, ou plus long-temps s'il est nécessaire.

---

(1) Voyez les recettes n°s 19, 35, 58, et les paragraphes 55 et 56 de l'Appendice.

CHAPITRE XVII.

Inflammations externes.

1. — Toute plaie ou contusion est accompagnée d'un certain degré d'inflammation, qui varie en raison de sa gravité. Celles qui peuvent être amenées à une bonne supuration n'exigent aucun remède interne. Mais, si l'on ne peut réussir à amener la plaie à suppurer, on doit s'attendre à la gangrène ou mortification, à moins qu'on ne la prévienne à temps par quelque remède efficace. Dans ce cas, on donnera, deux ou trois fois par jour, au cheval, dans un demi-litre d'infusion de rue :

> Quinquina, 31 grammes ;
> Nitre, 15 grammes 1|2.

2. — Voyez, au surplus, sur ce sujet, les chapitres ci-après, *De blessures* et *Des Contusions* et *Meurtrissures.*

CHAPITRE XVIII.

Contusions et Meurtrissures.

1. — Là où il y a plusieurs chevaux, il y a journellement des contusions. Celles qui sont récentes et peu considérables exigent rarement d'autre soin que l'application des onctueux ci-

après pendant quelques jours. Mais celles qui sont plus considérables, et où il y a rupture de quantité de petits vaisseaux sanguins dont le contenu s'est épanché dans la membrane cellulaire (qui en est bientôt remplie, et se trouve alors relâchée), exigent un traitement différent.

2. — Les contusions de l'une comme de l'autre espèce sont accompagnées d'un certain degré d'inflammation, toujours plus considérable dans celles de la seconde.

3. — Quand un cheval a reçu une contusion grave, il est bon de lui tirer deux ou trois litres de sang, ce qui contribue à arrêter l'inflammation.

4. — On bassinera celles de la première espèce avec la lotion suivante, qui est astringente et résolutive :

(RECETTE, N° 60.)

Prenez—Verjus ou vinaigre très-fort, 125 grammes ;
  Esprit de térébenthine, teinture de myrrhe,
  31 grammes de chaque ;
  Extrait de Goulard, 46 grammes ;
  Huile d'origan, 15 grammes 1|2.
  Mêlez le tout dans une bouteille, et gardez-le pour
  l'usage prescrit.

5. — On en lavera d'abord deux fois par jour, plusieurs jours de suite, la partie affectée ; après quoi ce sera assez d'une fois par jour dès que l'inflammation commencera à diminuer ; ou bien on emploiera le répercussif que voici :

(RECETTE, Nº 61.)

Prenez—Liniment de savon composé, 125 grammes ;
    Eau d'ammoniac pure, esprit de térébenthine,
      et teinture d'opium, 31 grammes de chaque.
    Mêlez le tout dans une bouteille, et gardez-le
      pour l'usage.

Ou celui-ci :

(RECETTE, Nº 62.)

Lotion adoucissante.

Prenez—Esprit-de-vin camphré, 180 grammes ;
    Teinture d'opium, eau de litharge acidulée
      (Goulard), 62 grammes 1\|2 de chaque.
    Mêlez dans une bouteille, pour l'usage indiqué.

6. — Les deux premières de ces préparations sont excellentes pour les meurtrissures de la selle. Les personnes qui ont des chevaux de chasse, ou qui voyagent avec leurs chevaux, ne sauraient mieux faire que d'en avoir toujours avec elles une bouteille toute prête.

7. — Dans le second cas, c'est-à-dire lorsque la contusion grossit et approche de la suppuration, l'huile mixte que voici conviendra beaucoup mieux :

(RECETTE Nº 63.)

Prenez—Huile de lin, esprit de térébenthine, eau d'ammoniac pure, huile d'olive, 62 grammes 1\|2
    de chaque ;
    Et mêlez.

8. — On en oindra deux fois par jour la par-

tie affectée. On pourra, si cela est nécessaire, la fomenter par les moyens indiqués (recette **40**, page 67).

9. — Si le cheval paraît appesanti, triste, raide, souffrant, et, s'il perd l'appétit, on lui fera prendre le breuvage que voici :

(RECETTE, N° 64.)

Breuvage stomachique.

Prenez—Quinquina et nitre, 31 grammes de chaque ;
     Racine de gentiane, en poudre, et mithridate,
     15 grammes 1[2 de chaque ;
     — Que vous donnerez, à jeun, dans un demi-litre de bière chaude.

10. — On peut répéter ce breuvage tous les matins, ou de deux en deux jours, jusqu'à ce que l'appétit soit revenu, et que la douleur et la raideur soient dissipées. Il faudra, de plus, lui donner, deux fois par jour, de l'eau de son chaude pendant tout le temps qu'il prendra ce remède.

CHAPITRE XIX.

De la Gourme et des Avives.

1. — La gourme est une maladie à laquelle presque tous les jeunes chevaux sont sujets tôt ou tard. Elle s'annonce, en général, par une tumeur inflammatoire entre les deux os de la ganache : l'engorgemement s'étend même aux attaches de la langue, et occasionne beaucoup d'ir-

ritation, de douleur, et une grande difficulté pour avaler.

2. — Ses symptômes internes sont une chaleur fébrile par tout le corps, une toux pénible, une soif ardente, accompagnée d'une extrême difficulté de boire : quelques chevaux perdent entièrement l'appétit ; d'autres mangent très-peu. L'enflure ou tumeur se montre généralement sur la face interne des os de la ganache ; quelquefois au milieu du canal qui les sépare, sous les racines de la langue, à la partie supérieure de la gorge appelée le larynx, ou à l'entrée de la tranchée-artère, autrement dit le gosier. Quand cette dernière partie est affectée, l'animal respire avec peine, sa tête demeure constamment allongée dans la même position, le nez en avant, et ses yeux paraissent comme fixes dans sa tête (1).

3. — Quelquefois ce mal se décharge par les narines, et l'on a souvent de la peine à le guérir. Dans ce cas, on l'appelle *fausse gourme* ; et sans les soins et les remèdes convenables, il peut dégénérer en morve.

4. — Le meilleur remède est de faire tout son possible pour seconder la nature en tenant le cheval dans une écurie chaude, et en le couvrant bien d'une grosse couverte. Il faut lui donner, deux ou trois fois par jour, du son dans de l'eau chaude, avoir soin de lui faire une bonne litière,

---

(1) C'est cette dernière incommodité que nous appelons *Etranguillon*.

et lui frotter souvent les jambes avec la main dans le cours de la journée. On doit bien se garder de permettre la saignée dans ces maladies; elle retarderait la maturité des tumeurs qui engorgent les glandes, leur acheminement vers la suppuration, et rendrait conséquemment la convalescence de l'animal extrêmement lente. Il est rare que les chevaux qui en sont attaqués en hiver en soient quittes avant d'avoir été quelque temps à l'herbe au printemps suivant.

5. — Il sera bon de faire prendre, de trois en trois jours, au cheval, le breuvage (recette 59) et une pilule cordiale chacun des jours intermédiaires . On lui donnera au moins trois ou quatre de ces breuvages, et plus, s'il est nécessaire ; mais on pourra continuer les pilules pendant quelque temps, non-seulement parce qu'elles lui fortifieront beaucoup l'estomac, mais encore parce qu'elles augmenteront son appétit, calmeront l'ardeur fébrile interne, et aideront à amener, en peu de temps, les humeurs à suppuration.

6. — La tumeur de dessous la ganache doit être bien frottée, une ou deux fois par jour, du liniment suivant; après quoi on y appliquera un cataplasme, et on couvrira la tête et le cou du cheval soit avec un chaperon chaud, soit avec des flanelles :

(RECETTE N° 65.)

Liniment émollient.

Prenez—Onguent de sureau et onguent de guimauve, 125 grammes de chaque;

Eau d'ammoniac pure (précédemment connue
sous le nom d'esprit de sel ammoniac), et es-
prit de térébenthine, 62 grammes 1|2 de cha-
que;
Esprit-de-vin camphré, très-fort, 125 grammes.
Mêlez le tout ensemble dans un mortier de marbre, pour vous en servir.

(RECETTE, N° 66.)

Cataplasme pour les tumeurs.

Prenez—Lie de bière, un litre :
Graine de fenugrec et graine de lin, en poudre,
125 grammes de chaque.
Faites bouillir le tout ensemble, et si cela est
trop clair, ajoutez-y de la farine de seigle en
quantité suffisante pour lui donner la consistance convenable ; ajoutez ensuite 62 gram-
mes 1|2 de saindoux, ou 62 grammes 1|2 du
liniment ci-dessus, pour l'empêcher de durcir
et sécher sur la partie affectée.

7. — Après avoir bien frotté du liminent ci-
dessus (ou, si on le juge plus convenable, des huiles mixtes, recette 63) toutes les parties glanduleuses tuméfiées entre les mâchoires et à la gorge,
appliquez-y le cataplasme aussi chaud que le cheval pourra le supporter.

8. — En général, la matière mûrit en cinq ou
six jours : si on ne lui ouvre pas une issue avec
une lancette ou quelqu'autre instrument, elle
s'en ouvre elle-même une à travers la peau, mais
alors l'orifice est rarement suffisant par lui-même,
il faut l'élargir avec la lancette, et panser la plaie
avec l'onguent digestif que voici :

(RECETTE, N° 67.)

Prenez—Ciro vierge et térébenthine commune, 125 gram-
mes de chaque ;
Poix noire, 62 grammes 1|2 ;
Résine, 180 grammes,
Huile de lin, un demi-litre.
Faites fondre le tout ensemble sur un feu mo-
déré ; retirez ensuite cela de dessus le feu, et
ajoutez :
Esprit de térébenthine, 125 grammes;
Vert-de-gris, en poudre, passé au tamis fin, 62
grammes 1|2.
Mettez le tout dans un pot, et remuez jusqu'à
ce que cela soit froid.

9. — Quand on voudra se servir de cet onguent, on en fera fondre un peu dans une cuiller
à pot, de fer, et on y trempera une petite tente
d'étoupe avec laquelle on pansera la plaie une
fois par jour. Si elle paraît se fermer trop vite, on
la tiendra ouverte, en la touchant un petit nombre de fois avec une clavette trempée dans du
beurre d'antimoine; ce qui y entretiendra une ouverture suffisante jusqu'à ce que toute l'humeur
soit sortie.

10. — S'il reste encore quelques noyaux ou
duretés glanduleuses sous la ganache, on les pansera une fois par jour, pendant huit ou dix jours,
avec l'*onguent mercuriel nitré* (recette **32**), qui, en
général, les dissipera dans cet espace de temps ;
sinon il faudra y appliquer trois jours de suite, le
matin, un vésicatoire avec l'onguent ci-après
(recette 113) :

CHAPITRE XX.

Maux d'Yeux.

1. — Les maux d'yeux ne doivent être traités que par des hommes éclairés et prudents. Les uns proviennent d'offenses extérieures, qui affectent le globe de l'œil; d'autres de causes internes qui altèrent les humeurs enfermées dans le globe; telles sont la pléthore, ou l'exubérance du sang dans l'animal.

2. — Dans tous les maux récents, provenant d'offenses extérieures, telles que coups, contusions, meurtrissures, etc, on commencera d'abord par bassiner l'œil avec l'eau dont la recette suit :

(RECETTE N° 68.)

Eau pour les yeux.

Prenez—Camphre, 10 grammes, dissous dans 62 grammes 1|2 d'esprit-de-vin rectifié ;
Extrait de Goulard, 31 grammes ;
Eau de rose, un litre.
Secouez le tout ensemble dans une bouteille.

3. — On en baigne bien l'œil et les paupières, trois ou quatre fois par jour, avec un chiffon qu'on en a imbibé. Il est bon d'ouvrir les paupières avec le premier doigt et le pouce pour passer sur l'œil un morceau de linge fin, également bien imbibé, et d'en laisser quelque gouttes dans l'œil; ou si l'orifice de la bouteille est

doux et uni, on peut le renverser entre les deux paupières, et, ramenant ensuite la bouteille à soi, laisser, comme nous venons de dire, quelques gouttes de cette eau dans l'œil.

4. — Quand l'œil est très-enflé et très-enflammé, il faut (après l'avoir bien bassiné avec cette même eau et l'avoir ensuite laissé sécher) le bien oindre deux fois par jour avec la recette suivante :

(RECETTE N° 68 bis.)

Prenez—Onguent spermaceti, 125 grammes ;
Camphre, 10 grammes ;
Soigneusement amalgamés dans un mortier de marbre.

5. — On y appliquera en outre, chaque fois, l'un des cataplasmes suivants :

(RECETTE, N° 69.)

Prenez—Vinaigre ou verjus, un litre. Faites-le bouillir avec quantité suffisante de farine de seig'e, jusqu'à la consistance d'électuaire ; ajoutez ensuite 62 grammes 1i2 d'onguent de sureau ; remuez bien le tout ensemble, et appliquez cela encore chaud comme le lait qu'on viendrait de traire.

Ou celui-ci, que l'on trouvera plus doux, et qui, selon moi, convient beaucoup mieux que le premier :

(RECETTE N• 70.)

Prenez—Mie de pain blanc et vieux lait. Faites-les

> bouillir ensemble jusqu'à la consistance con-
> venable pour cataplasme.
>
> Ajoutez ensuite 62 grammes de l'onguent sper-
> maceti camphré ci-dessus (recette 68 *bis*).
> Mêlez et appliquez le tout au degré de chaleur
> du lait qu'on viendrait de traire.

On les étendra l'un et l'autre sur de la peau mince, ou de la bonne toile de chanvre ou de lin.

6. — Si, dans l'espace de trois jours, l'inflammation n'a pas diminué, il faudra avoir recours à la saignée et à la purgation.

7. — Quel que soit le degré du mal, le cheval ne doit boire que chaud, et à l'eau blanche.

8. — Toute plaie aux paupières doit être soigneusement examinée avec une sonde convenable, ou avec un tuyau de plume entier, dont on aura bien poli l'extrémité. On la pansera ensuite avec la mixtion suivante :

(RECETTE N° 71.)

> *Prénez*—Teinture de benjoin composé, 62 grammes 1[2 ;
> Miel rosat, 31 grammes ;
> Acide nitrique, de 20 à 30 gouttes.
> Mêlez le tout ensemble dans une bouteille.

9. — On trouvera ce remède excellent pour toutes les plaies voisines de cette partie délicate que nous nommons l'œil. On se sert pour le pansement, d'une tente d'étoupe ou de charpie très-fine, que l'on trempe dans la mixtion, et qu'on introduit dans la plaie. On peut encore, si l'on

veut, au lieu de ce remède, frotter la partie souffrante avec de l'onguent de sureau et de l'onguent de guimauve, mêlés ensemble, à égales quantités.

10. — Si, après le traitement, il reste sur l'œil une taie ou tache bourbeuse, on peut la dissiper à l'aide de la poudre suivante :

Prenez—Sel ammoniac, 10 grammes ;
Tutie préparée et sucre fin, 5 grammes de chaque.
Pulvérisez chaque article séparément ; mêlez-les
ensuite, et gardez cette poudre dans une fiole.

On en soufflera un peu dans l'œil une ou deux fois par jour.

11. — Si ce procédé ne réussit pas, prenez en égales quantités, de l'alun brûlé et du verre pulvérisés et passés au tamis fin ; faites-en une pâte ferme, mettez-en, une fois par jour, de la grosseur d'un pois, sous la paupière, jusqu'à ce que la bourbe ou tache ait disparu, et bassinez l'œil, deux fois par jour, avec *l'eau pour les yeux* (recette 68), jusqu'à ce qu'il ait retrouvé toute sa force.

CHAPITRE XXI.

Yeux lunatiques.

1. — Cette maladie ne se déclare guère que vers l'époque où le cheval prend sa cinquième ou sixième année, ou lorsqu'il a achevé de prendre

toute sa croissance et atteint l'âge mûr, et elle revient périodiquement (1). Elle se manifeste par un nuage obscur dont elle couvre les yeux, les paupières sont très-enflées, enflammées, et, généralement, fermées; il en découle continuellement une humeur aqueuse, acrimonieuse, corrosive, qui brûle le poil des joues, et le fait tomber partout où elle passe; l'onglet (2) couvre presque la moitié de la surface de l'œil.

2. — La *Cataracte* est une obstruction de la pupille, ou l'interposition de quelque substance opaque, qui diminue ou éteint totalement la vue. Cette maladie étant presque toujours un reste de la précédente, le traitement est à peu près le même dans les deux cas.

3. — On commencera par saigner le cheval, on lui baignera les yeux, trois ou quatre fois par jour, avec l'*eau pour les yeux* (recette n° 68); on lui donnera deux fois par jour, du son dans de l'eau chaude, après cela, on lui fera prendre la pilule suivante :

---

(1) Ces rechutes périodiques avaient fait croire que la lune influait sur ce mal; d'où lui vient son nom de *lunatique*. (LAFOSSE. *Dictionnaire d'Hippiatrique*). On est depuis long-temps désabusé de ce préjugé. Cette maladie est plus convenablement désignée aujourd'hui par le nom de *Fluxion périodique* : celui de *lunatique* n'est plus que le nom vulgaire.

(2) *L'Onglet* ou *l'Onglée* est une peau membraneuse semi-circulaire qu'on voit au grand angle de l'œil. Tous les chevaux ont cette peau; elle leur sert à balayer les ordures qui s'introduisent dans leurs yeux. Dans son état naturel, elle est peu apparente; elle n'est incommode que lorsqu'elle se met à croître et à avancer si fort sur l'œil, qu'elle en cache quelquefois presque la moitié : le remède est de la couper. Voyez la fin de ce chapitre.

(RECETTE, N° 73.)

Prenez—Antimoine tartré (tartre émétique), 5 grammes;
Poudre antimoniale blanche, 5 grammes;
Calomel, 2 grammes 1|2;
Savon de Castille, 10 grammes.
Faites une pilule du tout; donnez-la, le soir, au cheval, et le lendemain matin, faites-lui prendre, à jeun, la suivante qui est purgative:

(RECETTE, N° 74.)

Pilule purgative.

Prenez—Aloès des Barbades, 35 grammes;
Savon de Castille, 10 grammes;
Gingembre en poudre, 15 grammes;
Huile de genièvre, 5 grammes;
Nitre, 10 grammes.
Faites-en une pilule avec du sirop de nerprun.

4. — Deux heures après, on lui donnera son eau de son chaude, et on le traitera de la manière prescrite pour toute purgation.

5. — Il sera bon de réitérer deux ou trois fois ce remède, à un intervalle de cinq ou six jours entre chaque fois.

6. — Le séton est utile dans cette maladie, à l'exception du cas ou l'œil paraîtrait amaigri et fondu; cas où il ferait plus de mal que de bien.

7. — Si, après le remède ci-dessus, la violence des symptômes continue, et si la partie est très-enflammée, il conviendra de faire prendre au cheval de deux jours l'un, le matin, pendant une

quinzaine de jours, ou plus, une des pilules dépuratives (recette 28), ou de celles-ci, si on les
croit préférables pendant huit ou quinze jours,
selon qu'on le jugera à propos :

(RECETTE, N° 75.)

Pilules rafraîchissantes et apéritives.

Prenez—Nitre 62 grammes 1|2 ;
    Electuaire lénitif, 62 grammes 1|2.
    Donnez à cela la consistance nécessaire, et faites-
    en deux pilules que vous lui administrerez,
    l'une le soir, l'autre le lendemain matin, en
    substance, ou étendues dans un demi-litre de
    gruau chaud.

8. — Si, après ce traitement, le cheval paraît
ne guérir que lentement, et si les yeux sont
encore enflammés, on fera bien de le mettre aux
pilules suivantes :

(RECETTE N° 76.)

Pilules diurétiques et fébrifurges composées.

Prenez—Nitre, 125 grammes ;
    Térébenthine de Venise, 62 grammes ;
    Savon de Castille, 31 grammes ;
    Tartre émétique, 10 grammes ;
    Poudre de réglisse, quantité suffisante pour for-
    mer de tout cela des pilules de 62 grammes
    1|2 chaque.

9. — On lui en fera prendre une, de deux
jours l'un, pendant quelque temps; et au moyen

d'une ferme persévérance dans l'application de ces remèdes, on peut s'attendre à une prochaine guérison.

10. — L'*Onglet* est une substance de la nature de la corne, qui croît dans le coin interne de l'œil, et dont il est presque toujours nécessaire de faire l'extraction dans cette maladie. Cette opération s'exécute de la manière suivante : le cheval doit avoir la tête bien assujettie, et le nez pris dans quelque appareil fait exprès : cela fait, prenez une pièce de deux francs, passez-en le bord entre l'œil et l'onglet ; prenez ensuite une aiguille courbe, enfilée avec de la soie, et passez-la au travers de l'onglet, sur la pièce (par ce moyen l'œil sera à l'abri de tout danger) ; en tirant un peu la soie à vous, elle le détache de dessus l'œil ; ayez alors de bons ciseaux, coupez-le bien près de l'œil, et pansez avec la teinture qui suit :

(RECETTE N° 77.)

Prenez—Teinture de benjoin, 31 grammes ;
   Miel rosat, 15 grammes ;
   Teinture de myrrhe, 15 grammes.
   Mêlez le tout dans une fiole, pour l'usage ci-dessus prescrit.

CHAPITRE XXII.

Pleurésie et Inflammation des Poumons.

1. — Il n'importe guère que l'inflammation vienne primitivement de la plèvre (1) ou des parois extérieures des poumons, ces deux maladies étant semblables. Il paraît très-vraisemblable qu'elle prend naissance dans la plèvre et qu'elle s'étend de là aux poumons.

2. — Ces maladies paraissent occasionnées par le froid ou tout ce qui peut suspendre la transpiration; par une distension soudaine et considérable de la plèvre dans le moment de la respiration; par l'eau fraîche bue ayant encore très-chaud, après un exercice violent; par la privation ou l'excès d'une bonne nourriture; elles peuvent venir encore du manque d'exercice; de l'oubli d'une saignée; de l'imprudence d'avoir poussé le cheval trop loin dans l'eau pendant que tout son sang et ses humeurs étaient encore échauffés et en mouvement; enfin de l'avoir laissé trop long-temps arrêté et se refroidir, étant couvert de sueur. La pleurésie et la plupart des autres maladies inflammatoires ne proviennent en effet, fréquemment, que d'une transpiration arrêtée tout à coup dans un moment où l'animal avait extrêmement chaud.

---

(1) Membrane lisse et polie, qui tapisse l'intérieur de la poitrine. (LAFOSSE.)

3. — Les symptômes de la *Pleurésie* et de l'*Inflammation des poumons* sont presque entièrement les mêmes, si ce n'est que, dans la première, le cheval montre beaucoup d'agitation ; ses flancs se soulèvent, battent avec violence, et sont généralement retroussés. Sous tous les autres rapports, la *Pleurésie* et l'*Inflammation des poumons* se ressemblent. La fièvre paraît d'abord modérée, mais elle s'accroît ensuite à un point alarmant. Au commencement de la maladie, le cheval essaie souvent de se coucher, et se relève aussitôt brusquement ; il tourne fréquemment la tête vers le côté souffrant ; il a les oreilles et les pieds tantôt chauds, tantôt froids ; sa chaleur augmente en proportion de la fièvre ; et il a la bouche aride et brûlante.

4. — Dans les premiers accès de cette maladie, on l'a souvent prise pour des tranchées ; mais il y en a entre elles une grande différence ; car un cheval attaqué de tranchées se couche et se roule, il a les yeux tournés, les membres raides comme celui qui meurt de convulsions, et il répand tout-à-coup des sueurs froides et épaisses qui continuent, en général, jusqu'à ce qu'on ait réussi à le soulager.

5. — Plusieurs des symptômes de l'*Inflammation des poumons* sont à peu près les mêmes, si ce n'est que le cheval paraît plus pesant et plus triste que pendant toute sa maladie, il cherche rarement à se couher, jusqu'à ce qu'il tombe et meure subitement ; ce qui arrive souvent dans les

cas de ce genre : la fièvre est ardente, accompagnée d'une respiration difficile et d'une toux courte ; quand il ouvre la bouche, il en découle des glaires gluantes et abondantes ; et il rend par les narines une matière jaune et rougeâtre, qui s'y attache intérieurement comme de la glu.

6. — On réussit quelquefois à arrêter tout-à-coup cette maladie par une saignée abondante : elle finit alors par un grand épanchement d'eau. D'autres fois l'inflammation se termine par la suppuration. Dans les cas de cette espèce, le cheval se remet à manger et reprend son appétit ordinaire.

7. — Le traitement de ces deux maladies peut se réduire à une seule et même méthode. Il faut d'abord, si le cheval est vigoureux, lui tirer jusqu'à trois ou quatre litres de sang, ou plus, s'il est en état de le supporter ; on lui en tirera moins s'il est maigre et chétif, en second lieu, il faut débarasser le ventre : on y parviendra par l'emploi des remèdes suivants :

(RECETTÉ, N° 78.)

Pilule pour la fièvre.

Prenez—Poudre antimoniale blanche, 10 grammes ;
       Kali préparé, 15 grammes ;
       Savon de Castille, 10 grammes ;
       Confection aromatique, 15 grammes ;
       Battez le tout ensemble et faites-en une pilule.

On s'empressera de la faire prendre au cheval

après la saignée, aussitôt qu'il aura été possible de la préparer.

8. — Environ six heures après, on lui donnera le breuvage purgatif (recette 57), et on le répétera, soir et matin, jusqu'à ce qu'il passe, et que le ventre soit suffisamment libre.

9. — Si les symptômes ne disparaissent pas lorsque ces remèdes commenceront à opérer, il sera nécessaire de tirer encore un peu de sang, et de continuer les pilules, à raison d'une ou de deux par jour, tant que durera l'inflammation.

10. — Dès que le cheval commencera à manger son avoine et son foin, et qu'il paraîtra un peu plus gai, on lui fera prendre le breuvage suivant :

(Recette N° 79.)

Prenez—Quinquina, 31 grammes ;
Nitre, 15 grammes ;
Gingembre fraîchement pulvérisé, 15 grammes.
Mêlez et donnez le tout dans un litre d'infusion de rue.

11. — On le réitèrera de deux en deux jours, trois ou quatre fois, ou plus, s'il est nécessaire. On complètera la cure en lui donnant, de deux jours l'un, ou tous les trois jours, les pilules (recette 24).

12. — Le breuvage purgatif (recette n °57) peut être secondé par le lavement ci-dessous :

(Recette n° 80.)

Prenez—Fenugrec, 125 grammes.

Faites-le bouillir dans trois litres d'eau, passez-la, et ajoutez — Mélasse, 125 grammes;
Nitre, 31 grammes; Sel de glaubert, 125 gram.;
Huile de lin, un demi-litre.
Mêlez le tout et administrez ce lavement au degré de chaleur du lait que l'on viendrait de traire.

13. — Il faut, avant de le donner, que quelqu'un ayant la main petite l'introduise dans le rectum pour en retirer le crottin durci qui, sans cela, pourrait s'opposer au passage du lavement. On peut le répéter chaque jour, jusqu'à ce que la médecine opère.

14. — La Pleurésie et la Péripneumonie (1) sont, à parler proprement, une fièvre inflammatoire causée par la stagnation du sang dans les bronches des poumons, et elles sont mortelles si l'on n'obtient promptement du soulagement.

15. — Divers auteurs conseillent le séton dans ces maladies; mais il faut ordinairement trois ou quatre jours, avant qu'on puisse l'amener à suppurer convenablement; ou l'animal meurt pendant ce temps-là, ou bien on a réussi à le soulager.

16. — Quand ces maladies sont mal traitées, elles en produisent une autre que l'on appelait autrefois *Fourbure du coffre*, mais à laquelle on peut, avec plus de raison, donner le nom de

---

(1) Inflammation, ulcération du poumon.

Fourbure des pieds. La fièvre, en abandonnant le corps, tombe dans les pieds, et est suivie de douleur et d'une inflammation considérable qui finit bientôt par les rendre fourbus. Nous en avons discuté le traitement dans l'un des chapitres précédents.

Pendant toute la durée de sa maladie le cheval doit avoir, deux fois par jour, de l'eau de son chaude, et on lui fera prendre un exercice réglé dès qu'il sera en état de sortir.

CHAPITRE XXIII.

De la Pousse.

1. — La Pousse paraît en général aussi peu connue des maréchaux que de toutes autres personnes. M. Gibson dit que les poumons, le cœur et toutes les parties renfermées dans la cavité de la poitrine d'un cheval qu'on a poussé de nourriture pour le vendre, prennent en peu d'années tant d'accroissement, qu'elles acquièrent le double de leur volume ordinaire. Cela, toutefois, ne peut jamais venir de ce que le cheval aurait été poussé de nourriture, mais plutôt de ce que ses organes se seraient dilatés pour éviter la suffocation. M. Coleman prétend que la Pousse est une

---

(1) C'est-à-dire de l'une ou de l'autre des deux maladies qui font le sujet du présent chapitre.

rupture des cellules destinées au passage de l'air
dans les poumons : je ne doute pas que l'on ait vu
plusieurs exemples de cet accident, mais je crois
en même temps qu'il dut être occasionné par quelque exercice violent, pendant que l'animal avait
l'estomac surchargé d'aliments. Un cheval peut
être essoufflé, le flanc peut lui travailler au plus
haut degré lorsqu'il fatigue un peu plus que de
coutume, et paraître d'ailleurs à tous égards
aussi sain, et manger aussi bien que ceux qui
n'ont aucune incommodité de ce genre. Lors donc
que le diaphragme, le cœur, les poumons, etc.,
paraissent sains et exempts de toute ulcération, il
convient d'examiner de plus près cette indisposition pour en trouver la véritable cause. Elle a
paru à l'auteur de cet ouvrage avoir son siège
dans le passage qui existe dans la tête, entre les
narines et la tranchée-artère, et généralement
très-près de celle-ci; autrement un cheval poussif ne serait pas sujet à faire entendre cette sorte
de sifflement qui a lieu dans les narines. Voilà
pourquoi d'ordinaire, quand on soupçonne un
cheval d'être poussif, on lui serre entre les doigts
la partie affectée, et si sa respiration est attaquée,
il tousse, généralement, aussitôt. Si l'on tient
quelque temps à l'écurie et au sec un cheval attaqué de cette maladie, qu'on ne lui fasse prendre
que peu ou point d'exercice, et qu'après l'avoir
fait boire, on le monte et on lui fasse faire une
ou deux lieues, il jettera une grande quantité de matières par les naseaux : il en sera de

même si on le met au pré et qu'on l'y laisse deux ou trois jours. Si donc les poumons et la tranchée-artère sont tous deux sains, d'où peut venir la matière dont on vient de parler, si ce n'est du passage qui existe entre les narines et la tranchée-artère, par quelque érosion de la membrane qui tapisse les fosses nasales, ou d'une inflammation du mucilage des glandes, par suite de laquelle la membrane enfle et se gonfle de telle sorte, qu'il est presque impossible au cheval de respirer ? Il est évident que tous les chevaux affectés de cette maladie ne présentent pas les mêmes symptômes, parce que le siège du mal varie suivant les circonstances.

2. — Divers auteurs ont indiqué divers moyens de guérir cette maladie : personne encore n'a atteint le but.

3. — Il est indispensable d'apporter un soin soutenu dans tout ce qui concerne la nourriture, le régime et la conduite d'un cheval en cet état. L'animal doit être à l'écurie, ne manger que du foin de première qualité, et avoir, deux fois par jour, de l'eau chaude mêlée de son et de farine d'avoine. Il est bon de le faire manger dans une crèche posée à terre, pour faciliter l'écoulement des matières. On le mènera rondement les deux premiers milles et plus (1), puis doucement pendant quelque temps, après quoi on lui donnera un

____

(1) Environ trois quarts de lieue.

peu d'eau; on se remettra en marche au pas pendant quinze ou vingt minutes; ensuite on lui fera reprendre un assez bon train, comme auparavant, pendant un bon bout de chemin. Il est à présumer que, durant cet exercice, il rendra une grande quantité de matière par les narines, ce qui lui permettra de respirer plus librement. De retour à l'écurie, on lui souflera, une fois par jour, dans chaque narine, après son exercice du matin, ce qui pourra tenir de la poudre suivante sur une pièce de vingt sous :

(RECETTE, N° 81.)

Poudre céphalique.

Prenez—Euphorbe, en poudre, 31 grammes;
    Ellébore blanc, en poudre, 15 grammes;
    Turbith minéral, 10 grammes.
    Broyez le tout ensemble sous le pilon, dans un mortier de marbre; et gardez cela en bouteille pour l'usage prescrit.

4. — Un séton sous la ganache peut être de quelque utilité au commencement de cette maladie, pour tirer les humeurs de la partie affectée. Mais il est préférable de tondre le poil de la partie supérieure du gosier, vis-à-vis l'intervalle des mâchoires, de frotter cette partie avec l'onguent vésicatoire ci-après (recette 113), et de répéter cette application trois ou quatre fois, de deux jours l'un.

5. — Il sera bon de faire prendre au cheval une ou deux légères médecines : elles contribueront à l'évacuation des pourritures de la partie affectée. On lui donnera donc, le soir, la pilule (recette 21, et, le lendemain matin, celle 22), et on le traitera d'ailleurs comme il est prescrit à la page susdite. Dans bien des cas, cela soulagera beaucoup la respiration.

6. — Quand le cheval aura pris deux fois cette médecine, il conviendra de lui faire prendre quelques pilules dont la recette suit :

(RECETTE, N° 82.)

Pilules pectorales.

Prenez—Tarc des Barbades, térébenthine de Venise et savon de Castille, 125 grammes de chaque ;
Rouille de fer, pulvérisée, 186 grammes ;
Kali préparé, 62 grammes 1|2.
Battez cela ensemble et ajoutez :
Anis, graine de carvi, énula et gingembre, le tout fraîchement pulvérisé, 62 grammes 1|2 de chaque.
Donnez au tout, avec de la mélasse et de la poudre de réglisse, la consistance d'une pâte propre à former des pilules.

On les fera de 60 grammes chaque, et on en donnera une de deux jours l'un.

7. — Elles sont excellentes pour tous les chevaux gros d'haleine, et on peut leur en faire prendre quelque temps.

CHAPITRE XXIV.

De la Jaunisss.

1· — Les signes de la jaunisse sont la constipation, une teinte jaune répandue dans le blanc des yeux et sur toutes les parties internes de la bouche; le cheval est pesant, triste, il jeûne devant ses aliments; son urine est d'une couleur de safran sale foncé; exposée à l'air, elle devient quelquefois rouge comme du sang; son crottin est dur, sec, d'un jaune pâle ou verdâtre; il a une fièvre lente qui augmente avec la jaunisse si on ne la combat pas à temps, et leur complication peut amener une inflammation du foie. Dans ce cas, le cheval devient bientôt frénétique, il urine avec douleur et difficulté; il a les parties latérales du ventre dures et tendues par suite du gonflement du foie.

2. — Invétérée et dans de vieux chevaux, cette maladie donne souvent beaucoup de peine à guérir; récente et dans les jeunes animaux, on la guérit, en général, assez promptement, en se conformant aux règles que nous allons tracer.

3. — On tirera d'abord au cheval jusqu'à trois ou quatre litres de sang, selon sa taille et sa force; puis on lui fera prendre la médecine suivante :

(Recette n° 83.)

Pilule purgative.

Prenez—Aloès des Barbades, de 30 à 40 grammes ;
Poudre antimoniale blanche et savon de Castille,
10 grammes de chaque ;
Rhubarbe en poudre et kali préparé, 15 grammes de chaque ;
Mêlez le tout et faites-en une pilule avec quantité suffisante de sirop de nerprun.

4. — On aura soin de faire prendre au cheval la veille de cette médecine, par forme de préparation, une couple de seaux d'eau de son chaude, et de ne lui donner la pilule que le lendemain matin, à jeun. On le laissera sans manger pendant les deux heures qui suivront, après quoi on lui donnera du son et de la farine d'avoine dans de l'eau chaude, et on le traitera, du reste, de la même manière que pour toute autre médecine. Si on lui administre le lavement (n° 17), douze heures après la médecine, il en facilitera beaucoup l'effet. Il sera bon de réitérer cette médecine à un intervalle de six ou huit jours.

5. — Après l'avoir ainsi purgé, il sera nécessaire de lui faire prendre deux ou trois fois le breuvage que voici :

(Recette n° 84.)

Prenez—Turméric (1) et racine de garance, en poudre,
31 grammes de chaque ;

---

(1) Racine qui a des propriétés contre la jaunisse.

Safran coupé menu et racine de gentiane, en
poudre, 10 grammes de chaque ;
Savon de Castille, en tranches très-minces, 31
grammes;
Sel de tartre, 10 grammes;
Mélasse, deux cuillerées à bouche.
Mettez tous ces ingrédients dans une cruche,
versez sur le tout un litre de bière bouillante,
et couvrez-la jusqu'à ce que cela n'ait plus
que la chaleur du lait que l'on viendrait de
traire.

6. — On pourra même le réiterer jusqu'à quatre fois, de trois en trois jours; après quoi il sera
bon d'y substituer les pilules suivantes, pour
compléter la guérison et rendre à l'animal ses
premières forces.

(RECETTE, N° 85.)

Pilules restauratives.

Prenez—Kali préparé (sel de tartre), 62 grammes 1|2 ;
Rouille de fer pulvérisée, 94 grammes;
Safran émincé, 15 grammes ;
Savon de Castille, 250 grammes;
Turméric en poudre, 125 grammes;
Cinabre d'antimoine, 94 grammes;
Quinquina en poudre, 62 grammes 1|2 ;
Miel, ce qu'il en faudra pour former du tout
une pâte dont on fera des pilules de la gros-
seur d'un œuf de jeune poule, ou, si l'on
veut, de 62 grammes chaque.

7. — On les trouvera excellentes pour dissiper les restes du mal. On en donnera une de deux
jours l'un au cheval pendant quelque temps. En

suivant avec soin ce traitement, le cheval se rétablira promptement, et l'on s'en apercevra aisément à la disparition de la teinte jaune des yeux et de la bouche, et au retour de la vivacité de l'animal.

CHAPITRE XXV.

Des Remèdes altératifs.

1. — On appelle *remèdes altératifs* ceux qui ne produisent pas un effet sensible, mais qui entraînent imperceptiblement les humeurs et l'indisposition jusqu'à ce que le tempérament et la santé soient revenus à leur état primitif. On donne souvent aux chevaux des remèdes de cette espèce comme restauratifs après la plupart des maladies. Les *altératifs* peuvent se diviser en différentes classes, tels que les laxatifs, les toniques, diurétiques, etc.

(RECETTE N° 86.)

Pilules altératives.

Prenez—Foie d'antimoine, finement lévigé (1), savon de
Castille, en tranches minces, nitre pulvérisé,
62 grammes 1|2 de chaque;
Fleur de soufre, 125 grammes;

---

(1) Broyé.

Aloés)uccotrin, en poudre, 62 grammes 1|2;
Antimoine tartré (tartre émétique), 15 grammes;
Formez de tous ces ingrédients une pâte dont
vous ferez des pilules de chacune 45 grammes.

2. — Ces pilules conviennent aux chevaux d'une complexion épaisse, particulièrement à ceux dont les jambes sont sujettes à l'engorgement aux arêtes ou grappes, etc. Elles conviennent également à ceux qui, nouris amplement et restant beaucoup à l'écurie, ne prennent que peu ou point d'exercice. Elles rafraîchissent et purifient le sang, et rendent l'animal plus propre à la fatigue. La saignée est généralement nécessaire dans les cas de cette espèce, elle facilite beaucoup l'effet des remèdes. On peut donner tous les jours une de ces pilules, ou seulement de deux jours l'un, selon qu'on le juge nécessaire, et continuer pendant quelque temps.

(RECETTE N° 87.)

Pilules altératives pour le farcin, etc.

Prenez —Soufre précipité d'antimoine, gomme de gaïac et
aloès succotrin, 31 grammes de chaque, finement
pulvérisés ;
Nitre, 62 grammes 1|2 ;
Calomel et cantharides, en poudre, 10 grammes
de chaque.
Mêlez ces ingrédients et formez-en, avec de l'électuaire lénitif, une pâte dont vous ferez des
pilules de 45 grammes chaque.

3. — Elles sont utiles dans toutes les maladies

rebelles où il y a corruption du sang, telles que le farcin, la morve, les dartres, la gale, l'engorgement des articulations, etc., maux pour lesquels on en peut donner une de deux jours l'un pendant quinze jours ou trois semaines, selon qu'on le croira à propos, ou faire usage de celle-ci :

(RECETTE Nº 88.)

Pilules altératives ordinaires.

Prenez—Nitre, soufre en bâton, 125 grammes de chaque, finement pulvérisés ;

Réglisse en poudre et mélasse, ce qu'il en faudra pour donner à tout cela la consistance convenable pour en former des pilules.

On les fera de la grosseur d'un œuf de pigeon, et on en administrera une au cheval, de deux jours l'un.

4. — Tout remède administré comme altératif dans une maladie provenant d'un vice du sang doit être continué pendant un temps considérable avant que l'on puisse s'apercevoir de ses effets.

CHAPITRE XXVI.

Gras-Fondure.

1. — C'est une maladie commune en été parmi les chevaux de carrosse et de poste, particulièrement parmi ces derniers. Il n'est pas rare

d'en voir tomber morts subitement. Quelques auteurs modernes lui donnent le nom de *Dyssenterie*, ou inflammation des parois intérieures des intestins, laquelle produit un surcroît de sécrétions du mucus, que l'animal rend fréquemment avec le crottin, et qui donne à celui-ci cette circonstance glaireuse que l'on prend à tort pour la graisse du corps. Elle est presque toujours occasionnée par un travail excessif, et par l'eau froide bue trop tôt après.

2. — Les symptômes dont nous venons de parler sont toujours accompagnés de fièvre, d'agitation, de tressaillements et de tremblement; d'un grand malaise, d'une gêne de la respiration, et d'autres signes alarmants. Le crottin est généralement très-graisseux, et son expulsion est accompagnée d'étreintes. Le sang qu'on tire à l'animal se couvre, en se refroidissant, d'une peau épaisse et visqueuse, semblable à de la graisse, et d'une couleur ventre de biche; la partie rouge, coagulée, est aussi d'une nature visqueuse, et glissant sous les doigts. Le cheval perd bientôt son embonpoint; s'il ne meurt pas, il tombe, d'ordinaire, dans le marasme; ses jambes s'engorgent et restent souvent en cet état. Enfin, faute de soin et de traitement, la maladie peut finir par le farcin et la morve.

3. — Saignez d'abord jusqu'à la quantité de deux ou trois litres ou plus, si le cheval a assez de force pour le supporter, et donnez-lui le breuvage suivant dès qu'on aura pu le préparer :

(Recette, n° 89.)

Mixtion cordiale.

Prenez—Teinture de benjoin composée, esprit d'ammoniac composé, 31 grammes de chaque ;
Kali préparé et teinture d'opium, 15 grammes
de chaque.
Mêlez le tout ensemble dáns une bouteille.

4. — Faites d'abord dissoudre dans un demi-litre de bière chaude une des pilules dont la
recette suit ; versez-y ensuite la mixtion ci-dessus, et faites prendre ce breuvage au cheval au
degré de chaleur du lait qu'on viendrait de
traire :

(Recette, n° 90.)

Pilules cordiales.

Prrenez—Extrait de réglisse, 62 grammes 1|2 ; coupez-le
en petits morceaux et mettez-le dans un pot
de faïence, avec 94 grammes de vin ; placez
ce pot dans un endroit chaud, pour que la réglisse puisse se dissoudre ;
Ajoutez ensuite :
Anis, graine de carvi ; graine de fenouil cultivé,
graine de paradis, 125 grammes de chaque, le
tout fraîchement pulvérisé ;
Réglisse en poudre, 250 grammes ;
Huile d'anis, 15 grammes.
Battez le tout avec du miel ou de la mélasse,
jusqu'à la consistance nécessaire pour former
des pilules, et gardez cela dans une vessie,
pour l'usage ci-dessus indiqué. 62 grammes
1|2 suffisent pour chaque pilule.

5. — On pourra en faire prendre une au cheval, avec le breuvage ci-dessus, deux ou trois fois par jour.

6. — S'il ne paraît pas se rétablir après le troisième ou quatrième breuvage, il sera bon de lui faire prendre la pilule et la médecine ci-dessous :

(RECETTE N° 91.)

Pilule mercurielle composée.

Prenez—Calomel, 5 grammes ;
    Ammoniac préparée, 10 grammes ;
    Savon de Castille, 10 grammes ;
    Battez tout cela ensemble, formez-en une pilule
    et donnez-la au cheval aussitôt que possible.

6. — Deux heures après, faites-lui prendre le breuvage purgatif suivant :

(RECETTE N° 92.)

Breuvage purgatif.

Prenez—Huile de castor, 500 grammes ;
    Kali préparé, 10 grammes ;
    Teinture d'opium, 15 grammes ;
    Mêlez le tout dans trois-quarts de litre de gruau
    chaud, et donnez-le au degré de chaleur du
    lait que l'on viendrait de traire.

8. — La dose de calomel peut aller jusqu'à dix grammes, si c'est pour un fort cheval.

9. — Si cette pilule et ce breuvage n'avaient pas produit leur effet dans le cours de douze heu-

res, on le seconderait puissamment par le lavement émollient ci-après, qui entraînera les matières morbifiques renfermées dans les intestins :

(Recette nº 95.)

Lavement émollient.

Prenez — Graine de lin, racine de guimauve, 125 grammes
de chaque ;
Douze coques de pavots, concassées ;
Fleur de camomille, 62 grammes 1|2.
Faites bouillir tous ces ingrédients dans trois
litres d'eau, que vous laisserez réduire à deux ;
vous les passerez ensuite, et vous ajouterez
125 grammes de mélasse et un demi-litre
d'huile à manger ordinaire.

10. — Ce lavement doit être administré de la
même manière que celui (recette 9). On peut, s'il
le faut, le réitérer deux fois le même jour.

11. — Au moyen de ces remèdes, l'estomac et
les boyaux se trouveront entièrement nettoyés
des matières visqueuses et graisseuses, ainsi que
du sang coagulé qui peut s'épancher en caillots
et occasionner une stagnation absolue.

12. — Si, après cela, la fièvre continuait, il
faudrait avoir recours au traitement prescrit pour
la fièvre (chapitre XVI).

13. — Lorsque le cheval sera assez remis, et
qu'il commencera à avoir passablement bon appétit, il sera à propos de lui faire prendre une ou
deux légères médecines d'aloès, telles que celles

(recette 2, ou recette 4), en mettant un intervalle suffisant entre chacune.

14. — Pendant toute la durée de sa maladie, le cheval devra boire chaud, et à l'eau blanche.

15. — En observant exactement ces règles, ses jambes désenfleront bientôt, et il reviendra promptement à son état naturel.

16. — Si pourtant il restait dans un état d'appauvrissement et de maigreur, s'il paraissait disposé à tomber dans le marasme ou à devenir dartreux, il faudrait lui donner deux ou trois fois le breuvage (recette 44); ou, si on le juge plus à propos, tous les matins, après une promenade, une des pilules (recette 90).

Les détails que nous venons de tracer mettront tout homme de jugement en état de gouverner cette maladie durant toutes ses périodes.

CHAPITRE XXVII.

Maladies et Effort des Reins; Blessures, Coups et Tumeurs sur cette partie (1). — Strangurie ou Rétention d'urine.

1. — Les chevaux ont souvent des maux de reins, et cette partie du corps est sujette à de fréquents accidents. La grande quantité de sang

---

(1) Vulgairement appelée le *Rognon*.

qui passe par les reins nous porte à les regarder comme des organes de la plus haute importance, et comme très-essentiels à la vie. Les reins d'un cheval peuvent être offensés de diverses manières, ou pour avoir été surchargé, excédé au trait, ou surmené, ou enfin par la fièvre.

2. — Les symptômes généraux de ces maladies sont l'inflammation de la partie affectée, la débilité de l'épine dorsale et des reins, l'abattement, la perte de l'appétit, la langueur des yeux; l'animal n'urine qu'en petite quantité; à mesure que l'inflammation augmente, l'urine devient sanguinolente et son émission est de plus en plus difficile jusqu'à sa suppression totale. Le pouls d'abord dur et fréquent, devient plus faible et plus oppressé à mesure que l'inflammation fait des progrès.

3. — Dès que vous vous apercevrez de l'existence du mal, tirez de trois à quatre litres dé sang, et deux heures après, faites prendre à l'animal le breuvage suivant :

(RECETTE N° 94.)

Prenez—Mithridate ou thériaque de Venise, 31 grammes;
  Du meilleur sang de dragon, en poudre, 31 grammes;
  Huile d'ambre, 31 grammes;
  Fleur de froment, 15 grammes, ou ce qu'il en faudra pour faire du tout un électuaire.
  Prenez ensuite un litre et demi de lait et 15 grammes de colle de poisson, faites-les bouillir jusqu'à ce que celle-ci soit dissoute,

et quand cela n'aura plus que le degré de chaleur du lait que l'on viendrait de traire, mê-
lez-le à l'électuaire et donnez-le au cheval

4. — On peut répéter ce breuvage tous les matins, ou, si l'on veut, de deux jours l'un.

5. — Mais si la fièvre et l'inflammation continuent à augmenter; si l'urine foncée en couleur
ou sanguinolente, ne vient qu'en petite quantité
et avec difficulté, il sera bon de tirer tous les jours
ou de deux jours l'un, au cheval, un ou deux litres de sang, et de lui donner le breuvage purgatif (recette 92), et le lavement (recette 93). Cela
facilitera beaucoup l'effet du breuvage ci-dessus,
et produira d'ailleurs l'effet d'une fomentation
sur la partie souffrante. Dans le cas désespéré,
il conviendra de répéter le lavement deux fois
par jour.

6. — Dès que le cheval aura le ventre assez
libre, on lui fera prendre la pilule suivante :

(RECETTE, Nº 95.)

Pilule fébrifurge composée.

Prenez—Poudre antimoniale blanche, kali préparé et sa-
von de Castille, 10 grammes de chaque;
Opium, 2 grammes 1[2 ;
Baume de capivi, 15 grammes;
Poudre de réglisse, ce qu'il en faudra pour faire
du tout une pilule.

7. — On lui en fera prendre une matin et soir,
jusqu'à ce que les symptômes diminuent; après
quoi ce sera assez d'une par jour.

8. — On lui fomentera les reins, deux fois par jour, avec plusieurs doubles de flanelle trempée dans la fomentation (recette 40, page 67) bien chaude, que l'on exprimera avant que de l'appliquer, et on les frottera bien avec le liniment suivant :

(RECETTE, N° 96.)

Prenez—Huile de lin, 62 grammes 1|2 ;
　　　Esprit de corne de cerf, 62 grammes 1|2 ;
　　　Teinture d'opium et esprit de térébenthine, 31 grammes de chaque ;
　　　Huile de sureau, 62 grammes 1|2.
　　　Mettez cela dans une bouteille et secouez-le bien avant de vous en servir.

9. — Il faut en bien frotter la partie affectée, avant comme après la fomentation, et la tenir chaudement avec une couverte velue propre à remplir cet objet.

10. — Si, après que la douleur et l'inflammation auront cessé, il reste encore de la faiblesse dans cette partie, il sera bon d'appliquer la charge suivante sur toute la surface des reins :

(RECETTE, N° 97.)

Charge fortifiante.

Prenez—Poix de Bourgogne et poix noire, 125 grammes de chaque ;
　　　Emplâtre oxycroceum et emplâtre fortifiant, 62 grammes 1|2 de chaque.
　　　Faites fondre le tout dans une cuiller à pot en fer, sur un feu lent.

11. — On versera cette charge sur toute l'é-
tendue des reins, chaude encore comme le lait
qu'on viendrait de traire, et on la couvrira aussitôt partout avec de la laine courte.

12. — Si la saison le permet, on peut mettre
le cheval à l'herbe.

13. — La *Strangurie* (1) peut provenir ou d'une
inflammation des reins, ou de l'existence d'une
pierre dans le col de la vessie. Quand elle est le
résultat de la première de ces causes, on sent,
en portant la main sur les reins, une chaleur peu
ordinaire, accompagnée de fièvre ; si elle provient
de la dernière, on s'aperçoit aisément de l'inflammation des parties voisines du col de la vessie
en portant la main entre l'anus et le scrotum (2) ;
il y existe une chaleur considérable, et l'urine est
chargée de matière purulente. Quand l'urine est
retenue par la présence d'une pierre dans les
reins, la vessie est presque toujours vide. Si au
contraire la pierre est dans le col de la vessie ou
dans les voies urinaires, la vessie devient bientôt
excessivement tendue par la surabondance de
l'urine ; le cheval enfle prodigieusement et en peu
de jours ; sa peau se couvre de pustules, et il
meurt bientôt, à moins qu'on ne réussisse prompte-
tement à le soulager.

14. — J'ai trouvé plusieurs fois, en des cas de

---

(1) Difficulté d'uriner, accompagnée de douleur.

(2) Les bourses.

cette espèce, le stimulant ci-après d'un puissant effet pour dissiper l'obstruction des parties dont il s'agit.

15. — Saignez d'abord le cheval, et faites-lui prendre ce qui suit :

(RECETTE N° 98.)

Breuvage propre à lubrifier (1) *les voies urinaires.*

Prenez—Onguent de guimauve, 62 grammes 1|2 ;
    Esprit de térébenthine, et baume de capivi, **15** grammes de chaque ;
    Deux jaunes d'œuf.
    Incorporez tout cela dans un mortier de marbre ou dans un grand bol, avec une cuiller, jusqu'à ce que cela soit bien amalgamé ; mêlez-y ensuite peu à peu un demi-litre de gruau chaud, et faites-le prendre au cheval.
    S'il souffre beaucoup, ajoutez-y 15 grammes de teinture d'opium.

16. — Vous répéterez ce breuvage deux fois par jour, jusqu'à ce que l'obstruction des voies urinaires ait cessé, et que vous ayez procuré aux urines un libre cours. Quoiqu'en général il modère les symptômes en un jour, il n'en conviendra pas moins, après cela, d'en faire encore trois ou quatre fois usage, une fois par jour ou de deux jours l'un, afin de détruire tous les restes de l'indisposition.

---

(1) Adoucir, assouplir.

CHAPITRE XXVIII.

Des Vers.

1. — Il y a des vers de trois espèces, auxquels tous les chevaux sont sujets, savoir : les *Botts*, les *Térès* ou vers ronds, et les *Ascarides* (1).

Les *Botts* (2) s'engendrent dans l'estomac, et causent souvent des convulsions. Ils ont l'apparence et la forme de gros vermisseaux. Ceux qui séjournent dans l'estomac sont ordinairement plus gros que ceux qui se trouvent dans les autres intestins ou dans le grand boyau. Les *Botts* se montrent, en général dans les mois de Mai, Juin ou Juillet; ils sont comme les vermisseaux, composés d'anneaux circulaires; ils ont les parties latérales du ventre bordées de pattes aiguës et garnies de pointes qui leur servent à se cramponner à l'endroit sur lequel ils vivent. Ils tirent leur nourriture de l'enveloppe musculaire de l'estomac, et, très-souvent, en ulcérant les parties auxquelles ils s'attachent, ils causent la mort du cheval. Leur existence ne se décèle que par bien peu de symptômes. On en découvre d'abord dans

(1) La plupart de nos écrivains n'étant pas d'accord sur les noms des vers auxquels les chevaux sont sujets, quelques-uns se bornant à les décrire, sans leur en assigner aucun, on a cru devoir conserver ici ceux que leur donne l'auteur. Ceux qu'il appelle *Térès* sont les mêmes que ceux auxquels LAFOSSE donne le nom de *Lumbricus intestinorum teres.*

(2) Espèce d'Œstres.

la fiente, et on en voit fréquemmeut de cramponnés au grand boyau, près du fondement, d'où ils sont souvent détachés et jetés dehors par le crottin. Le cheval attaqué de cette espèce de vers est presque toujours maigre : il a le poil hérissé comme dans les maladies dartreuses. Il se frappe fréquemment le ventre avec les pieds de derrière et paraît, sous plusieurs rapports, comme tourmenté de tranchées. J'ai toujours vu, vers la fin d'un été sec, lorsque les eaux des abreuvoirs et des ruisseaux, taries par la chaleur et troublées par la fréquentation du bétail, qui aime à y stationner, étaient remplies d'essaims d'insectes ; j'ai toujours vu, dis-je, les chevaux avoir alors l'estomac infecté de ces sortes de vers : ce qui est la principale cause qu'ils meurent par centaines dans les cantons bas et marécageux.

3. — Les *Térès*, ou vers rond, ressemblent au ver de terre commun ; ils sont ordinairement blancs, de huit à dix pouces de long, et se trouvent, en général, dans les petits boyaux. Ils sont moins communs que les *Botts*, mais souvent plus dangereux, et occasionnnent fréquemment des coliques, et même l'inflammation des entrailles.

4. — Les *Ascarides* se trouvent dans les grands boyaux. Ils font maigrir le cheval ; mais il est rare qu'ils le fassent mourir.

5. — Ces deux dernières espèces sortent fréquemment avec la fiente.

6. — Le traitement est le même pour les trois

espèces, et la cure s'effectuera si l'on apporte l'attention convenable dans l'application des remèdes suivants :

(RECETTE N° 99.)

Pilule mercurielle.

Prenez—Calomel, assa-fœtida, savon de Castille, 10 grammes de chaque ;
Semen-contra, en poudre, 15 grammes.
Faites-en une pilule en les battant avec du sirop de nerprun.

Ou bien :

(RECETTE N° 100.)

Prenez—Vif-argent, 10 grammes ;
Térébenthine de Venise, 15 grammes ;
Huile de sabine (1), 62 grammes 1|2.
Amalgamez bien tout cela dans un mortier de marbre, jusqu'à ce que toutes les globules de vif-argent aient disparu.
Ajoutez ensuite :
Racine d'œillet d'Inde, *semen-contra* et jalap en poudre, 10 grammes de chaque.
Mêlez le tout et faites-en une pilule avec du miel.

7. — On fera prendre au cheval l'une ou l'autre de ces pilules, le soir, un demi-litre, ou un demi-litre d'huile de lin dans un peu de gruau chaud, et le lendemain matin on lui donnera la médecine suivante :

---

(1) Sabine, ou savinier, arbrisseau.

Médecine vermifuge.

Prenez—Aloès des Barbades, 40 grammes;
     Jalap, gimgembre, savon de Castille et huile de
     sabine, 10 grammes de chaque;
     Sirop de nerprun, ce qu'il en faudra pour faire
     du tout une pilule.

8. — Cette médecine est calculée pour un fort cheval; mais on peut l'affaiblir en réduisant la dose d'oloès à 30 ou 40 grammes, qui, en général, suffisent après la pilule mercurielle.

9. — Le cheval doit boire chaud, à l'eau blanche, et on lui fera prendre un exercice convenable, conformément aux règles établies chapitre IV, *De la Purgation*.

10. — On attribue à l'huile de lin la vertu de tuer les vers dans l'estomac; mais une forte décoction d'absynthe, que l'on fait prendre au cheval immédiatement après la pilule purgative, est encore d'une plus grande efficacité pour les en déloger.

11. — On pourra répéter, à trois ou quatre reprises, une fois par semaine, l'usage de la médecine ci-dessus et des pilules mercurielles; elles détruiront infailliblement les vers de toute espèce, et en débarasseront entièrement l'estomac et les autres intestins.

12. — Après la destruction de cette vermine, le cheval ayant d'ordinaire peu d'appétit et une

mauvaise digestion, il faudra lui faire prendre le breuvage qui suit, pour lui fortifier l'estomac et favoriser la digestion :

(RECETTE, N° 102.)

Breuvage stomachique.

Prenez—Teinture de rhubarbe, teinture de safran et esprit de nitre dulcifié, 31 grammes de chaque ;
Racine de gentiane, en poudre, 31 grammes ;
Quinquina, *Hiera-picra*, en poudre, acier préparé (1), 15 grammes de chaque ;
Mille-épices. 62 grammes 1|2.
Mêlez le tout dans un litre et demi de bière,
partagez-le en trois doses, et donnez-en une
dose tous les matins à jeun.

13. — Deux heures après, donnez du son et de la farine d'avoine dans de l'eau chaude.

14. — Ce breuvage est très-recommandable comme ayant la propriété de refaire les chevaux exténués par de longues maladies, ou par de longues fatigues, soit en campagne, soit en route et en cas de manque de cœur, débilité et relâchement des solides, perte de l'appétit, etc. Si l'on substitue aux 62 grammes et demi de mille-épices, trois des pilules (recette 90), il n'en sera que meilleur.

---

(1) Poudre d'acier.

CHAPITRE XXIX.

Diarrhée ou Cours de ventre.

1. — Les chevaux ne sont pas aussi sujets à cette maladie que bien d'autres animaux ; néanmoins les personnes qui en voient beaucoup ne laissent pas de rencontrer des cas de ce genre.

La diarrhée peut provenir d'un accroisssement de sécrétions bilieuses ou du défaut d'absorption convenable de la partie fluide des fèces. La fiente est généralement d'une nature liquide, et, au moindre exercice qu'il prend, l'animal la rend à tout moment par petites quantités. Cette maladie lui vient souvent d'avoir pris froid, d'avoir été mené trop grand train, d'avoir été trop poussé de nourriture, ou d'avoir mangé de quelque aliment malfaisant, quelquefois d'une altération morbifique des sécrétions de l'estomac et des intestins ; elle peut aussi être occasionnée par une transpiration subitement arrêtée, ou par une morfondure. Les chevaux attaqués de cette indisposition ont fréquemment de violentes tranchées, à la suite desquelles ils rendent avec la fiente quantité de matières visqueuses semblables à de la gelée.

2. — De quelque cause que cette maladie puisse provenir, la purgation doit former la base

du traitement. La pilule que voici conviendra dans tous les cas :

(Recette n° 103.)

Prenez—Aloès des Barbades, 30 grammes ;
      Rhubarbe, en poudre, 15 grammes ;
      Kali préparé, savon de Castille, gingembre et
         myrrhe, 10 grammes de chaque ;
      Huile de genièvre, 5 grammes ;
      Mêlez et battez le tout ensemble, et formez-en
         une pilule avec du sirop de nerprun.

3. — En général cette pilule est assez forte pour la plupart des chevaux ; mais on peut en augmenter l'effet par l'addition d'une, de dix ou même de quinze grammes d'aloès, selon que le cas peut l'exiger. Le cheval doit être soigné et gouverné comme pour toute autre médecine. Après que celle-ci aura cessé d'opérer, il sera bon de lui faire prendre le breuvage (recette 102) avec les pilules cordiales au lieu de mille-épices, conformément aux instructions qui accompagnent cette recette, et avec l'addition de 31 grammes de teinture d'opium.

4. — Si, dans l'espace de huit ou dix jours, ces remèdes n'avaient pas l'effet désiré, répetez la médecine, et, lorsqu'elle aura cessé d'agir, donnez au cheval l'un des breuvages ci-après :

(Recette, n° 104.)

Breuvage cordial.

Prenez—Confection aromatique, 31 grammes ;

> Chaux préparée (1), 15 grammes;
> Teinture de rhubarbe et esprit de corne de cerf,
> 62 grammes 1|2 de chaque;
> Teinture d'opium, 15 grammes.
> Mêlez, et donnez le tout dans un litre de gruau
> chaud.

5. — On pourra répéter ce breuvage tous les jours ou de deux jours l'un, selon qu'il y aura lieu.

Ou bien :

(Recette, n° 103.)

Breuvage astringent.

> *Prenez*—Teinture de cachou, 31 grammes;
> Elixir de vitriol, 10 grammes;
> Quinquina, en poudre, et bol arménic, en pou-
> dre, 31 grammes de chaque;
> Teinture d'opium, 15 grammes;
> Mêlez, et donnez cela dans un demi-litre de
> vin rouge, que vous aurez fait chauffer.

6. — On pourra répéter celui-ci trois fois, de deux jours l'un.

7. — Ce genre de traitement arrêtera très-efficacement le cours de ventre, en même temps qu'il rétablira et fortifiera les organes internes.

---

(1) Carbonate de chaux préparé.

CHAPITRE XXX.

De divers Ecarts, Efforts, Entorses et Foulures (1), *etc.*

1. — Les efforts sont des accidents qui arrivent très-fréquemment aux chevaux de toute espèce, et il importe à quiconque y est intéressé d'être au fait de leur nature et des moyens de les guérir. Les efforts consistent, pour la plupart, dans une extension forcée des muscles, ou de quelques fibres tendineuses ou enfin de quelques petits vaisseaux, et ils sont plus ou moins accompagnés d'inflammation, selon la gravité de l'accident

2. — Les symptômes suivants indiquent qu'un cheval a un effort dans l'épaule (2). Si on le fait trotter, il ne peut porter la jambe en avant aussi loin que l'autre, et il est obligé de lui faire décrire un cercle; si on essaie de le faire courir en montant, il ne peut la faire mouvoir qu'avec la plus grande difficulté. A l'écurie il favorise rarement cette jambe plus que l'autre; tandis que si l'accident est dans le pied ou dans la jambe, il cherche constamment à se soulager en portant la jambe en avant.

3. — Pour guérir ce genre d'effort, saignez

---

(1) Par le mot *Sprain*, les Anglais entendent tout ce que nous appelons *Ecart*, *Effort*, *Entorse*, *Foulure de nerfs*.

(2) Cela s'appelle aussi un *Ecart*.

d'abord le cheval aux ars, et frottez-lui, une ou deux fois par jour, l'épaule avec la mixtion suivante :

(RECETTE, N° 106.)

Huiles mixtes.

Prenez—Esprit de térébenthine et esprit de vin camphré, 62 grammes de chaque ;
Huile d'ambre, 31 grammes ;
Huile de pieds de bœufs, 125 grammes.
Mêlez, mettez en bouteille, et secouez bien cela avant de vous en servir.

4. — Ces huiles, quoique fortes et actives, sont très-propres à dissiper la douleur et l'inflammation, ce qui s'effectue généralement en peu de jours : après cela, on frottera, une fois par jour, la partie affectée avec la mixtion qui suit :

(RECETTE N° 107.)

Mixtion astringente pour les Efforts, Entorses, etc.

Prenez—Vinaigre de vin, 62 grammes ;
Eau d'ammonia pure (c'est ce que l'on appelait précédemment esprit de sel ammoniac), 62 grammes 1|2 ;
Melum Egyptiacum, 62 grammes ;
Huile d'origan et huile de térébenthine, 31 grammes de chaque ;
Bol français, en poudre, 31 grammes.
Mettez le tout dans une bouteille, et secouez-le bien chaque fois que vous voudrez vous en servir.

5. -- C'est un astringent très-puissant, et qui n'en est que mieux calculé pour fortifier la partie affectée, après que l'inflammation a été dissipée par l'usage de la mixtion précédente.

6. — Ces deux mixtions sont parfaites pour les efforts de toute espèce, soit anciens soit récents, spécialement pour ceux de l'épaule, de la cuisse, de la rotule, et, en beaucoup de cas, du pied. Néanmoins ce dernier exige souvent un traitement plus rigoureux, tel que l'application des vésicatoires.

7. — Après avoir bien frotté de ces mixtions la partie souffrante, on y appliquera un cataplasme de farine de seigle et de vieux verjus bouillis ensemble avec un morceau de saindoux, ou bien auxquels on ajoutera de l'huile douce ; on assujettira ce cataplasme avec un bandage convenable.

8. Il est aisé de s'apercevoir des efforts et foulures des nerfs ou tendons, ainsi que des coups que l'animal y peut avoir reçu (1), à l'enflure et à l'inflammation qui s'étendent du pli du genou au talon, et au volume de la jambe qui paraît plus grosse que l'autre, ou même par la pression de la main, qui l'oblige à retirer sa jambe si elle lui cause de la douleur.

9. — Dans tous ces cas, on frottera bien le tendon, depuis le genou jusqu'au boulet, avec la mixtion suivante :

---

(1) Consultez à ce sujet les chapitres 18, 32, 33, 34, 35 et 38.

(RECETTE N° 108.)

Mixtion astringente pour les entorses, etc.

Prenez—Vieux verjus, ou bon vinaigre de vin, un litre ;
Esprit de vin camphré, 125 grammes ;
Eau de litharge acidulée (précédemment appelée
Eau de Goulard), 62 grammes 1|2 ;
Esprit de térébenthine, 62 grammes 1|2 ;
Huile d'origan, 31 grammes.
Mêlez, et gardez cela en bouteille.

10. — Cette mixtion rafraîchira les nerfs et leur rendra du ressort. Après en avoir bien frotté la partie souffrante, vous prendrez une bande de toile d'environ deux mètres de long, et vous l'appliquerez autour de la jambe sur le tendon enflé, pour affermir et fortifier toute cette partie.

11. — Si le gonflement et l'inflammation du tendon et des parties adjacentes sont considérables, on les fomentera deux fois par jour avec ce qui suit :

(RECETTE N° 109.)

Prenez—Camphre, 31 grammes, et faites-le dissoudre
dans 190 grammes d'esprit de vin rectifié ;
Litharge acidulée, 125 grammes ;
Nitre, 62 grammes 1|2 ;
Eau de fontaine ou de rivière, bouillie, 3 litres.
Vous laisserez refroidir l'eau jusqu'à ce qu'elle
n'ait plus que le degré de chaleur du lait que
l'on viendrait de traire, puis vous y mettrez
tous les ingrédients.

12. — On trouvera cette fomentation excellente pour dissiper l'enflure et l'irritation des

nerfs et tendons. Après que toute la partie souffrante aura été fomentée une demi-heure avec
plusieurs doubles de flanelle trempés de cette fomentation bien chaude, et qu'on aura tordus
pour en exprimer le liquide, on la frottera bien
avec la mixtion ci-dessus (recette 108); après quoi
on y appliquera un bandage de flanelle, que l'on
roulera autour de la jambe, depuis le genou jusqu'au boulet.

13. — Les chevaux sont souvent blessés au
voisinage des genoux et des paturons de coups
de pieds et d'autres coups qu'ils sont exposés à
recevoir des autres chevaux et des gens d'écurie.
Ces accidents guérissent facilement en les frottant deux fois par jour avec la mixtion astringente et peu coûteuse que voici :

(RECETTE, N° 110.)

Prenez—Verjus ou bon vinaigre de vin, 125 grammes;
   Esprit de térébenthine, 31 grammes;
   Eau d'ammonia pure (1), 62 grammes 1|2;
   Litharge acidulée (2), 31 grammes;
   Bol d'Arménie, 15 grammes.
   Mêlez, et gardez cela en bouteille pour le besoin.

14. — Souvent, après que l'inflammation et le
gonflement ont disparu, il reste des calus très-
rebelles qu'il faut enlever en y appliquant l'un
des vésicatoires ci-dessous :

---

(1) Esprit de sel ammoniac.

(2) Goulard.

(Recette, n° 111.)

Vésicatoire modérément astringent.

Prenez—Onguent de résine jaune (anciennement basilicon
    jaune), 125 grammes ;
    Cantharides et euphorbe, en poudre, 15 gram-
    mes de chaque ;
    Esprit de térébenthine et huile d'origan, 31
    grammes de chaque ;
    Sulfate de cuivre et sulfate de zinc, 10 grammes
    de chaque, en poudre.
    Mêlez bien le tout ensemble avec une spatule,
    sur un carreau de marbre ou de pierre dure
    et polie, et mettez cela dans un pot pour l'u-
    sage prescrit.

15. — Ce vésicatoire est d'un effet puissant :
mais il agit doucement. Sa nature astringente le
rend très-propre à guérir les callosités et le relâchement des nerfs et des tendons ; mais, dans les
cas rebelles, celui-ci peut être préférable.

(Recette n° 112.)

Fort vésicatoire mercuriel.

Prenez—Goudron, beurre frais, cire vierge, 90 grammes
    de chaque ; faites-les fondre ensemble.
    Ajoutez ensuite : Sublimé corrosif, euphorbe et
    cantharides, 15 grammes de chaque, finement
    pulvérisés ;
    Huile de térébenthine, 62 grammes 1|2 ;
    Mêlez le tout ensemble, et remuez jusqu'à ce
    que cela soit presque froid.

16. — Avant d'employer l'un ou l'autre de ces
onguents, on tondra bien tout le poil de dessus le

calus; puis on y fera pénétrer l'onguent en l'en frottant peu à peu avec une spatule ou un mauvais couteau à gaîne. Les frictions suivantes se feront avec les doigts, et on les réitèrera tous les matins pendant trois jours. Dans les cas anciens et invétérés, on pourra les répéter tous les matins pendant six ou sept jours. L'onguent étant appliqué, on attache le cheval au râtelier, pour l'empêcher de ronger la plaie avec les dents, et on lui ôte sa litière pour qu'elle n'enlève pas le vésicatoire avant qu'il ait produit son effet, qui s'opère généralement en six ou huit heures.

17. — Lorsque le vésicatoire a cessé de jeter, ou trois jours après la dernière friction, le cheval peut être mis au pâturage pour deux ou trois mois. Si au bout de ce temps le calus n'a pas sensiblement diminué, il faudra retirer le cheval du pâturage, et le frotter de nouveau avec l'onguent vésicatoire. On en réitèrera l'application de la même manière jusqu'à ce que la guérison soit complète.

18. — L'onguent vésicatoire ci-dessus (recette 112) est éminemment propre à dissiper la douleur et à résoudre les tumeurs calleuses tant sur les nerfs que sur les jarrets, ainsi que les *Suros* et les *Eparvins*, quelque rebelles et invétérés qu'ils soient, (1) si on en renouvelle l'application, comme nous venons de le conseiller.

____

(1) Voyez le chapitre XXXVI.

CHAPITRE XXXI.

Du Feu.

1. — On peut utilement employer le *feu* pour raffermir et retendre les tendons des jambes quand ils ont été relâchés ; mais on ne doit jamais l'appliquer que le gonflement et l'inflammation n'aient été entièrement dissipés. Le fer dont on se sert pour cela, doit être poli, mince, son taillant fin ; les raies de feu doivent être au nombre de cinq, savoir : une le long du principal tendon, deux le long de chaque côté, à environ trois centimètres l'une de l'autre ; les trois autres transversales ou inclinées et distantes entre cinq à six centimètres. Plus le fer est fin et mince, moins il laisse de difformité.

2. — On aura grand soin de ne pas percer la peau ; il en résulterait une tare considérable qui déprécierait le cheval, et on courrait risque de l'estropier, surtout si cela arrivait près de quelque tendon.

3. — Immédiatement après le *feu*, on appliquera le vésicatoire suivant :

(RECETTE N° 113.)

Onguent vésicatoire.

Prenez—Cire vierge, 125 grammes ;
Saindoux, 62 grammes 1|2 ;

Huile de baleine, un quart de litre ;

Térébenthine commune, 190 grammes ;

Faites-les mêler doucement, à petit feu, jusqu'à ce qu'ils soient dissous, mettez-les ensuite dans un vase, et ajoutez.

Esprit de térébenthine, 125 grammes ;

Sublimé corrosif, en poudre, 15 grammes ;

Euphorbe et cantharides, 31 grammes de chaque,
en poudre.

Remuez, et quand cela sera presque froid,
ajoutez 15 grammes d'huile de vitriol ; remuez ensuite jusqu'à ce que cela se soit
épaissi.

4. — Il est parfait pour tous les cas qui
exigent les vésicatoires. Après l'application du
feu, on n'a besoin que d'en étendre, trois jours
de suite, le matin, avec une spatule, sur toute la
partie.

5. — Après un laps de trois jours, ou dès que
le vésicatoire aura cessé de jeter, on mettra le
cheval au pâturage pour trois semaines ou un
mois, jusqu'à ce que l'escarre ait tombé ; après
quoi on le rentrera, et on lui appliquera la charge
vésicatoire que voici :

(Recette, n° 114.)

Charge vésicatoire.

Prenez—Poix de Bourgogne et poix noire, 250 grammes
de chaque ;

Emplâtre oxycroceum, 125 grammes ;

Emplâtre mercuriel, 62 grammes 1|2,

Faites bouillir le tout ensemble ; ajoutez ensuite :

Onguent vésicatoire ci-dessus (recette 113),
62 grammes 1|2.
Mêlez et remuez bien le tout.

6. — On étendra cette charge, chaude encore comme le lait qu'on viendrait de traire, sur toute la partie affectée, et on la recouvrira aussitôt d'une flanelle que l'on coudra sur le devant de la jambe.

7. — L'application successive de ce vésicatoire et de cette charge, à des intervalles convenables, dissipera les calus ou duretés, quelque anciens qu'ils soient, avant comme après l'application du feu.

8. — Si on n'applique le *feu* à un cheval que dans la vue de lui raffermir les membres et de leur donner du ressort, il n'exigera pas le traitement détaillé ci-dessus : la charge fortifiante que voici suffira dans tous les cas où il ne s'agira que d'affermir et de fortifier une partie quelconque :

(RECETTE N° 115.)

Charge fortifiante.

Prenez—Poix blanche et poix noire, 250 grammes de chaque ;
Emplâtre oxycroceum, emplâtre paracellus et emplâtre composé de litharge, 62 grammes 1|2 de chaque.
Faites-les fondre ensemble, et appliquez cela de la même manière que la charge précédente.

9. — Lorsqu'on renouvelle une charge, le

poil est généralement assez revenu pour qu'on
la puisse appliquer sans le secours d'une bande
de flanelle : au lieu donc de celle-ci, on se servira de laine courte ou de bourre de chapelier
pour recouvrir la charge immédiatement après
l'avoir étendue, et avant qu'elle ait refroidi.

CHAPITRE XXXII.

Des Blessures de diverses Parties.

1. — Les blessures sont très-variées et très-
diversement situées ; les unes faites par le tranchant de quelque instrument, les autres par la
pointe d'une fourche ou de quelque autre objet
de ce genre ; d'autres que les chevaux se font
eux-mêmes en se meurtrissant, s'écorchant,
ou se déchirant sur les pieux des haies ou autres
clôtures.

2. — La première chose qu'il y ait à faire,
c'est de nettoyer la plaie, d'en ôter la boue, le
sang caillé et tous les autres corps étrangers qui
peuvent s'y trouver ; après quoi on la sonde soit
avec une sonde, soit avec une chandelle, soit
avec le doigt, afin de s'assurer de sa profondeur.
Si son ouverture n'est pas assez grande pour
permettre l'introduction du doigt, on fait une
incison à la peau.

3. — Les blessures auxquelles sont exposés
les chevaux de chasse et ceux qui ont la mau-

vaise habitude de sauter par-dessus les haies ou clôtures sont souvent très-graves, quelquefois même considérables pour admettre toute la main. On peut, dans ce cas, l'y introduire sans hésiter, et, s'il y est resté quelque corps étranger, il faut avoir soin de l'en retirer.

4. — Si la plaie a été occasionnée par quelqu'une de ces causes, il est bon que l'opérateur examine le lieu où l'accident est arrivé, afin de pouvoir juger de la nature et de l'étendue du mal et des conséquences qui peuvent en résulter.

5. — Lorsque la plaie est trop profonde pour être sondée avec le doigt, et qu'elle n'est cependant pas assez large pour permettre l'introduction de la main, j'ai toujours trouvé une chandelle préférable à tout autre instrument pour cette opération, en ce qu'elle est moins susceptible d'offenser la plaie qu'aucun autre objet.

6. — Les plaies faites par un instrument tranchant, et qui ne sont accompagnées ni de meurtrissure ni de lacération, se guérissent, pour la plupart, par un seul pansement. Si la plaie est située sur une partie où l'on puisse appliquer convenablement un bandage, on peut en faire proprement la suture, et la couvrir d'une compresse d'étoupes de lin trempée dans la teinture composée dont voici la recette :

(RECETTE N° 116.)

Prenez—Teinture de benjoin composée, teinture d'aloès, myrrhe, 31 grammes de chaque ;

Acide nitrique, 10 grammes.
Mêlez-les dans une fiole.

7. — On trouvera dans cette teinture un remède précieux pour toutes les plaies dont on voudra effectuer la cure sans les amener préalablement à l'état de suppuration.

8. — Si une plaie saigne considérablement par suite de la division d'une artère ou d'une veine, et si elle est située sur une partie où l'on ne puisse appliquer un bandage, on pansera l'ouverture de l'artère avec une curette trempée dans de l'huile de vitriol. Il est bon, lors du premier pansement de toute blessure située sur une partie charnue, et avant d'y appliquer aucun suppuratif, de la panser d'abord avec ce styptique (1), qui non-seulement la débarrasse des chairs mortes et putrides, mais encore arrête de suite les dispositions qu'elle pourrait avoir à la gangrène. Néanmoins, comme l'hémorragie résultant d'une blessure ne peut pas toujours, quand elle est trop abondante, être arrêtée par le moyen dont nous venons de parler, on y réussira par celui que nous allons indiquer :

(Recette n° 117.)

Pâte pour arrêter le sang.

Prenez—Orties fraîches, une poignée, et pilez-les dans un mortier.

____

(1) L'huile de vitriol. — *Styptique*, remède qui a la propriété d'étancher le sang.

7·

Ajoutez—Vitriol bleu, en poudre, 125 grammes;
Farine de froment, 62 grammes 1|2;
Vinaigre de vin, 62 grammes 1|2;
Huile de vitriol, 15 grammes.

9. — On en remplira la plaie, on la couvrira soigneusement d'une compresse d'étoupes, pour empêcher la pâte d'en sortir, et on assujettira la compresse avec un fort bandage. Cet appareil doit rester dans la plaie pendant dix ou douze heures; on l'en retirera alors, et on la pansera avec l'une des huiles suppuratives suivantes, ou avec l'onguent suppuratif dont il sera parlé ci-après ·

(RECETTE, Nº 118.)

Huile digestive (1).

Prenez—Rouge de plomb, 250 grammes;
Sel commun, 125 grammes.
Pulvérisez-les bien ensemble.
· Ajoutez trois jaunes d'œufs, et incorporez-les avec cette poudre.
Ajoutez ensuite, par degrés, huile de lin, 1 litre.
Remuez bien tous ces ingrédients jusqu'à ce qu'ils soient amalgamés, et gardez cela pour l'usage.

10. — L'auteur n'a prescrit que depuis peu la mixtion qui suit; mais il pense qu'on la trouvera plus prompte à amener les plaies à suppuration.

---

(1) *Digestif*, qui dispose à la suppuration.

(Recette, n° 119.)

Huile digestive.

Prenez—Onguent de résine jaune, 62 grammes 1|2 :
      Térébenthine de Venise, 125 grammes ;
      Huile de lin, un demi-litre.
      Faites-les fondre ensemble, et ajoutez :
      Tarc des Barbades, 62 grammes 1|2 ;
      Esprit de térébenthine, un quart do litre ;
      De la mixtion ci-après (recette 160), 125 gram-
      mes.
      Mêlez et gardez cela en bouteille pour vous en
      servir.

11. — Voici la manière de faire usage de l'une et l'autre de ces préparations. Ayez une poignée de feuilles de rue (*les feuilles seulement, dégagées de de leurs queues*), et mettez-les dans la quantité suffisante de l'une des huiles ci-dessus pour le pansement de la plaie. Tout étant prêt, on abattra le cheval, et on le placera dans la situation convenable, c'est-à-dire, de manière que l'orifice de la plaie soit en haut, afin de pouvoir y verser l'huile de manière qu'elle ne pénètre jusqu'au fond, et y introduire les feuilles de rue avec les doigts ; on mettra ensuite une compresse de filasse ou d'étoupes par-dessus : cela fait, on coudra la plaie pour y retenir cette préparation.

12. — On frottera, deux fois par jour, avec la mixtion suivante, la tuméfaction inflammatoire qui environne la plaie :

(Recette n° 120.)

Huiles mixtes pour prévenir ou guérir la gangrène.

Prenez—Huile d'aspic, huile de brique, huile de sureau,
62 grammes 1|2 de chaque;
Huile d'origan, 31 grammes;
Esprit de térébenthine, 125 grammes;
Huile de pieds de bœuf et huile de lin, 1 demi-
litre de chaque;
Huile de vitriol, 31 grammes.
Mêlez cela dans un pot, avec l'attention de n'y
verser que peu à peu d'huile de vitriol, et de
remuer sans discontinuer jusqu'à ce que cela
soit bien amalgamé.
Mettez ensuite en bouteille.

13. — Les points de suture que l'on a faits aux lèvres de la plaie doivent être coupés le second jour, et on la pansera avec une petite tente d'étoupe trempée dans l'un des suppuratifs ci-dessus (recettes 108 et 109) que l'on pose dans l'orifice; ce que l'on pourra faire une fois par jour, jusqu'à ce que la tuméfaction diminue et que la plaie jette une matière blanche et épaisse, après quoi il ne sera plus nécessaire de la panser avec une tente. Si les lèvres de la plaie étaient entr'ouvertes et bâillantes, on les humecterait d'abord avec le fanon d'une plume trempée dans la teinture composée (recette 115), puis on les saupoudrerait avec égale quantité de résine et de bol arménic; ce qui, en même temps, séchera la plaie, et préviendra la croissance de toutes chairs superflues.

(Recette, n° 121.)

Onguent digestif.

Prenez—Cire vierge et térébenthine commune, 95 gram-
mes de chaque;
Poix noire, 31 grammes;
Résine jaune, 186 grammes;
Huile de lin, un litre.
Faites fondre tous ces ingrédients ensemble sur
un feu lent; retirez-les ensuite, et ajoutez :
Esprit de térébenthine, 125 grammes.
Mettez le tout dans un pot, et remuez jusqu'à ce
que cela commence à reposer.

15. — C'est un très-bon digestif pour les
plaies fraîches. Quand on veut s'en servir, on en
fait fondre ce qu'il en faut dans une cuiller à pot
de fer, et on le verse *tout chaud* dans la blessure,
ou bien on y trempe une tente que l'on introduit
dans la plaie. Plus la tente (1) est petite, en proportion de la blessure, plus elle y porte d'onguent avec elle. Les plaies récentes ne doivent
jamais être pansées avec une tente que jusqu'à ce
qu'elles donnent une bonne suppuration, si ce
n'est dans certains cas, où il est bon de mettre,
une ou deux fois la semaine, une petite tente
dans une plaie, pour la tenir ouverte pendant
que le fond sèche. Celles qui exigent la suture
doivent être cousues *avec un fil de cuir très-fin*, ce
qui vaut beaucoup mieux que la soie ou le fil or-

____

(1) Mèche ou rouleau de charpie ou d'étoupe.

dinaire, en ce qu'il ne coupe pas comme eux les chairs ni la peau. Les points doivent être six à huit centimètres l'un de l'autre, et l'aiguille doit être courbée en forme de croissant. Beaucoup de chevaux sont ruinés par la mauvaise habitude que l'on a de laisser une tente dans la plaie, ou d'y fourrer l'un après l'autre des tampons de grosse étoupe trempée dans un peu de saindoux et de térébenthine fondus ensemble, que l'on contient avec deux éclisses ou deux morceaux de bois que l'on applique par-dessus. Cette méthode contraire y concentre le pus, et convertit la plaie en un ulcère malin et calleux, dont la cure finit souvent par être difficile et d'une longueur fastidieuse.

16. — Lorsque la tuméfaction et l'inflammation qui environnent une plaie sont très-considérables, et que le fluide qu'elle rend est d'un brun foncé, on reconnaît que la gangrène y est ; et si la plaie devient noire, mollasse ; si ses bords et les parties environnantes deviennent insensibles ; si, en outre, elle perd sa chaleur avant que la suppuration s'établisse, et si elle acquiert une odeur putride, on peut conclure que la mortification est complète. Il faut alors se hâter d'y apporter les plus puissants remèdes.

(RECETTE N° 122.)

Huile caustique.

Prenez—Esprit de térébenthine, 31 grammes ;

Huile de vitriol, 15 grammes.
Mêlez-les graduellement, jusqu'à ce qu'ils soient
amalgamés.

17. — On oindra bien la plaie de cette mixtion ; on prendra ensuite 125 grammes de l'onguent suppuratif ci-dessus (recette 121) et 10
grammes de cantharides, en poudre ; on fera
fondre l'onguent, on y mêlera les cantharides
et on le versera chaud dans la plaie ; après quoi
on fomentera toute la partie souffrante avec ce
qui suit :

(RECETTE N° 123.)

Fomentation.

Prenez—Racine de guimauve, 250 grammes ;
Farine de graine de lin, 500 grammes ;
Fleurs de camomille, 250 grammes ;
Têtes de pavots, une douzaine, que vous
broyerez ;
Lie de bière, douze litres.
Faites bouillir le tout ensemble ; trempez-y de
la flanelle en plusieurs doubles ; exprimez-en
le liquide, et appliquez-la bien chaude sur la
partie affectée.

18. — Après l'avoir bien fomentée, on la
frottera de l'huile vésicatoire que voici :

(RECETTE N° 124.)

Prenez—Huile de lin, un quart de litre ;
Esprit de térébenthine, 52 grammes 1|2 ;
Cantharides en poudre, 15 grammes ;

Euphorbe, en poudre, 62 grammes 1|2.
Mêlez, et secouez la bouteille avant de vous en
servir.

19. — Cette huile vésicatoire est excéllente
pour les tumeurs inflammatoires et les plaies externes, ainsi que pour prévenir la mortification.
On peut, après avoir fomenté la partie affectée,
l'en frotter deux fois par jour, jusqu'à ce que la
tuméfaction diminue et que la matière que jette
la plaie soit de la nature convenable.

20. — J'ai souvent trouvé l'onguent noir ci-
après, d'un grand effet pour arrêter les dispositions à la gangrène. En y ajoutant 10 grammes
de cantharides en poudre, on en augmenterait
encore l'efficacité.

(RECETTE, N° 125.)

Onguent noir.

Prenez—Graisse de cheval et saindoux, 2 kilogrammes de
chaque ;
Esprit de térébenthine, un quart de litre ;
Huile de vitriol, 62 grammes 1|2.
Mêlez-les ensemble, peu à peu, de peur qu'ils
ne prennent feu.

21. — On le trouvera très-utile pour toutes
les espèces d'aposthèmes (1) et de tuméfaction inflammatoire autour des plaies.

22. — Il sera bon de faire prendre le breu-

---

(1) Abcès.

vage suivant au cheval, une ou deux fois par jour, jusqu'à ce que la plaie commence à suppurer, et que la matière soit convenablement formée.

(RECETTE N° 126.)

Breuvage stomachique.

Prenez—Quinquina, 31 grammes;
        Mithridate, 31 grammes;
        Teinture d'opium, 15 grammes;
        — Que vous donnerez dans un demi-litre de bière chaude.

23. — Lorsque l'inflammation est considérable, et que le cheval a de la fièvre et de la disposition à devenir constipé, donnez-lui le breuvage purgatif (recette 57, page 88), avec 62 grammes de plus de sel de glaubert et 62 grammes de plus d'huile de castor.

24. — En mettant exactement toutes ces règles en pratique, on réussira presque toujours à effectuer la cure.

CHAPITRE XXXIII.

Blessures au Coude, au Grasset, au Jarret, au Genou, au Boulet, etc.

1. — Les blessures aux membres inférieurs, tels que le coude, le grasset, le jarret, le genou

le boulet, ainsi que celles qui sont situées sur les nerfs ou tendons, ne doivent jamais être pansées avec aucun onguent ni aucune matière grasse ou huileuse, à moins qu'elles ne soient accompagnées d'une inflammation considérable ; elles doivent être traitées avec des astringents adoucissants, tels que celui-ci :

(RECETTE, N° 127.)

Teinture composée.

Prenez—Melum Egyptiacum, 125 grammes ;
    Teinture de benjoin, ou baume des moines, 62 grammes 1|2 ;
    Esprit de térébenthine, 15 grammes.
    Mêlez, et gardez cela en bouteille pour en faire usage au besoin.

2. — On en injectera dans la plaie avec une seringue ; on appliquera aussitôt sur l'orifice de la blessure une petite compresse de charpie ou d'étoupes fines, pour y retenir le remède, et, par-dessus, afin de l'empêcher de sécher, un emplâtre de l'onguent (recette 121) étendu sur de l'étoupe, que l'on fixera avec une bande de flanelle. Si pourtant il n'y a ni gonflement ni inflammation, une bande de toile est très-préférable.

3. — Il est très-difficile de bander les plaies au *coude* et au *grasset* ; au lieu donc d'y appliquer un bandage, ou y introduira une ou deux fois par jour, à l'aide d'une sonde ou d'un tuyau de plume

de corbeau, une petite tente de charpie ou d'é-
toupes trempée dans la préparation ci-dessus.
Aussitôt que la suppuration commencera à diminuer, on cessera de panser avec une tente les
plaies situées sur ces parties. Si la tuméfaction
et l'inflammation étaient considérables, on fo-
menterait, deux fois par jour, la partie affectée
avec la préparation n° 109, puis on la frotterait
du liniment (recette 65, page 96).

4. — Pour le pansement des blessures aux
parties nerveuses ou tendineuses, on pourra employer la teinture composée (recette 116).

5. — Avec le jugement le plus ordinaire, en
suivant exactement cette méthode, on effectuera
aisément la cure de toute plaie récente.

6. — Si la plaie est ancienne, si le fond en est
carié, et s'il y a perte de synovie, c'est-à-dire de
cette lymphe huileuse qui découle quelquefois
des articulations, il faut la traiter de la manière
indiquée au chapitre suivant pour le suintement
des articulations.

CHAPITRE XXXIV.

*Suintement des articulations, ou Écoulement de la
Synovie, vulgairement appelée graisse des jointures.*

1. — Les auteurs vétérinaires ont généralement donné trop peu d'attention à la nature des
plaies accompagnées de cet accident. Lorsque la

capsule ou bourse ligamenteuse qui enveloppe l'articulation est divisée de sorte que la synovie ou graisse huileuse découle de la plaie, la première chose qu'il y ait à faire est de fermer la plaie le plus promptement possible. Cela peu se faire par la cautérisation actuelle (1); mais on ne doit la pratiquer que sur des plaies légères, résultant de ponction par un objet quelconque. On l'exécute avec le fer dont on se sert pour donner des pointes de feu, ou avec l'extrémité de tout autre instrument en fer, pourvu qu'elle soit unie et pointue. Il faut s'en servir avec une grande précaution, car on ne doit brûler que la superficie de la plaie. On y applique immédiatement après une compresse de charpie trempée dans la teinture composée recette 116, et on l'y assujettit convenblement avec un bandage.

2. — Les plaies anciennes et celles qui ont beaucoup d'ouverture ne doivent pas être fermées par le cautère actuel. On les traitera de la manière suivante :

(RECETTE N° 128.)

Prenez — Onguent égyptiac, 125 grammes ;
  Vinaigre de vin, 62 grammes 1|2 ;
  Vert-de-gris, en poudre, 10 grammes ;
  Sublimé corrosif, en poudre, 2 grammes 1|2;
  Teinture de benjoin, 62 grammes 1|2 ;
  Mêlez, et secouez cela dans la bouteille quand
  vous voudrez vous en servir.

---

(1) Le feu.

Ou bien :

(RECETTE, N° 129.)

Prenez—Sublimé corrosif, 5 grammes ;
    Vitriol bleu et sucre de plomb (1), 10 grammes
        de chaque, le tout en poudre ;
    Teinture de myrrhe, 125 grammes ;
    Esprit de sel (acide muriatique), 10 grammes.
    Mêlez-les dans une fiole.

3. — Ces mixtions ont éminemment la propriété d'arrêter l'écoulement de la synovie. La première est la plus douce des deux ; elle remplira ce but dans la plupart des cas. Mais lorsque l'écoulement est ancien, et que l'os est carié, la seconde est la plus propre à nettoyer ces ulcères.

4. — On ne doit jamais employer les remèdes de ce genre que jusqu'à ce que l'ulcère soit entièrement nettoyé, alors la teinture styptique que voici suffira :

(RECETTE N° 130.)

Prenez—Egyptiac, 62 grammes ;
    Teinture de benjoin et teinture de myrrhe, 31
        grammes de chaque ;
    Acide nitrique, 10 grammes.
    Mêlez-les dans une fiole.

5. — Voici la manière de faire usage de ces trois mixtions : on verse dans un godet de faïence

---

(1) Sucre ou sel de Saturne.

re que l'on juge nécessaire de celle dont on veut se servir, et on en injecte deux fois par jour dans la plaie avec une seringue ; on met aussitôt de la charpie sur l'orifice de la plaie, pour y retenir l'injection ; on applique une compresse convenable par-dessus, et on fixe le tout avec un bandage.

6. — Les plaies aux genoux sont les plus difficiles à guérir, en ce que cette partie est plus exposée qu'aucune autre aux accidents. Lorsqu'il n'y a pas érosion du cartilage ou de l'os (ce dont il est aisé de s'assurer pour l'introduction de la sonde), on emploie les remèdes benins pour effectuer la cure : la mixtion ci-dessus (recette 130) suffit dans la plupart des cas.

7. — Toutes les fois que la partie est enflée et enflammée, ce qui a lieu surtout dans les premiers moments de l'accident, il faut la fomenter avec la préparation prescrite (recette 109, page 130), et après cela, la frotter avec la mixtion anodine et astringente que voici :

(RECETTE N° 131.)

Prenez—Sel ammoniac et nitre, 15 grammes de chaque, en poudre ;

Vinaigre de vin et vieux verjus, un quart de litre ;

Esprit de vin camphré, 62 grammes 1⁄2.

Mêlez dans une bouteille, et gardez pour l'usage.

8. — Après en avoir bien frotté la partie souffrante de manière à l'en pénétrer, l'avoir pansée

avec l'une des mixtions précédentes, et avoir assujetti l'appareil avec un bandage convenable, il n'y a presque pas de doute qu'en persévérant dans ce traitement on n'obtienne une prompte guérison.

9. — Dans le traitement des ulcères de toute espèce, on ne doit pas négliger l'état maladif dont ils sont généralement accompagnés. La saignée et la purgation sont des moyens propres à détruire les humeurs et à diminuer l'inflammation. Commencez donc par saigner le cheval et donnez-lui, une couple de fois, ce jour-là, de l'eau jetée bouillante sur du son ; faites-lui prendre, le lendemain matin, la pilule purgative (recette 2, page 25), et traitez-le de la manière qui y est indiquée.

10. — Les plaies aux articulations laissent, en général, après elle une raideur que l'on dissipera par l'application du vésicatoire (recette 133, page 172), ou de l'onguent vésicatoire astringent mitigé (recette 111, page 146), qui suffiront l'un ou l'autre, et qui doivent être employés comme il est expliqué.

CHAPITRE XXXV.

Des Ulcères.

1. — Il n'est pas nécessaire d'entrer ici dans une description étendue des ulcères : nous nous

bornerons à faire connaître en quoi les ulcères internes diffèrent des externes.

2 — Les premiers viennent de la privation des sucs nutritifs qu'une cause quelconque empêche de s'étendre aux extrémités des vaisseaux. Dans ce cas, il faut de légers purgatifs, et recourir ensuite aux altératifs, tels que la médecine (recette 4, page 27), et les pilules altératives (recette 42, page 70), et les faire prendre de la manière prescrite pour chacune d'elles. La connaissance convenable de la compléxion et du tempérament de l'animal, mettra en état d'administrer ces remèdes avec un grand avantage.

3. — Dans certains cas invétérés où il y a corruption du sang et symptômes de farcin, il faudra commencer par faire prendre au cheval la médecine mercurielle (recette 5, page 29), que l'on secondera par la recette 2, page 25, dont on modérera les doses ainsi qu'il est prescrit et que l'on répétera avec les intervalles convenables.

4. — Les ulcères externes sont une putréfaction des humeurs qui découlent continuellement d'une partie molle; cette putréfaction prend le nom de *carie* lorsqu'elle attaque les solides. Les ulcères ou plaies de cette espèce sont souvent très-difficiles à guérir. Le moyen consiste à détruire la carie, en la taillant avec un instrument ou en la faisant corroder par les caustiques. Quand on emploie la première de ces méthodes,

on étanche le sang en touchant la partie avec une curette de fer trempée dans l'huile de vitriol ou de l'eau forte, ou en y appliquant la composition (recette 117, page 153), ou bien, si on le préfère, en mettant dans la plaie un peu de vitriol bleu pulvérisé, et en appliquant par-dessus une poignée de tanures de cuir blanc, que l'on fixe au moyen d'un bandage. On laissera cet appareil pendant dix à douze heures sur la plaie; après quoi on la pansera avec l'enguent suppuratif (recette 121, page 157), ou autrement, selon son état et sa situation. (Voy. le chapitre XXXIV pour les *plaies aux articulations*, et le chapitre XXXII sur les *plaies en général*. Quand on veut détruire la carie par les caustiques, on se sert du nitrate d'argent, ou du sublimé. La manière de les employer dépend de la partie sur laquelle l'ulcère est situé. Ceux qui se trouvent situés sur des parties où l'on peut appliquer un bandage, sont beaucoup plus faciles à guérir que ceux où l'on ne peut fixer un appareil.

5. — Voici un remède efficace pour nettoyer les ulcères malins situés soit sur les articulations, soit sur les parties tendineuses :

(RECETTE N° 122.)

Mixtion caustique.

Prenez—Teinture d'euphorbe, 15 grammes ;
Teinture de benjoin, 46 grammes ;
Sublimé, en poudre, 5 grammes ;

Esprit de sel (1), 10 grammes.

Mêlez ce'a dans une bouteille, et gardez-le pour l'usage.

6. — On en injecte dans la plaie avec une seringue, ou bien, lorsque la plaie est assez large, on en imbibe un plumasseau de charpie, que l'on met au fond de la plaie, et on la couvre d'un emplâtre d'onguent suppuratif étendu sur de l'étoupe, que l'on assure avec un bandage.

7. — Les instructions que nous venons de donner relativement aux ulcères, suffiront pour tous les cas.

CHAPITRE XXX.

De l'Eparvin calleux, de la Forme, des Osselets et des Suros.

1. — Il serait superflu de s'étendre sur la nature de ces maux, ils sont bien connus de toutes les personnes qui entretiennent des chevaux.

2. — *L'Éparvin calleux* est une excroissance ou grosseur dure qui vient sur la face interne du jarret. Ceux qui sont situés sur la partie inférieure causent rarement à l'animal autant de douleur que ceux qui sont situés vers le milieu.

3. — La *Forme* se compose de grosseurs dures qui viennent à la partie inférieure du pa-

---

(1) Acide muriatique.

turon, près de la couronne, et qui s'étendent d'ordinaire en forme d'anneau autour de la partie antérieure du pied. Quelquefois ces grosseurs se montrent seulement de chaque côté du paturon, un peu au-dessus de la couronne ; elles prennent alors le nom *d'Osselets*. Le principe de ce mal est généralement dans la jointure du grand et du petit os du paturon ; c'est ce qui occasionne de la raideur dans le jeu de cette articulation.

4. — En général, les *Éparvins* et la *Forme* proviennent d'efforts ; mais, dans certains cas, ils paraissent héréditaires. Souvent aussi les éparvins sont occasionnés par des coups, et la forme par des chicots (1), ou, en hiver, par l'atteinte d'un fer retourné par la glace.

5. — Les *Suros* sont des excroissances dures qui naissent sur le canon de la jambe, et dont la forme et la grosseur varient. En général, lorsqu'il sont considérables et qu'ils portent sur le gros tendon, ils font boiter le cheval ou lui causent de la raideur.

6. — Le traitement de tous ces maux est à peu près le même. Lors de l'apparition de ces tumeurs, et quelque temps auparavant, le cheval boite considérablement, et il n'y a qu'un homme exercé qui puisse reconnaître ce qui le fait boiter.

---

(1) Eclat de bois, ou toute autre chose de ce genre.

7. — L'huile vésicatoire que voici pourra
être employée avec succès :

(Recette, n° 133.)

Prenez —Egyptiac et vinaigre de vin, 62 grammes 1\|2 de
      chaque ;

      Eau d'ammoniac pure, esprit de sel de téré-
         benthine et huile d'origan, 31 grammes de
         chaque ;

      Euphorbe et cantharides, 10 grammes de cha-
         que ;

      Verre pilé et passé, 5 grammes ;

      Mettez cela dans une bouteille et secouez-la
         bien quand vous voulez vous en servir.

8. — On en frottera bien la partie affectée,
six ou sept jours de suite, le matin, une demi-
heure chaque fois, avec la main. C'est certainement un remède très-recommandable et un des
meilleurs que l'on puisse tirer de la *matière médicale*. Le verre pilé qui entre dans sa composition
contribue puissamment à son efficacité ; il rugine
la peau et la divise en quelque sorte par le frottement qu'il y exerce ; il y fait des empoules,
appelle la transpiration, ouvre les pores, et prépare aux parties plus subtiles de cette composition le moyen de pénétrer l'enveloppe ligamenteuse. Il guérit non-seulement les *éparvins*, la
forme et les *suros* récents, mais encore ceux qui
subsistent depuis long-temps, et qui se sont
montrés rebelles. L'auteur a souvent employé
cette mixtion pour des callosités tendineuses et

des efforts d'ancienne date, et il a toujours trouvé en elle un remède du premier ordre. Il aurait beaucoup à dire en faveur de cette prépation, mais les personnes qui auront occasion de s'en servir seront bientôt convaincues de ses bons effets.

9. — La recette suivante offre un excellent remède pour la guérison des *éparvins* et des *suros* naissants :

(Recette n° 134.)

Mixtion repercussive.

Prenez—Huile d'origan, 31 grammes ;
  Esprit de térébenthine, 15 grammes ;
  Vitriol blanc, en poudre, 10 grammes,
  Verre pilé et passé, 5 grammes ;
  Mettez cela en bouteille, pour en faire usage au besoin.

10. — On en frotte la partie affectée, *avec le bout des doigts*, six ou sept jours de suite, le matin, ayant toujours soin d'employer avec le liquide un peu des poudres qui y déposent.

11. — Dans tous les cas ci-dessus décrits, lorsque le calus est peu considérable, et que la douleur a été à peu près dissipée par l'application des remèdes sus-mentionnés, le feu achèvera presque toujours la guérison. Après l'avoir donné, on appliquera, trois jours de suite, le matin, sur toute la partie, l'onguent vésicatoire

(recette 113, page 148). On attachera le cheval au râtelier, de manière qu'il ne puisse porter les lèvres ni la dent sur le vésicatoire, ce qui lui ferait venir des empoules à la bouche, et laisserait une tare sur la partie affectée. On l'y tiendra pendant cinq ou six heures; après quoi on pourra le délier et le rendre à la même liberté qu'auparavant. Trois ou quatre jours après le dernier pansement, on pourra le laisser en liberté dans une cour jonchée de paille, si c'est en hiver, ou le mettre à l'herbage pour deux ou trois mois, si c'est au printemps.

12. — Dans les cas rebelles et d'ancienne date, lorsque le calus est considérable, et qu'il existe dans toute la partie une douleur que l'on n'a pu réussir à dissiper par le moyen des remèdes que nous avons indiqués, on se conformera rigoureusement à la méthode plus puissante que voici. On commence par tondre le poil. On était après cela dans l'usage d'imprimer dans le calus un instrument de fer imaginé tout exprès pour cela; mais la force du coup ébranlant toute la jambe, ce procédé produisait souvent plus de mal que de bien. Le meilleur moyen est de percer le calus d'autant de trous que l'espace le permet, avec un poinçon ou tout autre instrument aigu d'environ 3 centimètre de long, auquel on fixe un morceau de liége ou de sureau pour l'empêcher de pénétrer au-delà de la substance calleuse qu'il faut toutefois percer d'outre en outre. Cela fait, on bassine la partie

avec du vinaigre, et, lorsque le sang est arrété, on y applique le vésicatoire suivant :

(RECETTE N° 135.)

Onguent vésicatoire actif.

Prenez—Onguent vésicatoire (recette 113, page 148), 31 grammes ;
 Cantharides, en poudre, 5 grammes ;
 Huile d'origan, 10 grammes ;
 Sel commun, pulvérisé, 5 grammes ;
 Eau d'ammoniac pure (1), 10 grammes ;
 Mêlez le tout, et mettez cela dans un pot de faïence pour l'usage.

Ou bien celui-ci, s'il paraît plus convénable :

Prenez—Onguent vésicatoire (recette 113), 31 grammes ;
 Cantharides, en poudre, 10 grammes ;
 Vitriol bleu et vitriol blanc, en poudre, 5 grammes de chaque ;
 Sublimé, en poudre, 2 grammes 1|2,
 Egyptiac, 7 grammes 1|2 ;
 Huile d'origan, 10 grammes.
 Mêlez bien le tout ensemble, et mettez cela dans un pot pour l'usage.

13. — Nous avons toujours trouvé dans cette dernière préparation, un vésicatoire puissant pour toutes les substances concrètes de ce genre, particuliérement pour les *suros* et *l'éparvin calleux.*

14. — La première fois que l'on se servira

---

(1) Précédemment esprit de sel ammoniac.

de l'un ou l'autre de ces onguents, on le fera pénétrer peu à peu avec une spatule. On en répétera l'usage quatre ou cinq jours de suite, le matin. Après la première fois, il suffira de l'étendre, et on frottera tout le tour avec un peu de saindoux, pour l'empêcher de gagner au-delà.

15. — Lorsque ce traitement sera fini, et que la partie aura séché, il sera avantageux d'y appliquer la charge vésicatoire que voici :

(RECETTE, Nº 137.)

Prenez—Poix blanche et poix noire, 125 grammes de chaque ;

Emplâtre commun avec des gommes, 62 grammes 1|2 ;

Emplâtre oxicroceum et emplâtre fortifiant, 31 grammes de chaque ;

Cantharides et euphorbe, en poudre, 10 grammes de chaque.

Faites fondre la poix et les emplâtres ensemble, ajoutez-y ensuite les deux derniers ingrédients, et remuez bien le tout.

16. — Il faut que cette charge soit étendue sur l'endroit malade un instant avant qu'elle se coagule. On appliquera aussitôt une flanelle ou de la laine courte par-dessus. Un jour ou deux après, le cheval peut être mis au pré pour deux ou trois mois. Si c'est une flanelle que l'on a appliquée et cousue par-dessus la charge, on peut la découdre au bout d'un mois. Si le cheval est encore boiteux après avoir passé le temps prescrit ci-dessus à l'herbage, on le rentrera, et on

lui appliquera de nouveau, et de la même manière, le vésicatoire et la charge.

17. — Ce traitement suffira presque toujours pour guérir les *éparvins*, la *forme* et les *suros* de trois ou quatre ans de date, lorsqu'on n'aura pas réussi par d'autres moyens.

CHAPITRE XXXVII.

De la Courbe.

1. — Cette affection des membres de derrière a son origine dans l'articulation des os sur lesquels naît l'éparvin (1); elle vient sur la partie postérieure de la jambe de derrière, un peu au-dessous du jarret, et elle y forme une tumeur considérable. En général, elle est le résultat d'un effort suivi d'une inflammation qui souvent laisse après elle un dépôt de lymphe coagulable, laquelle se change en dureté.

2. — A sa naissance, on la guérit aisément par l'application de lénitifs et d'astringents, tels que ceux dont on se sert pour la foulure des tendons (voyez recettes 107, page 142; 108, page 144; ou 110, page 145). Si après l'usage de l'un de ces remèdes pendant huit ou dix jours, la douleur et la substance existent encore, il faut avoir recours à des remèdes plus actifs. Dans un

____

(1) C'est-à-dire l'éparvin calleux.

tel cas, on rasera le poil sur la partie affectée, et on la frottera bien, cinq ou six jours de suite, le matin, avec l'huile vésicatoire (recette 133,) de la manière qui y est prescrite. C'est un remède puissant pour la courbe. Après les vésicatoires, il est toujours nécessaire de donner au cheval deux ou trois mois de repos hors de l'écurie (1).

3. — Lorsqu'elle est ancienne, durcie et calleuse, la Courbe exige souvent l'application du feu. S'il est donné *par une main habile*, il en résulte rarement une tare considérable, surtout si on observe la méthode qui suit. Le fer doit être mince, poli, et ne doit pas être trop chaud. Quand on le croit assez chaud, on le frotte sur quelque chose pour l'unir, et on le passe légèrement autour de la Courbe, de manière à l'enfermer dans un cercle : on tire ensuite trois raies, de haut en bas, une le long du gros tendon, et une de chaque côté ; après cela, on en tire de transversales, de la manière que nous avons indiqué pour le donner sur les tendons. On applique ensuite le vésicatoire (recette 113, page 148), de la manière qui y est prescrite. Un cheval doit se reposer pendant un temps convenable après des opérations de ce genre, et être en liberté dans une cour jonchée de paille, ou ce qui vaut encore mieux, à l'herbage.

____

(1) C'est-à-dire au pâturage.

CAPITRE XXXVIII.

Des Tumeurs ou Abcès.

1. — Les Abcès sont des tumeurs qui proviennent ou d'accidents extérieurs ou de causes internes.

2. — Ceux qui ont pour cause des accidents externes sont plus ou moins accompagnés d'inflammation, selon la gravité de l'accident. En général, ils proviennent de coups, et doivent être pansés d'abord avec des astringents. On frottera donc soigneusement la partie souffrante avec les mixtions astringentes (recette 107, page 142, ou celle 108, page 144). Mais si la tumeur n'est pas dissipée dans la huitaine, et si elle paraît disposée à tourner en suppuration, la préparation suivante sera préférable :

(RECETTE N° 138.)

Prenez—Opodeldoc, eau d'ammoniac pure, et esprit de térébenthine, 62 grammes 1|2 de chaque ;
Huile d'olive, 94 grammes ;
Huile d'origan, 31 grammes.
Mêlez cela dans une bouteille.

3. — On en frottera, une ou deux fois par jour, la partie affectée, et, si c'est un endroit où l'on puisse appliquer un bandage, on fera bien d'en mettre un.

4. — Quand on n'a pas réussi à résoudre le sang extravasé, le meilleur moyen est d'ouvrir

la peau et d'en retirer les caillots. On pansera ensuite la plaie avec l'onguent digestif (recette 121, page 157, ou l'huile digestive, recette 119, page 155), de la manière qui y est indiquée.

5. — Quand les tumeurs critiques proviennent d'une cause interne, comme la fièvre, on ne doit pas chercher à les résoudre, à moins qu'elles ne tombent dans les membres inférieurs, tels que le boulet ou le pied, ce qui mettrait le cheval en danger de devenir fourbu. Il faut, en ce cas, lui faire prendre une ou deux médecines, fomenter, deux fois par jour, la partie tuméfiée avec le remède indiqué (recette 109, page 144), puis la frotter de la mixtion ci-dessus (recette 138, page 180), et la couvrir d'un bandage de flanelle. Par ce moyen, on entretiendra le membre dans une aisance continuelle.

6. — Si la tumeur est située sur la nuque, derrière les oreilles, sous la ganache, sur le garrot ou dans l'aine, et si, de plus, elle est considérable et accompagnée d'inflammation, on l'encouragera avec l'onguent maturatif (recette 125, page 160), et un cataplasme composé de farine de seigle bouillie dans du lait, à laquelle on ajoutera ce que l'on jugera convenable d'onguent de sureau ou de guimauve; ou bien, si on le préfère, on fomentera, deux ou trois fois par jour, la partie tuméfiée avec la préparation (recette 123, page 159), et après chaque fomentation, on la frottera du même onguent. Dès que la matière

sera formée, on pourra ouvrir la tumeur avec un fer chaud ou une lancette ; puis on la pansera avec l'onguent ou l'une des huiles digestives ci-dessus mentionnés.

7. — Les plaies de ce genre n'ont guère besoin d'être pansées avec une tente et des digestifs (1), que jusqu'à ce que la suppuration soit bonne et bien établie, ou que la tuméfaction ait diminué. On peut alors les fermer avec la teinture composée (recette 116, page 152), que l'on appliquera avec une plume, et que l'on saupoudrera d'alun brûlé, de bol arménic et de résine pulvérisés et mêlés à égales quantités. Si, durant le traitement par les digestifs, il paraît quelques chaires baveuses, on les enlèvera en les touchant avec le nitrate d'argent ou le beurre d'antimoine.

CHAPITRE XXXIX.

Mal de Nuque, ou Mal de Taupe.

1. — C'est un abcès qui se forme parmi les ligaments ou tendons situés sur le sommet de la tête, entre l'os occipital et la vertèbre supérieure du cou. Il provient, en général, ou de meurtrissures, ou de quelque effort, que le cheval s'est donné en tirant ; quelquefois c'est une suite de

---

(1) Suppuratifs.

quelqu'autre aposthème, ou une translation d'humeurs après une fièvre. Cette dernière espèce est la plus difficile à guérir.

2. — Quand le mal de nuque est le résultat de quelque violence externe, on le guérit aisément en frottant bien, une fois par jour, la partie affectée avec la mixtion astringente (recette 107, page 142, ou 108, page 144). On saigne le cheval, et on lui fait prendre une légère médecine, que l'on réitère deux ou trois fois s'il est nécessaire. — Après avoir convenablement saigné, purgé, et avoir fait usage de l'une ou l'autre de ces mixtions, on peut, dans la plupart des cas récents, compter sur la guérison.

3. — Mais si, au bout d'une quinzaine de jours de ce traitement, la tumeur ne commence pas à diminuer, on tondra le crin et le poil sur toute la partie, et on la frottera soigneusement, trois ou quatre jours de suite, le matin, pendant une heure, avec l'onguent (recette 113, page 148). De deux choses l'une, ou cela amènera la tumeur à suppuration, ou cela la résoudra en peu de temps. Si elle est disposée à suppurer, on l'ouvrira avec un bistouri bien tranchant. Il n'y a aucun danger à tailler, pourvu que l'on prenne garde de ne pas couper le gros tendon ou ligament dont la fonction est de porter la tête, et qui passe sous toute la longueur de la crinière. Pour éviter cet accident, on mettra au cheval un torche-nez, et on lui fera tenir le nez en haut, pour

relâcher le tendon; car si on lui laissait la tête
encapuchonnée et le nez rentrant, le tendon res-
terait appliqué de manière à s'opposer à l'introduction du doigt. Après avoir examiné la plaie et
réussi à introduire un des doigts de la main
gauche sous le tendon, l'opérateur introduit, de
la droite, l'instrument dans la plaie, tout près de
son doigt, et en même temps qu'il soutient le
tendon avec le doigt, il coupe toute la substance
corrompue, jusqu'auprès de l'os du sommet de la
tête, et, de là, le long de la partie latérale de la
crinière, partout où la plaie est cavée et ulcérée.
Il est facile, avant de couper, de s'assurer jusqu'où s'étend l'ulcère; car il existe toujours sous
le tendon aussi loin que la tuméfaction. On ne
doit couper que peu à peu, et il faut avoir constamment l'attention de sentir le tendon avec le
doigt. Le principal danger de cette opération
est de couper le tendon : si cela arrivait, la tête
du cheval pendrait à l'instant, et il serait toujours incapable d'aucune espèce de service. Si le
mal existe des deux côtés, on opérera des deux
côtés de la même manière. Cela fait, on coulera
le doigt sous toute la longueur du tendon, pour
s'assurer s'il n'y a pas d'aspérité ou de carie sur
les os, auquel cas on l'enlèverait avec le fer.

5. — L'opération achevée, on pansera la plaie
avec la mixtion styptique que voici, qui a la
propriété d'étancher le sang.

(Recette, n° 139.)

Prenez—Huile de vitriol, 31 grammes;
Esprit de sel (1), 15 grammes;
Sublimé, en poudre, 10 grammes.
Mêlez, et gardez cela dans une fiole pour l'usage.

5. — On commencera par laver la plaie, puis on l'imprégnera de cette préparation avec une curette. On introduira dans la plaie une petite spatule de bois en forme de couteau à gaîne (2), qui, tournée tant soit peu de côté, donnera la facilité d'y verser un peu de ce styptique, pour qu'il en puisse pénétrer sous le tendon. Après cela, on la pansera avec la préparation suivante :

(Recette, n° 140.)

Mixtion composée.

Prenez—Teinture de myrrhe, égyptiac et esprit de térébenthine, 62 grammes 1|2 de chaque;
Huile de vitriol, 15 grammes;
Mêlez peu à peu le vitriol aux autres ingrédients, dans un pot de faïence capable de contenir quatre fois autant; mettez ensuite le tout dans une bouteille pour en faire usage.

5. — Dès que la plaie aura été abreuvée de ce styptique, on y introduira une ou deux tentes ou plumasseaux d'étoupes trempées de cette

---

(1) Acide muriatique.
(2) Arrondie par le bout, comme le sont les couteaux de table.

même préparation. On laissera cet appareil jusqu'au lendemain; alors on le retirera, on nettoiera la plaie, et on la pansera avec l'onguent
que voici :

(Recette n° 141.)

Mixtion ardente.

Prenez—Goudron, suif de mouton et résine, 125 gram-
   mes de chaque;
  Cire vierge, 62 grammes.
  Faites-les fondre ensemble, et ajoutez :
  Esprit de térébenthine, 125 grammes ;
  Vert-de-gris distillé, en poudre, 46 grammes.
  Mêlez et remuez bien, jusqu'à ce que cela soit
   presque froid.

7. — Avant d'employer cet onguent, on nettoiera soigneusement la plaie avec de l'eau
chaude; ensuite on l'imprègnera du styptique
ci-dessus (recette 139, page 184). Après cela, on
mettra de cet onguent ce que l'on jugera nécessaire dans une cuiller à pot en fer, qui ait un
goulet, et, pendant qu'une autre personne la
tiendra sur le feu pour la faire chauffer, on introduira dans la plaie une spatule de bois d'environ trois ou quatre centimètres de large; on la
tournera ensuite un peu de côté avec la main
gauche, pour entr'ouvrir la plaie, et, de la main
droite, on y versera l'onguent bouillant. Cela
fait, on mettra une compresse d'étoupes en long
sur l'ouverture de la plaie, puis on en rappro-
chera les lèvres en y cousant trois ou quatre

9

points : cet appareil doit y rester pendant une quinzaine. Au bout de ce temps, on le lavera bien avec de l'eau chaude, et on versera de nouveau la même préparation bouillante, comme la première fois; on la répètera de la même manière au bout de trois semaines.

8. — On ne doit jamais toucher à la plaie entre les pansements; on aura seulement soin de tenir le cou du cheval proprement. En général, la plaie suppure encore trois semaines, ou même un mois, après le dernier pansement.

9. — L'auteur a fait l'épreuve de cette méthode dans des cas très-fâcheux, et il ne l'a jamais vu manquer de réussir quand elle a été suivie soigneusement.

10. — S'il paraît des chairs fongueuses ou baveuses, dans l'intervalle d'un traitement à l'autre, on les fait disparaître en les touchant avec le styptique ci-dessus (recette 139).

11. — Après le troisième pansement, il sera bon de tirer un peu de sang au cheval, et de lui faire prendre une ou deux pilules purgatives, telles que celles (recette 2, page 25, ou recette 4, page 27). On pourra ensuite lui faire prendre quelques-unes de celles (recette 28, page 55); elles contribueront beaucoup à lui purifier le sang.

CHAPITRE XXXIX.

*De l'Ulcère et des Plaies du garrot. — Des Blessures
sous la selle et le collier.*

1. — La fistule est une espèce d'ulcère qui, en
général, commence par se montrer au sommet
du garrot, et qui, peu considérable d'abord, s'a-
grandit bientôt et s'étend sur les deux côtés. Elle
provient ordinairement des meurtrissures du
collier ou de la selle, quelquefois de coups reçus
par quelque accident. J'en ai vu qui provenaient
d'un vice interne, et je les ai toujours trouvé les
plus difficiles à guérir.

2. — On empêche aisément la tumeur de dégénérer en fistule s'y l'on si prend à temps, et si
on la traite d'une manière convenable : mais
quand on l'abandonne aux soins de gens sans
habileté, elle dégénère toujours en ulcère très-
rebelle. Quand on la soigne de bonne heure, il
faut d'abord tenter de la guérir par la saignée ;
on frotte ensuite, deux fois par jour, la partie tuméfiée avec la mixtion astringente ou répercu-
sive (recette 107, page 142, ou 108, page 144);
et, aussitôt après, on applique sur la tumeur une
grande fourchée de fumier de cheval, bien chaud,
prise au milieu du tas, et on la couvre d'une
grosse couverte, que l'on assujettit avec un sur-

faix. Des tumeurs très-dangereuses ont été dissipées en peu de jours par cette méthode.

3. — Mais si la tumeur provient d'un vice interne, comme nous venons de le dire, ou d'une
translation critique d'humeurs par la fièvre, il
faut s'abstenir des répercusifs, et mûrir la tumeur
à l'aide d'émollients, afin de l'amener à suppuration. On la frottera, matin et soir, avec l'onguent
(recette 125, page 160), ou l'huile vésicatoire
(recette 124, page 159), et on y appliquera aussitôt après une fourchée de fumier chaud, comme
nous l'avons dit pus haut. De cette manière, on
l'amènera bientôt au point de maturité convenable pour l'ouvrir. On pourra aussi, si on le veut,
la laisser percer d'elle-même; mais alors on
agrandira l'ouverture avec une lancette, pour
empêcher qu'aucune partie de la matière y reste
renfermée. On pansera la plaie avec la mixtion
styptique (recette 139, page 184), et ensuite avec
la mixtion ardente (recette 141, page 109). Il ne
sera pas nécessaire d'employer cet onguent aussi
chaud que pour le mal de nuque, mais le pansement sera le même, et devra se faire deux fois par
semaine. Une fois que la suppuration est bonne
et bien établie, et que la tuméfaction a diminué,
la plaie est très-ouverte et bâillante. Quand elle
se sera remplie de chair saine, il sera à propos
de la fermer avec la teinture composée (recette
116, page 152). On l'en imprègnera avec une
plume, puis on la saupoudrera avec le dessicatif
que voici :

(RECETTE N° 142.)

Prenez—Alun brûlé et vitriol blanc, 15 grammes de chaque, en poudre ;
    Bol d'Arménie, blanc de plomb et résine jaune, 62 grammes de chaque, en poudre.
    Mêlez le tout.

4. — Le pansement avec cette teinture et cette poudre aura lieu une ou deux fois par jour pour toutes les plaies dont il s'agit.

5. — Les *Elevures* sont des petites tumeurs dures qui paraissent l'été sur le dos des chevaux, et qui sont principalement occasionnées par la selle. En général, elles proviennent du chaud et du froid que le cheval éprouve alternativement en route. On les dissipe facilemeut en les frottant de la mixtion astringente (recette 107, page 142), ou de la lotion que voici :

(RECETTE, N° 143.)

Lotion rafraîchissante.

Prenez—Esprit de vin camphré, 125 grammes ;
    Litharge acidulée et teinture d'opium, 31 grammes de chaque.
    Mêlez et gardez dans une fiole pour l'usage.

6. — On trouvera encore dans cette lotion un remède excellent pour les *meurtrissures* de toute espèce occasionnées par la selle.

7. — Les *Foulures* proviennent, en général, du froissement de la selle et du collier sur cer-

taines parties qui en ont été comprimées. On les guerit aisément avec la mixtion (recette 107, page 142), ou la lotion ci-dessus (recette 143).

8. — Mais si la peau se durcit comme de la corne, on l'enlèvera avec le bistouri, et on pansera la plaie, une fois par jour, avec l'onguent nitré (recette 32, page 58), ou, si on le croit plus convenable, avec la teinture composée (recette 116, page 152), et la poudre dont nous venons de donner ci-dessus la recette, n° 142, page 189.

9. — La méthode que nous venons d'exposer mettra en état d'opérer la guérison dans tous les cas qui pourront se présenter.

CHAPITRE XL.

Arêtes ou Grappes, Peignes, Crevasses (1), *Queue de Rat.*

1. — Les *Arêtes* ou *Grappes* sont un mal bien connu de la plupart des personnes qui ont des chevaux. Elles se montrent pendant les der-

(1) Ces termes se prennent souvent l'un pour l'autre. Toutefois ces maladies, identiques de leur nature, diffèrent par leur aspect extérieur. « Les *Arêtes* » sont des croûtes ou calus durs et élevés, prenant depuis la naissance du » boulet, en remontant et gagnant tout le long du tendon de la jambe. Elles » ont assez de ressemblance à une arête de poisson.... parce que le poil tombe » et laisse ces croûtes à découvert. Elles sont quelquefois élevées de l'épais- » seur d'un demi-doigt. Il y en a une seconde espèce qu'on appelle arêtes hu- » mides : celles-ci coulent tout le long d'une partie de la jambe, depuis la nais- » sance du boulet, elles suintent une humeur âcre et mordicante qui fait tom- » ber le poil. »

niers mois de l'année et pendant l'hiver. Ce mal peut provenir de différentes causes, telles que débilité du système, épaisseur de tempérament, relâchement des vaisseaux, mauvaise disposition du sang et des humeurs. Elles sont souvent le résultat de la négligence du palfrenier, qui n'a pas eu l'attention de tenir les jambes du cheval propres, ni de les lui frotter plusieurs fois par jour avec la main, comme cela doit être, pour y appeler la transpiration et y faire circuler le sang; soin nécessaire, et qui contribue beaucoup à prévenir cette infirmité.

2. — Les symptômes qui décèlent les arètes, sont l'enflure des jambes, suivie d'une vive éruption d'où découle une matière fétide et gluante.

3. — Dès qu'on s'apercevra que les jambes d'un cheval s'engorgent à l'écurie, et qu'elles désenflent quand il prend de l'exercice, on les lui lavera bien avec de l'urine humaine, ou avec de l'eau et du vinaigre, chaque fois qu'il rentrera à l'écurie; après quoi, on les lui frottera longtemps sans discontinuer. On répètera trois ou quatre fois par jour les frictions avec la paume de la main, pour prévenir la stagnation du sang et des humeurs, et l'obstruction des vaisseaux de ces parties.

4. — Après cette friction de la main, on lui frottera soigneusement les jambes avec la mixtion suivante :

(RECETTE N° 144.)

Prenez—Vinaigre, un quart de litre;
Eau d'ammonia pure, 62 grammes;
Bol arménic et vitriol blanc, en poudre, 31
grammes de chaque.
Mêlez-les dans une fiole pour en faire usage.

5. — C'est un remède d'une grande vertu
pour dissiper l'inflammation, retendre les fibres,
fortifier les vaissaux et prévenir l'engorgement
des jambes.

6. — On peut le remplacer par la lotion suivante que l'on trouvera moins chère et également propre à prévenir ce mal :

(RECETTE, N° 145.)

Prenez—Alun, 125 grammes;
Vitriol bleu et vitriol blanc, 62 grammes 1|2
de chaque;
Bol arménic, 31 grammes.
Pulvérisez et mêlez le tout ensemble dans un
grand pot, versez un litre d'eau sur ces ingrédients, remuez jusqu'à ce qu'ils soient dissous, et mettez cela en bouteille pour l'usage.

7. — Après avoir bien nettoyé la partie affectée, on la frottera, soir et matin, avec un peu
de cette lotion.

8. — Quand les jambes d'un cheval s'engorgent considérablement, on tond d'abord le poil
aussi près que possible, et on les lui lave avec de
l'urine dans laquelle on a plongé un fer rouge. Une
demi-heure après, on frottera tous les endroits
malades avec l'eau caustique que voici :

(Recette, n° 146.)

Prenez—Romarin, thym, sauge, une bonne poignée de
chaque.
Faites-les bouillir dans vingt-cinq litres d'eau de
pluie ou de rivière, que vous laisserez réduire
à dix-huit ; passez-la ensuite dans une flanelle
et ajoutez :
Alun et vitriol vert, en poudre, 2 kilogrammes
1|2 de chaque; Vitriol bleu, 500 grammes;
Vitriol blanc, 125 grammes ; — le tout pulvérisé
très-fin. Les poudres doivent être ajoutées au
liquide bouillant, et on le remue bien jusqu'à
ce qu'elles y soient entièrement dissoutes, après
quoi on le met en bouteille pour l'usage prescrit.

9. — Après avoir bien bassiné les parties malades soit avec cette eau, soit avec la mixtion ci-
dessus (recette 145), on étendra sur de la filasse
ou de grosses étoupes de l'onguent dont la recette suit ; on en appliquera partout où il y a du
mal, et on les fixera avec une bande de flanelle
ou un vieux bas, que l'on couvrira d'un second
bandage de large tressoir ou de forte lisière :

(Recette, n° 147.)

Prenez—Miel et saindoux, 500 grammes de chaque ;
Baume de soufre, 62 grammes 1|2 ;
Goudron, 500 grammes.
Faites-les fondre ensemble; ajoutez-y ensuite :
Vitriol blanc et sucre de plomb (1), 62 grammes
de chaque, en poudre ;

(1) Sucre ou sel de Saturne,

Alun pulvérisé, 750 grammes.
Mêlez le tout ensemble, et remuez jusqu'à ce que cela soit froid.

10. — Cet appareil doit rester quarante-huit heures sur la partie affectée. Au bout de ce temps, en répètera les lotions avec l'eau caustique, et on appliquera de nouveaux emplâtres d'onguent, comme la première fois.

11. — Trois pansements avec ces remèdes suffisent en général pour effectuer la guérison, quelque grave que soit le mal.

12. — Il est quelquefois nécessaire de mettre un cataplasme sur la partie malade pendant les deux ou trois jours qui précèdent l'emploi des remèdes dont nous venons de parler; celui que voici remplira parfaitement cet objet :

(RECETTE N° 148.)

Prenez—De la grosse farine, du pain ou du son, quantité suffisante, et faites bouillir dans du vieux lait jusqu'à consistance nécessaire.
Ajoutez ensuite :
Saindoux, 62 grammes 1|2 ;
Térébenthine de Venise, 31 grammes ;
Alun, pulvérisé très-fin, 62 grammes 1|2 ;
Mêlez le tout ensemble, et appliquez le cataplasme chaud.

13. — Il suffira pour guérir les arètes dans la plupart des cas récents.

14. — L'onguent dont voici la recette convient aux personnes riches qui entretiennent des

chevaux de selle ou de chasse à l'écurie pendant
l'hiver :

Onguent pour les Crevasses.

Prenez—Saindoux, 500 grammes ;
      Céruse, 125 grammes ;
      Alun, pulvérisé très-fin, 62 grammes 1|2 ;
      Vitriol blanc, 31 grammes ;
      Sucre de plomb, 15 grammes 1|2 ;
      Huile d'olive, 94 grammes.
      Broyez toutes ces poudres (1) avec l'huile, dans
        un mortier de marbre ou sur une pierre à
        broyer les couleurs ; ajoutez ensuite le sain-
        doux, et battez le tout ensemble, jusqu'à ce
        que tous ces ingrédients se soient amalgamés.

15. — C'est une composition très-propre, et
qu'il est bon d'avoir toute prête à l'écurie pendant l'hiver. On la trouvera d'un grand secours
non-seulement contre les arêtes et les crevasses,
mais encore pour les *chicots,* les *clous de rue* et les
atteintes de toute espèce. Dans les cas légers, il
suffira d'en frotter, soir et matin, la partie affectée, mais pour les *atteintes* et autres blessures
aux parties inférieures de la jambe, il vaudra
mieux l'étendre sur des compresses d'étoupes,
que l'on fixera avec des bandages de la même
manière que pour l'onguent ci-dessus (recette
147, page 193).

---

(1) Il est évident que tous les ingrédients qui en sont susceptibles doivent
être pulvérisés.

16. — Après avoir ainsi exposé le *traitement externe* de ce mal, nous passons à son *traitement interne*, qui est d'une égale importance.

17. — On commencera par tirer au cheval, depuis deux jusqu'à trois ou quatre litres de sang, selon sa taille et sa force; puis on lui fera prendre le breuvage diurétique suivant :

(**RECETTE N° 150.**)

Prenez—Résine jaune, en poudre, 188 grammes ;
      Graine de genièvre, concassée, et graine de carvi, en poudre, 62 grammes 1|2 de chaque ;
      Nitre et turméric (1), en poudre, 31 grammes de chaque.
      Mêlez cela dans un litre de bière froide, et donnez cela le matin, à jeun.

18. — Ce breuvage est plutôt calculé pour des chevaux de trait que pour des chevaux de selle ou de chasse. On peut en augmenter de beaucoup la force, en y ajoutant de 31 à 62 grammes d'esprit de térébenthine ; on le trouvera alors d'un grand effet pour les gros chevaux dont les jambes s'engorgent excessivement. On le fera prendre le matin, à jeun, comme nous l'avons dit ; on laissera le cheval sans manger pendant deux heures, après quoi, on lui donnera à boire et à manger comme de coutume. Le lendemain, on lui fera prendre un exercice modéré, et on lui

---

(1) Racine que l'on tire de l'Inde.

donnera de l'eau fraîche tant qu'il en voudra. Enfin, on répètera ce breuvage trois ou quatre fois, de trois en trois jours.

19. — Nous allons maintenant donner diverses recettes de pilules diurétiques dont l'usage sera très-avantageux aux chevaux dont les jambes sont sujettes aux engorgements ou aux arètes.

20   (RECETTE, N° 151.)

Prenez—Résine jaune, en poudre, 250 grammes;
Sel de prunelle, en poudre, 310 grammes;
Kali préparé (1), 217 grammes;
Huile de genièvre, 62 grammes 1|2;
Savon de Castille, 750 grammes.
Faites-en une pâte propre à former des pilules, en battant le tout avec du miel en suffisante quantité.

Soixante-deux grammes de ce mélange suffiront pour chaque pilule. On en fera prendre une au cheval tous les trois jours.

21   (RECETTE, N° 152.)

Prenez—Résine jaune, en poudre, 250 grammes;
Nitre pulvérisé et térébenthine de Venise, 168 grammes;
Poudre de réglisse, gingembre fraîchement pulvérisé et savon de Castille, 250 grammes de chaque;
Huile de genièvre, 62 grammes 1|2 de chaque;

____

(1) Sel de tartre.

Mélasse ou miel, ce qu'il en faudra pour donner au tout la consistance nécessaire pour en faire des pilules : elles seront de 62 grammes 1|2 chaque.

22. — On les administrera de la même manière que les précédentes. On les trouvera également propres à dissiper les obstructions des voies urinaires, et à empêcher les tumeurs inflammatoires de se fixer dans les jambes.

23   (Recette, n° 153.)

Prenez—Nitre, résine jaune et crocus d'antimoine, 500 grammes de chaque, finement pulvérisés ;

Savon de Castille, par tranches très-minces, 500 grammes ;

Baume de copahu, 62 grammes 1|2 ;

Térébenthine de Venise, 186 grammes ;

Réglisse en poudre et gingembre fraîchement pulvérisé, 125 grammes de chaque.

Battez le tout ensemble, avec ce qu'il faudra de mélasse pour donner à cela la consistance convenable, et faites-en des pilules de **62** grammes 1|2 chaque.

24. — On donnera tous les trois jours au cheval, jusqu'à ce qu'il en ait pris quatre ou cinq, une pilule de l'une ou l'autre de ces trois espèces ; on les discontinuera pendant une semaine, puis on les répètera comme la première fois. Il pourra boire froid, et manger comme de coutume.

25. — Si la guérison ne s'opère pas promptement par l'usage de ces remèdes, il sera bon de

lui faire prendre deux ou trois doses de médecine, telles que celles recettes 2 ou 3, page 25 ;
après quoi on pourra lui faire prendre des pilules
diurétiques. On lui pansera les jambes de la manière indiquée précédemment.

26. — Par cette méthode, on guérira, en général, l'engorgement des jambes et des arètes,
quelque graves et invétérés que soient ces
maux.

Peignes.

27. — Humeur qui se déclare autour de la
couronne et qui y produit des croûtes (1) et de
la démangeaison. On les guérit de la même manière que les arètes, par l'application des cataplasmes (recette 148, page 194), de l'eau caustique (recette 146, page 193), et ensuite de l'onguent (recette 147, page 193). L'auteur s'est vu
quelquefois obligé d'employer l'onguent mercuriel (recette 32, page 58, ou 39, page 66). Dans
ce cas, on en frottera bien la partie malade, avant
que d'y appliquer l'onguent et l'eau pour les
arètes.

Queue de rat.

28. — Ce mal remonte généralement du paturon jusque vers le milieu de la jambe, et est ainsi
appelé de sa ressemblance avec une queue de

______

(1) Semblables parfois à des dents de peigne, d'où ce mal a pris son nom.

rat. Quelquefois il est *purulent*, d'autres fois *sec*. Dans le premier cas, il faut le traiter de la même manière que les arètes, et dans le second, avec l'onguent mercuriel (recette 32, page 58, ou 29, page 66), dont on le frottera soigneusement deux fois par jour (1).

CHAPITRE XLII.

Molettes, Eparvin mou ou capsulaire.

1. — Les *Molettes* sont des tumeurs flatulentes ou mêlées d'air, qui cèdent à la pression du doigt, mais qui reparaissent aussitôt. Elles se montrent tant aux jambes de devant qu'à celles de derrière, de chaque côté du nerf ou tendon de la partie postérieure de la jambe, un peu au-dessus du fanon.

2. — On en entreprendra la cure de la manière suivante : on tondra d'abord le poil, puis on frottera, quatre jours de suite, le matin, la partie tuméfiée avec l'onguent vésicatoire (recette 113, page 148). Peu de jours après, ou, pour mieux dire, aussitôt que la partie sur laquelle on aura appliqué le vésicatoire aura séché, on mettra le cheval à l'herbage pour un mois ou six se-

(1) En France on appelle aussi *Queue de rat* une humeur aqueuse ou farineuse qui salit et fait tomber le crin de la queue, et la laisse quelquefois à nu comme une queue de rat; ce qui lui a fait donner ce nom. On la guérit extérieurement comme les arètes, intérieurement comme les grappes.

maines : si c'est en hiver, on le laissera en liberté dans une cour jonchée de paille pendant le même espace de temps. Par ces moyens on manque rarement de dissiper ces tumeurs. Mais le moyen le plus efficace de les faire disparaître de manière qu'elles ne reviennent plus, c'est d'y appliquer le feu de bonne heure, et, trois ou quatre jours de suite, le matin, un vésicatoire de l'onguent ci-dessus mentionné, puis d'envoyer le cheval à l'herbage peu de jours après, ainsi qu'il vient d'être dit.

Eparvin mou ou capsulaire.

3. — C'est à tort qu'on donne généralement à cet éparvin le nom d'éparvin sanguin. C'est une tumeur qui vient sur la face interne du jarret, et qui cède à la pression du doigt, mais qui reparaît dès qu'on le retire. L'éparvin mou provient d'un effort du jarret soit en courant, soit en tirant, en sautant, etc. Quelquefois les jeunes chevaux prennent de ces efforts en galopant dans les pâturages, efforts dans lesquels le ligament capsulaire qui enveloppe l'articulation se déchire, et la synovie s'épanche dans le creux du jarret, où elle est retenue par une poche de kiste. Dans les premiers temps de l'accident, la jambe est raide. Le cheval boite. Ce mal est toujours plus ou moins accompagné d'inflammation ; il est aisé de s'en apercevoir au toucher ; quelquefois elle devient si considérable, qu'elle embrasse

tout le tour du jarret, et le gonflement qui l'accompagne est très-douloureux. Il faudra, dans ce cas, fomenter la partie malade avec la préparation (recette 123, page 149), et la frotter immédiatement après avec l'onction mixte (recette 120, page 156). L'application de ces remèdes aura lieu deux fois par jour, jusqu'à ce que l'inflammation et le gonflement diminuent. Mais si la tumeur mûrit et paraît tendre à la suppuration, on la traitera de la même manière que les plaies fraîches (voy. chapitre XXXII), et ensuite comme les plaies aux articulations (voyez chapitre XXXIV). Toutefois, il est rare que l'éparvin prenne un caractère si alarmant. Si on lève la jambe du cheval, et qu'on la secoue ou qu'on la tourne, les os craquent l'un contre l'autre comme s'ils étaient nus.

4. — Excepté le cas que nous venons d'exposer, le moyen ordinaire de guérison est l'emploi des liniments que voici :

(RECETTE Nº 154.)

Prenez—Vieille urine, 2 litres ;
        Savon commun, 186 grammes.
        Faites bouillir ensemble, jusqu'à ce que cela ait acquis la consistance d'onguent ou de liniment, et mettez-le dans un pot. Pour en faire usage, ajoutez à quatre onces de ce liniment 62 grammes 1|2 d'eau d'ammoniac pure ; mettez cela dans une bouteille, et secouez bien avant de vous en servir.

5. — Il peut être remplacé par celui-ci :

(Recette, n° 155.)

Liniment.

Prenez—Savon commun, 62 grammes 1|2 ;
      Esprit de corne de cerf, 125 grammes ;
      Délayez le savon avec l'esprit de corne de cerf
        dans un mortier de marbre.
      Ajoutez :
      Esprit de térébenthine, 125 grammes ;
      Huile d'origan, 31 grammes ;
      Fort esprit de vin camphré, 125 grammes.
      Mêlez le tout ensemble, et gardez cela dans un
        bocal pour l'usage.

6. On frottera, soir et matin, durant quinze jours ou trois semaines, l'éparvin avec l'une ou l'autre de ces mixtions. Il sera généralement dissipé au bout de ce terme, s'il est pris à temps.

7. — L'auteur a aussi fréquemment employé la mixtion astringente (recette 107, page 142, ou 108, page 142), sur des tumeurs de cette nature, que les vertus répercussives de ces remèdes ont souvent dissipées en peu de temps.

8. — Quand l'éparvin est ancien, on peut, après avoir commencé par dissiper entièrement l'inflammation, pratiquer avec succès l'opération suivante : on fait avec une lancette une petite ouverture à peu près vers le milieu de la tumeur, un peu sur le côté ; il en sort une matière gluante, couleur de petit-lait. Aussitôt que l'on a achevé de faire sortir toute cette humeur, en pressant la

grosseur entre le premier doigt et le pouce, on prend, en égales quantités, de l'égyptiac, de la teinture de benjoin, et du baume pour les blessures; on les mêle, et on en injecte la plaie avec une seringue. On frottera en outre, trois jours de suite, le matin, tout le tour extérieur de la plaie avec l'onguent vésicatoire (recette 113, page 148). On ne la pansera que cette seule fois, de peur d'occasionner une inflammation et un écoulement de la synovie ou humeur oléagineuse des jointures, qui serait très-fâcheux. Le cheval doit rester huit ou quinze jours à l'écurie, jusqu'à ce que la plaie soit entièrement fermée; après quoi, on pourra le mettre au pâturage pour six semaines ou deux mois. Si au bout de ce temps la jambe paraît faible, le feu sera d'une grande utilité, s'il est donné proprement, et suivi de la charge vésicatoire (recette 114, page 149). Après cela, le cheval pourra être remis à l'herbage pour le même laps de temps que la première fois. Si la charge a été recouverte d'une flanelle, on pourra la découdre à l'expiration de ce terme, et on la laissera tomber d'ellemême.

9. — Il est nécessaire d'observer ici que si l'on ouvrait l'éparvin dans les premiers temps de son apparition, il en résulterait de dangereuses conséquences. La matière qu'il rend à cette époque est d'une couleur brunâtre, et quelquefois sanguinolente. Mais, quand il est ancien, il n'y a aucun danger à l'ouvrir.

10. — En suivant strictement ces règles, on guérira l'éparvin capsulaire, quelqu'ancien qu'il soit.

CHAPITRE XLIII.

Malandres et Solandres.

1. — Ces expressions *Malandres* et *Solandres* sont des termes synonymes qui désignent le même mal. Les premières paraissent dans le pli du genou, les secondes dans le pli du jarret; elles jettent une matière acrimonieuse, corrosive et indigeste. Les *Malandres* font souvent boiter le cheval, et elles occasionnent dans l'articulation une raideur qui le fait broncher.

2. — Ces maux se guérissent aisément par le même traitement que les arètes. Coupez d'abord le poil, lavez ensuite la partie affectée avec de la vieille urine ou de l'eau de savon, et laissez-la ainsi pendant une demi-heure; frottez-la ensuite avec de l'eau caustique (recette 146), ou avec la mixtion recette 145). Prenez, après cela, des compresses d'étoupes, étendez-y de l'onguent (recette 147), appliquez-les sur les crevasses, et assujettissez-les avec un bandage de flanelle ou de vieux bas. Ces maux doivent être pansés une fois par jour, jusqu'à ce qu'ils aillent bien : ils exigent rarement plus de trois ou quatre jours de traitement.

3. — Deux onces de l'onguent (recette 149), mêlées à l'onguent mercuriel nitré (recette 32), feront un onguent excellent pour les tumeurs de cette espèce, et on les en frottera un peu soir et matin.

4. — En hiver, le cheval doit rester à l'écurie pendant le temps du traitement; et on lui tirera de deux à quatre litres de sang, suivant sa taille et sa force.

5. — On lui donnera aussi, de trois en trois jours, le matin, une des pilules diurétiques (recettes 151, 152, 153), jusqu'à ce qu'on lui en ait fait prendre quatre ou cinq.

6. — Il ne doit ni travailler ni prendre de l'exercice avec cet appareil autour des jambes; on doit le lui ôter et lui en appliquer un nouveau lorsqu'il rentre à l'écurie.

CAPITRE XLIV.

Lampas.

1. — Le lampas est une excroissance qui vient dans la bouche du cheval, sur la première barre du palais. On en opère généralement la cure en la brûlant avec un fer chaud; mais une opération de ce genre exige de l'attention et un homme de jugement. Les maréchaux sont, en général, trop sujets à enlever plus qu'il ne faut : il importe pourtant de ne pas toucher au-delà de la

première barre du palais, et de ne pas creuser. Après cela, on frotte de sel commun tout l'intérieur de la bouche, ou seulement la partie que l'on a cautérisée.

2. — Il vaudrait beaucoup mieux pour l'animal se dispenser de brûler, et lui laver, une ou deux fois par jour, la bouche avec la mixtion que voici :

(RECETTE, N° 156.)

*Prenez—*Nitre, 15 grammes ;
    Alun brûlé et bol d'Arménie, en poudre, 31 grammes de chaque ;
    Miel, 62 grammes 1|2.
    Mettez-les dans une cruche, et versez un demi-litre d'eau bouillante sur le tout ; quand cela sera froid, mettez-le en bouteille pour l'usage.

3. — Ce pansement s'exécute en attachant un chiffon de toile au bout d'un petit bâton, et en l'introduisant dans la bouche, trempé de cette mixtion. Cette lotion emportera la douleur, raffermira la bouche, et rendra inutile la cautérisation par le feu.

CHAPITRE XLV.

Barbes.

Les barbes sont des petites excroissances ou chairs superflues qui se montrent sous la langue des chevaux, et qu'il est facile d'y découvrir en la tirant de côté. Le moyen de guérison consiste à couper ces excroissances, et à frotter la place avec un peu de sel. Le lendemain, on peut la frotter avec la préparation ci-dessus (recette 156), s'il y reste encore de la douleur.

CHAPITRE XLVI.

Dents de loup (1), *quelquefois appelées Dents œillères.*

C'est ainsi qu'on désigne une petite dent qui paraît à la mâchoire supérieure, à environ deux centimètres et demi ou trois centimètres des mâchelières, quelquefois d'un côté, quelquefois des deux. Ces dents se trouvent rarement chez les jeunes chevaux; les vieux y sont plus sujets. On suppose qu'elles affectent quelquefois les yeux. Il faut les en ôter avec un marteau et un ciseau fait exprès, ou les limer jusqu'au niveau des gencives.

CHAPITRE XLVII.

Vice des dents mâchelières.

On voit souvent des chevaux au sec, mâcher leur foin et leur avoine sans pouvoir réussir à les

____

(1) Surdents.

broyer, et les laisser retomber en bavant. C'est l'effet de quelque défaut des dents mâchelières, ou de l'existence de quelque chancre. On reconnaît facilement la première de ces causes à l'examen de l'intérieur de la bouche. On limera, avec une lime faite exprès, les dents mâchelières qui répondent à ces plaies; elle doit être polie d'un côté, pour ne pas blesser les parties délicates de la bouche. Cela fait, on bassinera, une ou deux fois par jour, la bouche avec la lotion (recette 154), ou avec celle prescrite ci-dessus pour les chancres, de la manière indiquée en ces deux endroits.

CHAPITRE XLVIII.

Chancres dans la bouche.

1. — Le chancre est, en général, l'effet de l'aspérité et de la rouille du mors; ce qu'il est facile de reconnaître aux pustules ou taches brunes qui paraissent sur la langue et autres endroits de la bouche. Quand le mol n'est pas causé par le mors de bride, il se montre sous la forme de petites taches blanches, se propage, à la longue, sur toutes les parties de la bouche, et y occasionne des ulcères de figures irrégulières.

2. — On trouvera dans la mixtion suivante un remède assuré contre ce mal.

(RECETTE N° 157.)

Gargarisme.

Prenez—Vinaigre, un demi-litre ;
       Alun brûlé et sel commun, 31 grammes de
       chaque ;
       Bol d'Arménie, 15 grammes 1|2.
       Mêlez dans une bouteille, et secouez avant de
       vous en servir.

3. — On en humectera, matin et soir, la bouche du cheval de la manière suivante : au bout d'une baguette de jonc ou de baleine, d'environ un demi-mètre de long, on attachera un chiffon de toile ou un peu d'étoupe, que l'on trempera dans cette mixtion, et que l'on promènera dans toute la bouche, passant doucement sur toutes les parties affectées : on le laissera en outre bien mâcher au cheval. On ne lui permettra de manger qu'une heure après ; on lui donnera alors sa ration comme de coutume.

CHAPITRE XLIX.

Talons serrés.

1. — C'est, en général, un défaut naturel qu'un mauvais ferrage rend souvent irrémédiable. Les maréchaux ont presque tous le très-grand tort de parer les pieds des chevaux qui ont les talons serrés, souvent jusqu'à faire jaillir le sang sur toute la sole. Quoique l'on réussisse en effet

à soulager le pied par cette méthode, il n'en est pas moins sûr qu'en lui ôtant son support, on est cause qu'il se serre davantage. Cette pratique ruine les pieds des chevaux; et, en général, elle les rend boiteux pour toujours, et ce qu'on appelle fourbus. *Il ne faut parer le pied que le moins qu'on pourra*; on n'en doit ôter que les parties pourries ou rongées, et on ne doit pas trop le creuser en le ferrant.

2. — Si les pieds sont durs et secs, on les remplira tous les soirs avec la composition que voici :

(Recette, n° 158.)

Prenez—Goudron et saindoux, 125 grammes de chaque;
Térébenthine commune, 31 grammes;
Faites-les fondre ensemble dans une cuiller à
pot, de fer.

3. — Trempez de grosses étoupes dans cette mixtion chaude, et comblez-en le pied du cheval; prenez ensuite deux éclisses de bois, et placez-les en croix sous le fer. *On ne doit jamais faire travailler ni promener un cheval avec ce remplissage dans les pieds*; on le lui ôtera donc pour sortir, et on lui en mettra un autre en rentrant.

4. — Les palfreniers ont communément la mauvaise habitude d'huiler ou de graisser les pieds des chevaux qui ont la corne sèche et cassante; pratique pernicieuse, et qui a ruiné de bons pieds. Le meilleur moyen de conserver la

corne est de la laver, une ou deux fois par jour,
avec de la vieille urine, ce qui l'affermit et la fait
croître. Cela l'empêche aussi de se fendre ou d'é-
clater, lorsqu'auparavant on a eu soin de râper
les endroits où elle s'écaille; enfin cela rouille
tellement les clous, qu'il est rare qu'il s'en dérive
un seul dans l'intervalle d'un ferrage à l'autre.
Lorsqu'au contraire le sabot est constamment
huilé ou graissé chaque jour, en moins d'une semaine les rivures se soulèvent quelquefois d'un
quart de pouce; ce qui relâche le fer et fait
éclater la corne aussi loin que s'étendent les
clous.

5. — On peut remédier aux talons serrés par
l'opération qui suit : prenez un couteau de feu
qui ne soit pas trop chaud, et tirez, de chaque
côté du talon, entre le poil et la corne, mais de
préférence sur celle-ci, une raie de feu depuis
la pointe du talon jusqu'à l'endroit ou la corne
rentre en dedans. Si la corne paraît très-con-
tractée, le feu doit être passablement profond.
Dès que vous aurez achevé, pansez avec la mixtion que voici, les parties sur lesquelles vous
aurez opéré :

(Recette n° 159.)

Prenez—Egyptiac et teinture composée de myrrhe, 62
    grammes 1|2 de chaque;
    Esprit de térébenthine, 31 grammes.
    Mêlez cela dans une bouteille, et secouez bien
    avant de vous en servir.

6. — On mettra en long sur la plaie une petite tente d'étoupe trempée dans cette mixtion,
une compresse de grosse étoupe sèche par-dessus, et sur celle-ci un bandage de flanelle ou de
vieux bas. On réitèrera ce pansement une fois
par jour, jusqu'à ce que la plaie soit bien cica-
trisée. Alors on mettra le cheval dans une cour
jonchée de paille et on y laissera sans rien faire
tout l'hiver; si c'est au printemps, on le mettra,
pour tout l'été, au pâturage dans un bas-fond :
deux moyens également propres à avancer la
guérison. Environ six semaines après l'opération,
il commencera à sortir de la couronne, entre le
poil et le sabot, de la nouvelle corne qui, en prenant son accroissement, rendra le talon considérablement plus large qu'il n'était.

CHAPITRE L.

Encastelure.

1. — Un cheval est encastelé lorsque la corne
s'est très-resserrée autour de la partie supérieure
du pied, entre le poil et le sabot, en même temps
qu'elle s'est élargie par le bas comme une cloche.
Cette incommodité est souvent occasionnée par
des fers trop larges ou trop ouverts, souvent aussi
par une fièvre qui, en abandonnant le corps,
s'est jetée dans les pieds. Presque tous les maréchaux se hâtent, en pareil cas, de parer et de

dessoler le pied, pour tâcher de découvrir ce qui
rend le cheval boiteux, puis ils mettent un fer
large et creusé. Par cette *fatale méthode*, le pied
perd son appui; en moins de huit ou quinze
jours, le sabot s'écrase, et tout espoir de guérison est perdu. Cela est dû surtout au mauvais
effet d'une ferrure mal entendue, et à l'ignorance
du traitement propre à ce genre de mal. En
s'y prenant à temps, il est aisé de le guérir en
desserrant le fer et en appliquant les remèdes
suivants.

2. — On remplira d'abord le pied avec la préparation et de la manière prescrite (recetts 158);
on fomentera ensuite, pendant une demi-heure
ou plus, tout le tour du pied, précisément au-
dessus du sabot, avec l'onguent vésicatoire (recette 113). Peu de jours après, le cheval pourra
être envoyé au pâturage pour deux ou trois
mois.

CAPITRE LI.

Ulcère à la couronne.

1. — Il se forme entre le poil et le sabot, et,
en général, sur le talon et sur le quartier interne.
Il est la suite d'une atteinte, d'une meurtrissure,
de la piqûre d'un chicot, d'une éclisse, d'un clou
de rue, ou enfin de la présence de quelque grain
de gravier qui, travaillant dans la plaie, si le

pied a été piqué en attachant le fer, aura remonté jusqu'auprès de la couronne.

2. — On le guérit aisément avec la mixtion ci-après, si l'on si prend avant qu'il est cavé ou qu'il soit devenu fistuleux.

(RECETTE, N 160.)

Prenez—Egyptiac et esprit de térébenthine, 125 grammes de chaque ;

Mettez-les dans un grand pot, capable de contenir trois ou quatre fois plus que la somme totale des quantités de cette recette.

Ajoutez :

Huile de vitriol, 15 grammes 1{2 ;

Acide nitrique, 31 grammes.

Mêlez-les par degrés avec les deux premiers ingrédients.

Ajoutez immédiatement 250 grammes d'esprit de vin.

Mêlez soigneusement le tout, et mettez cela en bouteille pour l'usage.

3. — On en frottera, soir et matin, la partie affectée, après l'avoir lavée et nettoyée.

4. — Le cheval restera, s'il est possible, sans rien faire pendant tout le temps du traitement ; mais si cela ne se peut, on aura soin tous les soirs, aussitôt qu'il rentrera à l'écurie, de laver le mal, et de le bien enduire de cette mixtion, dès qu'il aura seché. On en fera autant tous les matins, une demi-heure avant qu'il sorte pour travailler.

5. — C'est un excellent remède pour guérir

les *atteintes, piqûres* et *meurtrissures* de toute espèce
aux pieds des chevaux avant qu'elles aient dé-
généré en ulcères. Il est également propre à guérir la pourriture des pieds de toutes sortes d'animaux.

6. — Si le cheval a creusé, on le découvre aisément en le lavant avec de l'eau chaude, et
s'abstenant ensuite d'y toucher pendant une demi-heure : une matière épaisse se montre dans
cet intervalle à l'orifice de la plaie. On examine
la profondeur et la situation de celle-ci avec une
sonde, ou, si on ne peut s'en procurer, avec le
tuyau d'une plume de corbeau. S'il n'y a pas de
tuméfaction autour de la plaie, on la guérira
promptement avec les remèdes suivants. Après
avoir commencé par nettoyer le pus, on prend
du nitrate d'argent (caustique lunaire), on l'introduit, s'il se peut, jusqu'au fond de la plaie, et
on l'y tient une minute ou deux; on prend ensuite du vert de gris, du sulfate de cuivre ou du
vert de gris préparé (n'importe lequel) pulvérisé;
on le roule dans un morceau de papier fin, on
l'introduit avec une sonde jusqu'au fond de l'ulcère, et on le fait suivre d'une tente d'étoupe,
pour l'y retenir. En peu de jours, cela en
fera sortir une petite escarre. On pourra alors
sécher la plaie avec l'huile mixte ci-dessus (recette 160).

7. — Mais si les parties qui avoisinent l'ulcère
sont tuméfiées, on peut être sûr qu'il est cavé

aussi loin que s'étend la tuméfaction. Il faut dans ce cas, faire deux ou trois petites ouvertures dans les parties tuméfiées ; ce que l'on exécute avec un tisonnier appointi et rougi au feu. On mettra ensuite dans chaque trou un petit morceau de sublimé roulé dans du papier fin, que l'on poussera jusqu'au fond ; après quoi on le remplira d'étoupe. Si l'opérateur veut faire un secret du sublimé aux personnes devant lesquelles il opère, il n'a qu'à le pulvériser, et en faire, avec un peu d'esprit de corne de cerf, une pâte qu'il fera sécher sur une pelle devant le feu : en cet état, il noircit promptement. L'opérateur en roulera, de la grosseur d'un pois ou d'une petite fève, dans un morceau de papier, qu'il poussera jusqu'au fond de la plaie, ainsi qu'il vient d'être dit.

8. — Après l'application de ce caustique, on enduira toute la partie malade avec l'huile ci-dessus mentionnée, et on y appliquera, une fois par jour, pendant une huitaine, ou jusqu'à ce que que l'escarre sorte de la plaie, le cataplasme suivant, étendu sur de la toile :

(RECETTE N° 161.)

Prenez—Lie de bière et farine de seigle, la quantité qu'il
    vous en faudra ;
    Faites-les bouillir jusqu'à consistance convena-
    ble pour cataplasme ;
    Ajoutez 62 grammes 1|2 de saindoux pendant
    que cela est chaud.

9. — On pourra lui substituer celui-ci avec
un égal succès.

(RECETTE Nº 162.)

Prenez—Pain bis, ce qu'il en faudra ;
   Faites-le tremper pendant une demi-heure dans
    du vieux lait ; faites-le bouillir ensuite jus-
    qu'à consistance de cataplasme ;
   Ajoutez térébenthine commune et onguent de
    sureau (1), 31 grammes de chaque.
   Mêlez, et remuez bien pendant qu'il est chaud.

10. — On appliquera une fois par jour, l'un
de ces cataplasmes, chaud et étendu sur de la
toile, sur la partie affectée, jusqu'à ce que l'escarre puisse s'enlever, ou qu'elle tombe d'elle-
même : après cela, on pansera la plaie avec la
mixtion que voici :

(RECETTE Nº 163.)

Prenez—Egyptiac, 62 grammes 1|2 ;
   Teinture de benjoin, 31 grammes ;
   Huile de vitriol, 5 grammes.
   Mêlez-les ensemble, par degrés, et mettez-les
   dans une bouteille pour l'usage.

11. — On en emploiera une fois par jour, jusqu'à ce que la plaie aille bien.

12. — On commencera par laver la partie
malade, et, après lui avoir donné le temps de
s'essuyer, on l'enduira de l'onction mentionnée
plus haut (recette 160) ; après quoi, on mettra
dans la plaie une petite tente de charpie ou d'é-

toupe trempée dans la mixtion ci-dessus, et on l'y retiendra avec un bandage.

13. — Si l'humeur est retenue sous la corne, il faut enlever toute la muraille de ce côté, et mettre au cheval un fer à planche, pour soulager le quartier; car si la matière restait trop long-temps renfermée, elle corromperait le petit pied, qui est un os tendre et spongieux.

14. — C'est en hiver ou au commencement du printemps que les chevaux sont le plus sujets aux ulcères à la couronne. Ce mal est presque toujours accompagné des arètes ou d'autres maladies internes, qui souvent en retardent la guérison pendant un temps considérable, ou même jusqu'à ce que le cheval ait subi un traitement en règle. La saignée, quand elle sera indispensable, et les pilules diurétiques (recettes 151, 152 ou 153), seront alors d'un grand secours, si l'on pesévère dans l'usage de celle-ci pendant quelque temps.

15. — En se conformant strictement à ces règles, on obtiendra la guérison, même dans les cas les plus graves.

CHAPITRE LII.

Fourchette pourrie.

1. — C'est un apostème qui s'est formé dans la fourchette du pied, par une crevasse de la

quelle il sort une matière corrosive et fétide. Les chevaux sujets à ce mal ont le talon charnu, éraillé, la fourchette gâtée et incapable de défendre les parties tendres du pied, d'où résulte cette sensibilité des pieds que nous leur voyons si souvent.

2. — Les moyens de guérison consistent d'abord à abattre avec le paroir toutes les parties pourries, rongées ou gâtées de la fourchette. On la frottera ensuite avec l'eau caustique (recette 146); puis on on y mettra une compresse d'étoupe imbibée d'égyptiac, et par-dessus une autre compresse d'étoupe trempée dans du goudron, que l'on clissera solidement par-dessous le fer. On répètera ce pansement une fois par jour, jusqu'à parfaite guérison. Il faudra continuer l'usage de l'eau caustique encore quelque temps après, comme moyen de fortifier la partie.

3. — Si cette méthode ne réussit pas, on emploiera celle qui suit :

(RECETTE N° 164.)

Prenez—Teinture de benjoin et teinture composée de
  myrrhe, 62 grammes 1|2 de chaque ;
  Sublimé, 5 grammes ;
  Acide muriatique, 10 grammes.
  Mettez le tout ensemble dans une bouteille,
  pour l'usage.

4. — On en frottera toute la partie malade; un quart d'heure après on y appliquera l'obstructif suivant :

(Recette n° 165.)

Prenez—Goudron, 125 grammes;
Alun en poudre, 62 grammes 1|2;
Vitriol blanc et vitriol bleu, en poudre, 15 gram-
mes de chaque.
Mêlez le tout ensemble.

5. — On en étendra sur une épaisse couche d'étoupes, que l'on appliquera sur toute la fourchette, et que l'on clissera solidement par-dessous le fer. Il sera bon que ce pansement ait lieu une fois par jour : mais on ne doit, sous aucun prétexte, faire travailler le cheval avec cet appareil.

6. — En arrêtant un écoulemeut de cette nature, il est toujours à propos de purger une ou deux fois le cheval, et de lui faire prendre des pilules diurétiques.

CHAPITRE LIII.

Chancre au pied.

1. — Ce mal provient, en général, de la virulence des humeurs d'une fourchette gâtée, lesquelles, se répandant en travaillant sous la sole, finissent par la corrompre et par en occasionner la chute.

2. — La première chose qu'il y ait à faire, c'est de parer entièrement le pied, puis d'enlever,

avec l'instrument convenable, courbé en demi-lune, toutes les chairs putrides qui peuvent se trouver dessous, ayant soin de ne couper que celles qui sont endommagées, de peur d'offenser le petit pied. Cela fait, on rattachera le fer *avec deux clous de chaque côté*. On mettra ensuite une poignée de sel commun sur la partie où l'on a opéré, et on l'y fixera convenablement avec de grosses étoupes : cela étanchera le sang. Le lendemain, on enlèvera l'appareil, et on examinera si la muraille ne comprime pas quelque partie sensible ; s'il en est ainsi, on l'amincira avec le paroir, ou on l'enlèvera si elle est détachée en dessous. On en fera autant à chaque pansement, si cela est nécessaire.

(RECETTE N° 167.)

Prenez—Egyptiac, 125 grammes ;
    Alun pulvérisé très-fin, 15 grammes ;
    Vitriol bleu et vitriol blanc, 10 grammes de chaque, en poudre.
    Mêlez le tout dans un pot de faïence.

3. On enduira toute la partie malade du pied avec la teinture composée (recette 164) ; on trempera ensuite dans la mixtion ci-dessus (recette 166), des compresses d'étoupe que l'on appliquera sur toutes les parties affectées, et l'on mettra par-dessus cet appareil des compresses d'étoupes sur lesquelles on aura étendu de l'obstructif (recette 165), assez grandes pour couvrir le

tout. Après cela, on remplira le vide avec de grosses étoupes, et on les clissera par-dessous le pied, aussi solidement qu'il se pourra. Par cette méthode, la guérison s'effectuera beaucoup plus vite. Le pied doit être pansé une fois par jour. S'il paraît quelque chairs fougueuses, on les saupoudrera avec du vert-de-gris pulvérisé.

4. — Quelquefois le cheval perd le sabot dans cette maladie, ce qui, tout-à la fois, rend la guérison plus difficile et occasionne beaucoup d'embarras. S'il n'est plus possible de lui attacher solidement un fer sous le pied, il n'est pas aisé d'y fixer l'appareil, à moins qu'on ne lui fasse faire une botte tout exprès. La multitude de linges, de chiffons et d'étoupes, dont on enveloppe assez ordinairement le pied en pareil cas, ne sert qu'à l'échauffer, et souvent qu'à rendre le mal pire qu'il n'était. Pour empêcher le sabot de tomber, on le lavera tous les jours, ainsi que toute la partie supérieure du pied, jusqu'au boulet, avec l'eau caustique (recette 146), et cela avant le pansement, ce qui en préviendra la chute.

5. — Il faudra faire prendre au cheval deux ou trois médecines mercurielles, telles que celle recette 25), secondée de la pilule purgative (recette 26). C'est le seul moyen de lui purifier le sang, et de mettre un terme au mal. On le traitera ainsi qu'il est prescrit en ces deux endroits. Quelques jours après l'avoir purgé, il sera bon de lui faire prendre quelques-unes des pilules

dépuratives (recette 28), de la manière y indiquée.

6. — En suivant avec attention le mode de traitement que nous venons d'exposer, tout homme intelligent effectuera la cure de tout chancre au pied, quel qu'il soit, même de l'espèce la plus grave et la plus fâcheuse.

CHAPITRE LIV.

Morsures et Piqûres de bêtes venimeuses.

1. — On peut, en s'y prenant de bonne heure, guérir la morsure d'une vipère ou d'une couleuvre, en frottant long-temps de suite la partie affectée, ou même le membre entier, avec de l'huile d'olive, que l'on fait chauffer, et en renouvelant cette friction deux ou trois fois par jour.

2. — Si pourtant on peut se procurer promptement du liniment que voici, cela vaudra beaucoup mieux, et arrêtera plus efficacement les progrès du venin :

(RECETTE, N° 167.)

Prenez—Huile d'olive, 125 grammes ;
 Eau d'ammoniac pure, opodeldoc et teinture
 d'opium, 62 grammes de chaque.
 Mêlez et gardez en bouteille pour l'usage.

On en frottera deux fois par jour la partie affectée.

3. — C'est un remède également efficace pour les piqûres de guêpes ou de frélons.

4. — Il est quelquefois indispensable de donner des remèdes internes ; celui qui suit est excellent pour cet objet :

(RECETTE N° 168.)

Prenez — Mithridate, 31 grammes ;
   Sel de tartre, 10 grammes.
   Faites-les dissoudre dans un demi-litre d'infu-
   sion de rue ;
   Ajoutez, 125 grammes d'huile à manger.
Faites prendre cela au cheval au degré de chaleur du lait
   que l'on viendrait de traire.

5. — S'il paraissait quelque symptôme de fièvre, il serait à propos de lui faire prendre le breuvage fébrifuge et apéritif que voici :

(RECETTE, N° 169.)

Prenez — Mithridate, 31 grammes :
   Quinquina, 16 grammes ;
   Esprit d'ammonia aromatisé, 31 grammes ;
   Huile de castor, 250 grammes.
Mêlez le tout ensemble dans un litre de gruau chaud, et
   donnez-le immédiatement.

6. — C'est un breuvage excellent pour ces sortes de cas, et on peut le répéter une ou deux fois par jour, s'il est nécessaire.

CHAPITRE LV.

Morsures de chiens enragés.

1. — On vante beaucoup les deux recettes suivantes pour la morsure des chiens enragés.

(RECETTE Nº 170.)

Prenez—Musc, 1 gramme ;
      Cinabre natif et cinabre factice, 1 gramme et demi de chaque.
      — Que l'on donne dans un verre d'arac, trois jours de suite, le soir ; et, de plus, la veille au soir de la pleine lune de chacun des trois mois qui suivent le traitement.

Ou bien,

(RECETTE, Nº 711.)

Prenez—Gousses d'ail et feuilles de rue séchées et pulvérisées, 110 grammes de chaque ;
      Etain pulvérisé, 80 grammes de chaque ;
      Ecailles d'huitre calcinées et passées au tamis, 118 grammes de chaque ;
      Feuilles de sabine, sèches et pulvérisées, 10 grammes ;
      — Que l'on fait prendre dans un litre de bière chaude, pour un animal qui a acquis toute sa croissance.
      On répète trois fois ce breuvage, de trois en trois jours, et, de plus, la veille de la pleine lune de chacun des trois mois qui suivent ce traitement.

2. — Mais la meilleure méthode est, si le siège du mal le permet, de couper et d'enlever sur-le-champ les chairs où la morsure a été faite, et de cautériser ensuite la plaie avec un fer rouge. On frottera les parties environnantes, avec la mixtion (recette 167), et on la pansera avec la teinture (recette 127); après cela on prendra une compresse d'étoupe, sur laquelle on étendra une épaisse couche de l'onguent dijestif (recette 121), on l'appliquera sur la plaie, et on l'assujettira avec une ligature convenable. On répètera ce même pansement une fois par jour jusqu'à ce que cela aille bien.

3. — On traitait autrefois avec succès les chiens mordus par d'autres chiens atteints d'hydrophobie, avec un demi gramme de turbith minéral, dont on faisait une pilule avec de la conserve de roses. On peut en faire prendre à un chien, une par jour, trois jours de suite, et on la répète la veille au soir de la nouvelle et de la pleine lune de chacun des deux ou trois mois qui suivent ce traitement.

CHAPITRE LVI.

Castration.

1. — La castration est une opération bien connue de presque tout le monde, et il n'existe dans le royaume nombre de gens qui n'exercent que cette seule branche de la profession.

2. — La méthode ordinaire consiste à abattre le cheval en un lieu convenable, à le tourner sur le dos, et à ramener une de ses jambes de derrière vers le cou, pour donner plus d'espace pour l'opération. On saisit alors le scrotum (1) avec une paire de tenailles plates, et l'on y fait une incision assez grande pour donner passage au testicule, que l'on fait sortir par cette ouverture en le pressant. Cette incision se pratique avec un instrument tranchant, ou avec un couteau de feu que l'on fait rougir. On applique ensuite les tenailles plates un peu au-dessous du testicule, et on les tient assez serrées pour prévenir une trop grande perte de sang. On peut abattre le testicule avec le fer rouge, au moyen de quoi la plaie se trouve cautérisée du même coup; si l'on préfère le couper avec un instrument tranchant, on la cautérise après. Pendant que le fer est chaud, on s'en sert pour fondre un peu de résine sur la partie que l'on vient de cautériser; enfin, on met exactement dans la plaie une compresse de charpie sur laquelle on a étendu de l'onguent digestif. Cela fait, on procède de la même manière pour l'autre testicule.

3. — Voilà, je crois la meilleure et la plus sûre manière d'exécuter cette opération, quel que soit l'âge de l'animal. Un gentilhomme des

---

(1) Les bourses.

environs de Retfort, ayant fait faire la ligature des vaisseaux spermantiques (2) à deux chevaux de trois à quatre ans, tous deux en moururent.

4. — Un cheval qui a pris toute sa croissance doit, s'il est vigoureux, avoir été préparé à l'opération. On le purgera donc, ou bien on le saignera, et on lui fera prendre quelques pilules dépuratives, plusieurs jours de suite avant que de le couper.

5. — S'il survient autour des parties, une enflure et une inflammation considérables, on fera prendre au cheval le breuvage (recette 126), et on oindra doucement la partie malade avec l'huile dijestive (recette 119), ou avec l'onguent (recette 125). Il peut, en certains cas, être nécessaire de fomenter la tumeur avec la préparation (recette 123), avant que d'enduire la partie avec l'huile dijestive, ou l'onguent dont il vient d'être parlé.

6. — Par cette méthode, on préservera le cheval du danger qui suit si fréquemment cette opération.

---

(1) C'est ce que l'on appelle *bistourner*.

CHAPITRE LVII.

Amputation de la Queue.

1. — Écrouter, ou couper la queue d'un cheval, est une opération presqu'universellement connue, et rarement suivie de quelque danger. La plupart des maréchaux se servent pour cela d'un instrument avec lequel elle s'exécute mieux qu'avec tout autre. C'est une espèce de *forces*, ayant un tranchant extrêmement aigu, en forme de lunette, pour entourer la queue, et des manches d'environ un pied de long, pour donner à l'opérateur assez de prise pour couper la queue d'un seul coup.

Après avoir tronçonné la queue, on cautérise la plaie avec un fer rouge ordinairement percé en forme d'anneau, pour entourer et garantir l'os vertébral qui règne au centre de la queue, et qu'on y tient doucement appliqué, jusqu'à ce que le sang s'arrête ; on la poudre ensuite de résine, que l'on touche avec le fer rouge, pour la faire fondre sur toute l'extremité du tronçon.

Un auteur estimé, Parkinson, dit qu'avec un peu de bourre mêlée avec du crottin de cheval, que l'on met au bout de la queue et que l'on entoure d'un linge, suffit pour arrêter le sang, sans qu'il soit besoin de cautériser. Il ajoute que si l'on tient la queue relevée pendant l'amputation, les tendons resteront plus long en dessous, et qu'en brûlant un peu de résine sur la plaie, la queue étant toujours tenue dans la même position, il arrivera souvent que le cheval la portera presque comme s'il avait été anglaisé.

Voilà tout ce qu'exige l'opération d'écourter un cheval.

2. — Il arrive pourtant quelquefois aux gros chevaux de trait ou de carrosse, que si l'on a coupé la queue trop près du croupion, il survient une inflammation et une gangrène, surtout quand ils ont la queue charnue. Il n'y a pas de temps à perdre en pareil cas : fomentez deux ou trois fois par jour la partie avec la préparation (recette 123), et continuez jusqu'à ce que l'inflammation diminue. Traitez le cheval intérieurement, de la même manière que pour la fièvre inflammatoire. (Voyez chapitre XVI). On persévèrera dans ce traitement jusqu'à ce que l'appétit revienne, et que tout symptôme de fièvre ait disparu.

Anglaiser.

1. — Cette opération a pour objet d'obliger le cheval à porter sa queue d'une manière à la fois propre et élégante. On ne doit la faire, ni par un temps trop chaud, ni par un temps trop froid ; une température douce et modérée convient beaucoup mieux.

2. — On abat d'abord le cheval en quelque lieu convenable ; puis on fait transversalement cinq ou six entailles sous la queue, la première, à environ cinq centimètres du croupion, les autres à une distance proportionnée l'une de l'autre. Le grand art de cette opération consiste à entailler assez profondément de chaque côté du revers de la queue. Il y a de chaque côté deux tendons ou nerfs, dont les bouts repoussent ou s'allongent après avoir été tranchés ; quelques personnes en coupent un peu pour les empêcher de se rejoindre en croissant ; mais cela est absurde : si la queue du cheval est mise comme il faut à la poulie, les tendons ne peuvent se réunir.

3. — Aussitôt que l'opération est achevée, prenez des petites compresses de charpie ou d'étoupes, trempez-les dans une égale quantité de teinture de myrrhe et d'esprit de térébenthine que vous secouez bien pour les mêler, et mettez-en dans chaque entaille avec d'autres compresses d'étoupe sèche par-dessus ; fixez, au moyen d'une ligature convenable, cet appareil sur chaque plaie. Après cela, promenez doucement le cheval au pas jusqu'à ce qu'il soit tranquille ; dans cet intervalle, le sang se sera arrêté. Mettez alors le cheval à l'écurie.

4. — Le lendemain au soir, coupez les bandages, sans déplacer les compresses. Dans la ma-

tinée du jour suivant, ôtez les anciens appareils
et remplacez-les par la mixtion qui suit :

(RECETTE N° 172.)

Mixtion digestive composée.

Prenez—Egyptiac, 125 grammes ;
  Esprit de térébentine, 94 grammes ;
  Teinture de benjoin, 31 grammes.
Mettez cela en bouteille, et secouez-l'y bien lorsque vous
voudrez en faire usage.

5. — On trempera dans cette mixtion une petite compresse d'étoupe que l'on appliquera en
long sur chaque plaie, et que l'on fixera comme
la première fois avec des bandes d'étoupes ou de
vieux linge.

6. — Environ deux heures après ce pansement, on mettra le cheval à la poulie. On aura
soin, le premier jour, de n'y pas suspendre un
poids trop pesant, car cela pourrait épouvanter le
cheval ; il en est qui se sont rompu la queue de
cette façon.

7. — L'art d'obliger un cheval à porter sa
queue au gré de son maître, consiste surtout à la
gouverner convenablement pendant la première
semaine qu'il est à la poulie. Les poulies doivent
être fixées à environ trois pieds au-dessus de ses
épaules, afin de ramener l'extrémité de la queue
à environ douze ou quinze centimètres de la
croupe. La manière de les fixer dépend de la position du cheval. Si dans sa manière de se placer

11

il a l'habitude de se *planter* plus d'un côté que de l'autre, les poulies doivent être fixées de ce côté-là pour tenir sa queue dans la position convenable.

8. — Le pansement doit être renouvelé journellement pendant huit ou dix jours ; après cela on oindra les plaies, une fois par jour, avec une plume trempée dans la mixtion ci-dessus, et on les saupoudrera immédiatement après, avec un peu de résine pulvérisée ; ce que l'on continuera de faire une fois par jour jusqu'à ce qu'elles soient guéries.

9. — Le cheval doit être promené régulièrement tous les jours ou tous les deux jours. Si ses jambes s'engorgent, et si sa queue enfle et jette beaucoup de matière, il sera bon de lui tirer un peu de sang, et de lui faire prendre quelques pilules diurétiques, telles que celles (recette 152).

Autre manière d'anglaiser, décrite par M. Parkinson, auteur anglais très-distingué.

Cette opération consiste dans la section des nerfs ou ligaments, c'est-à-dire de ces parties cartilagineuses qui règnent de chaque côté de la queue, sous le crin. Il n'y a en cela ni art ni difficulté, si ce n'est qu'il faut éviter de couper la veine qui descend au milieu de la queue, endroit où l'on ne doit couper que l'épaisseur du cuir, bien que de la section même de la veine, il résultât moins de danger que d'embarras d'arrêter le sang. Il y a danger si l'on offense l'os avec l'instrument, ou si l'on entaille dans une articulation ; car il est possible alors que la queue vienne à se rompre quand le cheval tirera sur la poulie. C'est pourquoi les entailles doivent être faites sur les parties intermédiaires, entre les articulations, et seulement de l'épaisseur de la peau vers le milieu ; mais aux parties tendineuses, c'est-à-dire de chaque côté, l'entaille doit être assez profonde pour que les bouts des nerfs puissent dépasser. Quelques personnes sont dans l'usage de couper ces bouts de nerfs, la queue guérissant plutôt lorsqu'ils sont enlevés ; mais quand on les laisse, ils forment une sorte d'étai ou de coin qui peut contribuer à ce que le cheval porte la queue plus haut. Il y a quelqu'attention à avoir dans les premiers temps qui suivent l'opération, jusqu'à ce que la suppuration soit bien établie ; en conséquence, il convient que l'animal boive chaud, et qu'il n'ait point froid à l'écurie. La meilleure méthode est de mettre la queue à la poulie immédiatement après l'opération, attendu qu'il y a alors moins de douleur que le lendemain, et de ne faire d'abord usage que d'un poids léger, à peu près de la moitié d'une brique, ajoutant ensuite plus de poids, à mesure que la queue devient plus forte : un poids trop lourd peut arracher le crin et attirer une humeur dans la queue. Tant que le cheval est à la poulie, il est à propos de lui donner une nourriture qui lui tienne le ventre libre.

On avait coutume d'abattre le cheval pour exécuter cette opération : elle se fait maintenant
plus généralement en lui attachant des entraves
de cuir aux pieds de derrière, pour l'empêcher
de ruer ; ce qui est la meilleure manière, la queue
étant quelquefois opérée de travers lorsque l'animal est abattu. On remplit communément les
plaies avec de l'étoupe, sur laquelle on a étendu
de la térébenthine ; quelques personnes y mettent du sel, d'autres de l'huile d'Angleterre ; je
préfère la térébenthine. On coud, ou on lie un
chiffon de toile autour de la queue, pour retenir
l'étoupe dans les entailles, et arrêter le sang ;
mais il faut desserrer ce bandage vingt-quatre
heures après l'opération, autrement il pourrait
occasionner une inflammation.

Le pansement et les remèdes seront les mêmes
que pour l'opération précédente.

CAPITRE LIX.

Seimes et Faux-quartiers.

1. — Les seimes sont de petites fentes qui
descendent en droite ligne dans la longueur du
sabot. Elles sont quelquefois de toute l'épaisseur
de la corne, et néanmoins elles se remplissent et
s'effacent souvent d'elles-mêmes avec le temps.
Mais celles qui traversent le ligament qui unit le

sabot à la couronne doivent être traitées de la manière suivante:

2. — Commencez d'abord par amincir avec la râpe, en travers de la fente, un large espace entre la couronne et le sabot. Tirez ensuite sur cet espace, avec un couteau de feu médiocrement chaud, une raie droite en travers de la seime, entre le poil et le sabot. Le pansement sera ensuite le même que celui que nous allons décrire pour un faux quartier.

3. — Il y a *Faux-quartier*, quand une partie du sabot a été détruite par quelque ulcère encorné d'ancienne date qui a été mal traité ; ce qui rend le quartier inutile et le plus souvent le cheval boiteux. On trouvera le mode de traitement qui suit très-efficace dans tous les cas de cette espèce.

4. — Râpez d'abord, depuis la couronne jusqu'au bas du pied, le quartier ainsi affecté, afin de le bien amincir ; tirez ensuite avec un couteau de feu médiocrement chaud, une raie de feu précisément entre le poil et le sabot, en inclinant de préférence un peu sur la corne, ce qui n'en vaudra que mieux. Vous commencerez cette raie à l'angle du talon, et vous la prolongerez l'espace de deux ou trois centimètres sur la partie saine du pied, ayant soin d'appuyer assez pour qu'elle pénètre à travers le ligament qui unit le sabot à la couronne. Cela fait, on pansera la partie avec l'onguent dijestif (recette 121). Le

pansement devra être renouvelé une fois par jour, huit ou dix jours de suite, jusqu'à ce que la plaie jette convenablement. Alors on la pansera régulièrement une fois par jour, jusqu'à guérison, avec la mixtion (recette 172).

5. — Cette opération réussit toujours mieux dans les derniers mois de l'année, qu'à toute autre époque. Le cheval doit rester à l'écurie jusqu'à ce que la plaie soit bien guérie. On peut alors le mettre en liberté dans une cour jonchée de paille. On observera toutefois qu'il lui faut une nourriture un peu meilleure que de la paille seule; on lui donnera donc deux fois par jour un peu de foin et d'avoine.

6. — Si c'est au printemps que le cheval subit cette opération, il faudra, après l'avoir gardé à l'écurie le temps convenable, l'envoyer à l'herbe dans quelque bas-fond, et le laisser tout l'été sans rien faire.

7. — Environ six semaines après que le cheval a été opéré, il commence à paraître, autour de la couronne, une nouvelle corne sur toute la longueur de la ligne où le feu a été appliqué. Si lorsqu'elle a acquis deux ou trois centimètres, elle paraît se déformer, on lui donne, en la râpant, la forme qu'elle doit avoir. En lavant une fois par jour, le pied avec de la vieille urine, on affermit la muraille, et on lui fait prendre la tendance convenable. Lorsque le quartier sera entièrement revenu, et que le cheval recommencera

à travailler, il faudra, chaque fois qu'on le ferrera à neuf, lui laver le pied avec de la vieille urine, pour affermir la corne et y rouiller les clous.

CHAPITRE LV.

Blessures aux pieds, provenant d'Enclouure ou de Chicots, Tessons, Clous de rue (1), Gravier, etc.

1. — Les chevaux sont plus sujets à devenir boiteux du pied que de tout autre endroit; et, faute de soins et de jugement, les accidents qui y surviennent ont souvent de fâcheuses conséquences; cette partie étant naturellement délicate et exposée à une prompte inflammation.

2. — Lorsqu'une humeur s'est une fois formée dans quelque partie du pied que ce soit, il faut lui ouvrir une issue; autrement l'os, qui est d'une nature spongieuse, est bientôt attaqué, et tout le pied se trouve en danger. La partie la plus délicate du pied du cheval est à la pointe de la fourchette; comme elle est près du *petit pied* (2), toute blessure faite en cet endroit par un tesson, un chicot (3), ou tout autre objet quelconque, est éminemment dangereuse.

(1) Les clous qu'un cheval rencontre sous ses pas, dans une situation telle qu'il peut en être blessé. On les appelle *clous de rue*, parce qu'il s'en trouve plus fréquemment dans les rues qu'ailleurs, et pour distinguer les piqûres de cette sorte, de celles des clous qui attachent le fer.

(2) L'os du pied renfermé dans le sabot.

(3) Éclat de bois.

3. — Quand un corps quelconque tel qu'un clou, un éclat, un tesson, une épine, a pénétré dans le pied, on doit parer la sole jusqu'au vif autour de la partie blessée, et extirper, aussitôt que possible, l'objet quel qu'il soit. Si la blessure est récente ou légère, un peu d'huile de térébenthine que l'on y verse, et qu'on y brûle avec un tisonnier rougi au feu, opère communément une guérison immédiate, sans le secours d'aucun autre remède. Il faut avoir soin de retirer le tisonnier avant que toute la térébenthine soit consumée; autrement il pourrait faire plus de mal que de bien. En remplissant d'ailleurs la plaie un ou deux soirs de suite, pour toute la nuit, avec la composition indiquée (recette 158), on effectuera assez généralement la cure de tous les cas légers.

4. — Si l'objet a pénétré assez avant pour offenser le *petit pied*, il n'y a pas de temps à perdre pour travailler à la guérison. On trouvera le remède suivant très-propre à cet effet:

(RECETTE, N° 173.)

Prenez—Teinture de benjoin, 31 grammes;
      Esprit de térébenthine, 15 grammes;
      Huile mixte (recette 160), 45 grammes.
  Mêlez, et secouez-les bien dans la bouteille avant de vous en servir.

5. — On trempera dans cette mixtion une petite tente de charpie ou d'étoupe, qu'il suffira

d'appliquer sur la blessure, si elle est légère;
mais si la plaie est considérable, il faudra faire
pénétrer la mixtion jusqu'au fond, soit en l'y in-
jectant avec une seringue, soit en l'y versant;
après cela on remplira le pied de la préparation
que voici :

(RECETTE, N 174.)

Prenez—Goudron, saindoux et térébenthine commune,
125 grammes de chaque ;
Cire jaune, 62 grammes;
Esprit de térébenthine, 31 grammes.
Faites fondre le tout ensemble, pour l'usage dont il s'agit.

6. — Après avoir pansé la plaie avec la mixtion qui précède, faites fondre la quantité convenable de ce remplissage dans une cuiller à pot, de
fer; trempez-y de petites compresses d'étoupes,
appliquez-les sur le premier appareil, mettez par-
dessus de grosses étoupes bien pressées, et fixez
le tout avec deux clisses que vous placerez transversalement sous le fer.

7. — En appliquant ces remèdes avec une
exacte attention, on réussira à guérir toutes les
blessures aux pieds provenant de piqûres par la
faute du maréchal, et de gravier, tessons, chicots, épines, clous de rue, etc.

8. — Si cette méthode ne réussissait pas, et
si le cheval continuait à boiter, la plaie doit être
ouverte sans délai, et à fond, avec un instrument
convenable, afin d'en exprimer la matière, qui
est généralement claire, sanguinolente et fétide.

9. — Si un clou avait penétré dans l'articulation du pied, au point d'endommager le cartilage qui l'enveloppe, et d'y occasionner un écoulement de synovie ou graisses des jointures, le mal serait très-difficile à guérir. Il n'y a pas un moment à perdre dans les cas de cette espèce : le cheval doit être traité de la manière prescrite chapitre XXXIV, *Suintement des articulations.*

10. — Il ne sera peut-être pas hors de propos de signaler ici une pratique vicieuse, très-ordinaire aux maréchaux de campagne, dans le traitement des chevaux boiteux du pied. Après l'avoir paré presqu'au vif, le cheval étant déjà rétabli au point d'être en état de travailler, les maréchaux fourrent généralement entre le fer et la partie malade, quantité de grosses étoupes et de remplissage, pour empêcher le sable d'entrer dans la plaie. C'est une méthode très-erronnée : la pression de ces tampons sur la partie malade, y cause beaucoup de douleur, et n'empêche pas le gravier de pénétrer et de frotter entre la sole et le remplissage. On a vu en des cas de cette espèce, la douleur et l'inflammation s'accroître au point de rendre le cheval plus boiteux qu'auparavant. Pour éviter un tel accident, on ne doit jamais laisser travailler le cheval avec aucun remplissage au pied, de quelque espèce que ce soit; et on doit le ferrer de manière à soulager la partie souffrante, et à laisser au gravier la facilité de

sortir comme il est entré. Quand le cheval rentre le soir à l'écurie, on doit lui laver soigneusement le pied avec de l'eau chaude, et ensuite
le combler de remplissage chaud, comme nous
l'avons dit ci-dessus; mais il faut l'ôter avec un
cure-pied le lendemain matin, ou dès que le
cheval doit sortir pour travailler.

CHAPITRE LXI.

Maladie des Poulains.

Enflure du foureau, de la verge et des testicules.

1. — Le mal dont il s'agit ici attaque surtout
les jeunes étalons qu'on laisse en liberté avec les
juments avant qu'ils soient en état de les couvrir.
Il s'annonce par l'enflure du fourreau et des testicules. En général ces symptômes s'accroissent
considérablement par la présence de la boue et
d'autres saletés qui s'accumulent dans le fourreau. On peut l'en débarrasser en lavant cette partie avec du lait et de l'eau chaude, au moment où l'animal met sa verge dehors; ce qu'on
lui fait faire quand on veut, en l'amenant près
d'une jument.

2. — Si la partie est très-enflée, on la fomentera avec la préparation qui suit :

(Recette, n° 175.)

Prenez—Racine de guimauve, feuilles de sureau et absinthe, une poignée de chaque ;
Douze têtes de pavots.
Faites-les bouillir dans quatre litres de lait et d'eau
mêlés à égales quantités.

3. — Fomentez, soir et matin, les parties affectées avec des flanelles exprimées au sortir de
cette fomentation. Frottez ensuite du liniment
que voici toutes les parties enflées :

(Recette n° 176.)

Prenez—Onguent de sureau, onguent de spermaceti et
onguent de guimauve, 62 grammes de chaque ;
Camphre, 15 grammes.
Faites-les dissoudre dans 31 grammes d'esprit de
vin très-rectifié.
Mêlez bien le tout, et conservez cela dans un pot
bien bouché, et dont le couvert soit bien attaché.

4, — Après avoir bien fomenté la partie, on
la frottera doucement de ce liniment partout où
il y a de l'enflure et de l'inflammation. Dès
qu'elles auront diminué, on achèvera la cure par
l'usage de la lotion suivante :

(Recette n° 177.)

Prenez—Esprit de vin camphré, 125 grammes ;
Litharge acidulée, 32 grammes ;
Vitriol blanc, 5 grammes ;
Eau, 30 centilitres.
Mêlez, et gardez dans une bouteille.

5. — On en bassinera deux ou trois fois par jour les parties malades. Elle est excellente pour leur rendre du ton et les rafraîchir.

6. — Le suintement ou égouttement qui paraît à la verge est, à proprement parler, un écoulement de semence. Il est occasionné, dans les jeunes chevaux, par l'abondance et la qualité substantielle des aliments, et par le relâchement des glandes et des vaisseaux spermatiques à la suite de fréquentes émissions.

7. — Il faudra commencer par faire prendre au cheval une légère médecine, telle que celle (recette 4).

8· — Trois ou quatre jours après, on lui fera prendre une des pilules diurétiques (recette 153), et on la répétera, de trois en trois jours, jusqu'à ce qu'il en ait pris trois ou quatre, après quoi on en discontinuera l'usage pendant une semaine.

9. — Au bout de ce temps, on le reprendra de la même manière, ou bien on substituera à ces pilules diurétiques l'usage de celle que voici :

(RECETTE N° 178)

Prenez—Electuaire de séné, 125 grammes ;
    Nitre et résine jaune, 125 grammes de chaque, en poudre ;
    Gomme arabique, en poudre, et baume de copahu, 62 grammes de chaque ;
    Savon de Castille, 31 grammes ;

Réglisse en poudre, 125 grammes.

Battez ensemble le baume de copahu et le savon, jusqu'à ce qu'ils soient incorporés ; ajoutez ensuite le reste des ingrédients, et faites de ce mélange des pilules de 62 grammes chaque.

10. — On pourra en donner une ou deux par jour, et continuer jusqu'à ce que le cheval aille bien.

11. — Dans les cas où la cure paraît difficile et où le cheval semble disposé à devenir dartreux, ou montre des symptômes de farcin, il conviendra de lui faire prendre la dissolution et la décoction (recettes 34 et 35), de la manière qui y est prescrite. Si enfin la méthode ci-après ne réussit pas, il sera à propos de lui injecter une fois par jour dans la verge, à l'aide d'une seringue, une cuillerée ou deux de la lotion (recette 177) ; la difficulté de la guérison pouvant provenir de l'existence de quelque ulcère à l'entrée du canal de l'urètre.

CHAPITRE LXII.

Anti-cœur ou Avant-cœur.

1. — Cette maladie se déclare par une tumeur violente et maligne, qui commence au poitrail et s'étend sous le ventre jusqu'au fourreau. Elle est accompagnée de fièvre et d'inflammation, d'une grande dépression, de faiblesse, et de

perte de l'appétit. Le dernier de ces symptômes est souvent l'effet de l'inflammation, qui affecte parfois la gorge et tout le gosier; alors il y a un danger imminent.

2. — Pour effectuer la cure, il est à propos de commencer par tirer de deux à quatre litres de sang, selon la force, la taille et le tempérament du cheval.

3. — Le soir, on lui fera prendre la pilule suivante :

(RECETTE, N° 179.)

Pilule fébrifuge composée.

Prenez—Poudre antimoniale blanche, savon de Castille,
gingembre et nitre, 10 grammes de chaque;
Baume de copahu, ce qu'il en faudra pour faire
du tout une pilule

4. — Le lendemain matin, il faudra lui faire prendre le breuvage purgatif que voici :

(RECETTE N° 180.)

Prenez—Un litre de gruau chaud, et délayez-y 125
grammes d'électuaire de séné;
125 grammes de sel de glaubert;
Deux cuillerées de mélasse;
Enfin, quand cela n'aura plus que le degré de la
chaleur du lait que l'on viendrait de traire,
ajoutez :
250 grammes d'huile de castor.
On donnera cela aussitôt que possible. On pourra, si
on le juge à propos, y ajouter un bon verre d'eau-
de-vie.

5. — Si ce breuvage n'a pas encore opéré le lendemain matin, il faudra le répéter.

6. — Quand une fois il aura produit son effet, on fera prendre au cheval, une fois par jour, ou de deux jours l'un, le breuvage (recette 59), de la manière y indiquée.

7. — La partie tuméfiée doit être frottée, une ou deux fois par jour, de l'huile vésicatoire (recette 124), jusqu'à ce que l'enflure diminue. On pourra achever la guérison avec le liniment émollient (recette 179).

8. — Un cheval en cet état exige toute sorte de soins. Il faut lui donner plusieurs fois par jour, et en petite quantité chaque fois, de l'eau chaude mêlée de son, jusqu'à ce qu'il soit hors de danger.

9. — C'est une pratique ordinaire parmi les maréchaux de campagne, d'ouvrir la tumeur en cinq ou six endroits, avec une lancette ou un fer rouge, et de panser les plaies avec des dijestifs. Mais cette méthode est toujours accompagnée de danger, en ce que le sang étant apauvri, on n'amène que difficilement les plaies à suppuration, et que, si on n'y réussit pas, la gangrène et la mortification surviennent presque toujours, et causent la mort du cheval, à moins qu'on ne les arrête à temps.

CHAPITRE LXIII.

Fourbure ou *Courbature.*

1. — Beaucoup de personnes ne comprennent que très-superficiellement cette maladie. On se figure généralement qu'elle a son siège dans le coffre de l'animal, bien que l'on puisse mettre en question s'il a jamais existé une telle maladie. Il est fort ordinaire d'entendre parler de fourbure dans les pieds; mais je crois que ce mal n'a jamais existé dans le coffre du cheval.

2. — La fourbure provient de diverses causes, telles que du froid après un violent exercice, d'avoir bu de l'eau froide ou d'avoir été mené trop avant dans l'eau ayant extrêmement chaud. La transpiration étant ainsi soudainement arrêtée, il en résulte une fièvre inflammatoire, qui finit presque toujours par tomber dans les pieds du cheval, et donne lieu à ce genre de mal. Quelquefois la fourbure des pieds est entièrement bornée à cette partie; elle vient alors de ce que le cheval a été surmené dans des chemins durs ou pierreux, et ses progrès sont, en apparence, peu sensibles.

3. — Il est aisé de s'apercevoir de l'existence de ce mal, par les diverses positions dans lesquelles le cheval se place constamment. Quand

les deux pieds de devant sont affectés, il amène
sous lui les deux pieds de derrière, au moyen de
quoi les deux pieds de devant sont fort soulagés
du poids que, sans cela, ils auraient eu à supporter. Quand il n'y a qu'un pied d'attaqué, le cheval cherche toujours à le soulager, soit en le
portant en avant, soit en le laissant reposer sur
la pince. Mais lorsque les quatre pieds sont malades, le cheval ne peut être un moment debout
à son aise; il aime à rester couché, et, si on le
force à se lever, il ne le peut faire qu'avec une
extrême difficulté.

4. — Après l'avoir préparé en le mettant pendant trois ou quatre jours à l'eau de son chaude,
on lui fera prendre la pilule mercurielle composée que voici :

(Recette nº 181.)

Prenez—Calomel et poudre antimoniale blanche, 5 grammes de chaque;
Opium et camphre, 2 grammes 1|2 de chaque;
Savon de Castille et confection aromatique, 10
grammes de chaque.
Faites-en une pillule avec du sirop de nerprun.

5. — On la lui donnera le soir. Le lendemain
matin, de bonne heure, on lui fera prendre le
breuvage purgatif (recette 57); ou, si l'on veut,
celui-ci, qui remplira tout aussi bien l'objet, et
qui sera *beaucoup moins dispendieux* :

(recette nº 182.)

Prenez—Aloés des Barbades, 20 grammes;

Electuaire de séné, 62 grammes;
Sel d'Epsom, 62 grammes;
Nitre, 31 grammes;
Teinture d'opium, 10 grammes.
Mêlez, et faites fondre le tout dans un litre de gruau léger.

6. — On gouvernera le cheval de la même manière que pour toute autre médecine, c'est-à-dire qu'on lui donnera, deux ou trois fois par jour, de l'eau chaude mêlée de son et de farine d'avoine. Après l'effet de la médecine, on le gouvernera comme dans toute autre espèce de fièvre. Si pourtant il paraissait constipé, on lui donnerait une fois par jour le lavement (recette 9).

7. — On lui frottera bien soigneusement, deux ou trois fois par jour, les boulets et les paturons, depuis et y compris la couronne jusqu'au-dessus du boulet, avec la préparation (recette 131), ou avec la mixtion rafraîchissante que voici :

(RECETTE N° 183.)

Prenez—Sel ammoniac, 62 grammes ;
Nitre, 31 grammes.
Faites-les dissoudre dans un litre du meilleur vinaigre de vin ;
Esprit de térébenthine, 62 grammes ;
Esprit de vin camphré; 125 grammes.
Mêlez et gardez cela en bouteille pour l'usage dont il s'agit.

8. — La saignée sera d'un grand secours dans la plupart des cas de cette espèce; elle pro-

duira le bon effet d'arrêter l'inflammation.

9. — En suivant avec attention ce mode de traitement, on réussira à empêcher la fièvre de se fixer dans les pieds.

10. — Quand cette maladie a déjà eu une longue durée, il paraît sur la couronne, de chaque côté du talon, des petites grosseurs du volume d'une aveline ou d'une grosse noisette. On peut, avec raison, les regarder comme des *osselets*, puisqu'elles ont la même cause. Voici le meilleur moyen d'en opérer la cure. Tondez d'abord le poil sur une largeur de huit ou dix centimètres autour de la couronne; piquez les excroissances dont il s'agit, de la même manière que nous avons indiquée pour la *Forme* (chapitre XXXVI, paragraphe 12), et pansez-les avec l'onguent vésicatoire (recette 135), de la manière y indiquée. Dès que le vésicatoire a cessé de jeter, on peut, si l'on est en hiver, mettre le cheval dans une cour jonchée de paille, à l'abri des vents froids, et l'y laisser en liberté jusqu'à la belle saison. Si c'est au printemps, il faut le mettre au pâturage dans quelque bas-fond.

11. — Si l'animal n'est fourbu que d'un seul pied, et si le sabot n'est pas contracté ou plus petit que l'autre, on peut le dessoler, et lui rattacher le fer sans le serrer; après cela on lui remplira le pied d'orties fraîches et de sel pilés ensemble dans un mortier; on les recouvrira de grosses étoupes bien arrangées, que l'on assujet-

tira à l'aide de trois ou quatre clisses de bois placées transversalement sous le fer, au'moyen de quoi le sang sera bientôt étanché. Il sera bon de laisser cet appareil pendant vingt-quatre heures dans le pied. On le pansera alors avec la mixtion (recette 173), puis on le comblera du remplissage (recette 174). On renouvellera ce pansement une fois par jour, jusqu'à ce que la nouvelle sole paraisse. Il suffira alors d'un pansement de deux jours l'un pour compléter la cure. Cela fait on tondra le poil tout autour de la couronne, et on y appliquera proprement le feu ; on frottera trois jours de suite, le matin, cette partie avec l'onguent vésicatoire (recette 113). Il faut toujours se rappeler que le cheval doit avoir la tête attachée au râtelier, pour l'empêcher de porter la dent sur la partie, lorsque le vésicatoire vient à produire son effet, ce qui lui ferait venir des ampoules à la bouche. Il faut aussi lui ôter sa litière, pour que son frottement n'enlève pas le vésicatoire. Quand la nouvelle sole a acquis assez de solidité pour que le cheval puisse soutenir son propre poids, on peut le mettre dans une cour jonchée de paille, ou à l'herbe dans quelque bas-fond, si c'est au printemps.

12. — On a généralement coutume de parer les pieds des chevaux qui ont été long-temps fourbus, chaque fois qu'on les ferre à neuf, afin de les leur rafraîchir. Cela peut les soulager pendant quelque temps, mais cela finit par les ren-

dre boiteux pour toujours. L'air, pénétrant aisément des pieds si amincis, les dessèche, les resserre et les rapetisse promptement. Il ne reste plus alors d'autre moyen à employer avec quelque espoir de succès pour rendre quelqu'aisance au pied, que celui indiqué pour les talons serrés, chapitre XLIX. On se bornera d'abord à opérer une moitié du pied, et, six semaines ou deux mois après, on opérera l'autre moitié; on traitera d'ailleurs l'animal de la manière prescrite au chapitre que nous venons de citer. La sole étant le principal appui du pied du cheval, a rarement besoin d'être parée au-delà des parties qui se détachent ou s'écaillent. Quelque bons et solides que soient les pieds d'un cheval, la constante pratique de lui amincir la sole chaque fois qu'on le ferre, lui rendra certainement les pieds tendres, et, à la longue, elle le rendra fourbu.

CHAPITRE LXIV.

Du Séton.

1. — Le séton est utile à plusieurs égards. Il remplit à peu près le même objet que les vésicatoires sur le corps humain. Quand on exécute cette opération, l'ouverture que l'on fait dans la peau doit être assez grande pour qu'on y puisse introduire ou le pouce ou un doigt, et l'y

tourner, afin de la détacher du corps de l'animal jusqu'à trois ou quatre pouces autour de cette ouverture. On trempe alors le séton dans un peu de l'onguent dijestif (recette 121), que l'on a eu soin de faire fondre, ou dans un peu de saindoux et de térébenthine commune, fondus ensemble à égales quantités.

2. — Lorsqu'après une longue maladie il y a débilité et manque d'action dans le système vasculaire (les vaisseaux de toute espèce), il est bon d'enduire le séton de l'onguent suivant, qui est un vésicatoire mitigé.

(RECETTE N° 184.)

Prenez—Onguent basilicon jaune, 31 grammes ;
Cantharides en poudre, 10 grammes ;
Esprit de térébenthine, 10 grammes.

3. — On reconnaîtra par expérience que cet onguent agit plus efficacement qu'aucun de ceux connus jusqu'ici, en rendant du ton à la partie, et en y appelant une suppuration régulière.

4. — Après avoir placé le séton, il faut introduire dans la plaie deux ou trois tentes d'étoupes trempées dans le même onguent que le séton. Le cheval doit être à l'eau blanche, et boire chaud pendant trois ou quatre jours, ou jusqu'à ce que le séton commence à jeter. Quand la suppuration est bien établie, on doit retirer les tentes, et tourner le séton tous les deux ou trois

jours. On regarde comme suffisant de le laisser quinze jours ou trois semaines, en ce que si on l'entretient plus long-temps, il est sujet à laisser après lui un principe de carie.

5. — Le séton est avantageux pour les efforts d'ancienne date, soit de l'épaule, soit de la cuisse, soit de la rotule. Il doit être placé à environ six ou huit centimètres au-dessous de l'articulation de l'épaule, à pareille distance au-dessous de la rotule, à la même distance au-dessous du grasset, mais un peu en dedans de la cuisse. L'objet du séton est, dans ces divers cas, de relâcher la capsule ou ligament qui enveloppe l'articulation, et de faciliter au sang caillé, qui peut s'y être logé par suite de l'effort, les moyens d'en sortir. Il convient également pour les maladies de la tête, telles que les douleurs qui y ont quelquefois leur siège, la léthargie, le vertigo, les maux d'yeux; enfin pour l'engorgement des jambes, ainsi que pour achever de dissiper les restes de beaucoup d'autres maladies.

6. — Il est bon d'observer que l'on ne doit jamais saigner ou purger un cheval auquel on a mis un séton, avant que la suppuration y soit bien établie.

CHAPITRE LXV.

Étoiles artificielles au front.

1. — On réussit de la manière suivante à for-

mer une étoile artificielle sur le front d'un cheval. Faites deux incisions dans la peau, à trois centimètres de distance l'une de l'autre, et deux autres, en croix, à la même distance. Il faut qu'elles aient la dimension nécessaire pour admettre l'introduction d'une clavette d'ivoire ou d'os, que l'on tourne sous la peau, jusqu'à ce qu'elle soit bien détachée du crâne, dans tout l'espace compris entre les quatre incisions, comme pour un séton. Passez alors crucialement dans les ouvertures deux bouts de fil de fer, de manière que chacune de leurs extrémités, sorte d'environ un centimètre et demi de chaque ouverture. Dévidez ensuite circulairement, derrière les bouts de ces fils de fer, quinze ou vingt tours de ficelle, aussi serrés que possible. Cela fait, appliquez un emplâtre de poix sur le tout, et laissez-l'y pendant trois jours. Enlevez-le au bout de ce temps, dévidez la ficelle, retirez les fils d'archal, et pansez les plaies une fois par jour, jusqu'à guérison, avec du miel rosat et de la teinture de benjoin, mêlées ensemble à égales quantités; vous en frotterez un instant toute la partie malade, et vous en verserez un peu dans chaque incision. La peau ayant été soulevée de la manière ci-dessus décrite, se dénature, dépérit en quelque sorte; le poil tombe, et celui qui revient à sa place est blanc.

2. — Il y a différentes autres méthodes de faire une étoile; mais il n'y en a pas d'aussi sûre

que celle-ci. Quelques personnes emploient des caustiques, mais ils détruisent tout à la fois la peau et le poil, et rendent, en général, la place chauve.

Les chevaux qui portent de grands fardeaux, tels que les chevaux de bât, etc., ont sur le dos nombre de taches blanches, que l'on appelle marques de la selle, et qui ne sont autre chose que le résultat de ses pinçures sur ces parties. La méthode ci-dessus a quelque chose d'analogue, et produit le même effet.

3. — Les maquignons du dernier ordre usent encore d'un autre artifice, qui consiste à teindre en beau noir les poils blancs qui viennent sur la face des vieux chevaux. Cela peut se faire à l'aide de la mixtion suivante :

(Recette, n° 185.)

Prenez—Caustique lunaire (1) 5 grammes 1|2.
Mettez-le dans une fiole de 31 grammes, et remplissez-la d'eau.

4. — Il ne s'agit que de tremper un bout de linge dans cette solution, lorsque le caustique est entièrement dissous, et de l'appliquer sur les poils blancs de la face : il en serait de même sur toute autre partie du corps. On prétend qu'en général il suffit de les en humecter. Peut-être que si l'on commençait par laver les poils blancs, avec

(1) Nitrate d'argent.

quinze grammes de soda, dissoute daus un demi-
litre d'eau, la solution caustique n'en produirait
qu'un meilleur effet.

CHAPITRE LXVI.

Sur l'Onguent mercuriel, et son usage.

1. — Cet onguent était peu connu il y a vingt-
huit ans. Les maréchaux s'en servaient peu. Son
usage s'est beaucoup accru depuis ce temps dans
tout le royaume. L'Angleterre, en particulier,
est remarquable par la grande consommation
qui s'y fait de cet article. L'auteur de cet ouvrage
emploie annuellement quatre ou cinq cents livres
de saindoux ou onguent mercuriel, pour le seul
usage des moutons. Pour les instructions concernant l'emploi de ce puissant remède sur le gros
et le menu bétail, il prend la liberté de renvoyer
à son *Traité pratique sur les maladies des bêtes à corne
et des moutons.*

2. — On trouvera l'onguent dont voici la recette, très-efficace dans nombre de maladies des
chevaux, comme on l'a pu voir en divers endroits
de cet ouvrage.

(RECETTE N° 186.)

Prenez—Vif-argent, 250 grammes ;
    Térébenthine de Venise, 125 grammes ;
    Esprit de térébenthine, 31 grammes.
    Mettez-les ensemble dans un mortier de mar-
      bre, et triturez-les sous le pilon, jusqu'à ce

que tous les globules de vif-argent aient entièrement disparu.

Ajoutez ensuite :

Saindoux, 750 grammes;

Cire vierge, 125 grammes.

Faites fondre la cire et le saindoux ensemble;
ajoutez-les aux autres ingrédients, et remuez
bien le tout ensemble, jusqu'à ce que cela soit
froid.

3. — Il est d'une grande utilité pour les au-
bergistes, et toutes les personnes qui entretiennent des chevaux pour courir la poste. On devrait
toujours en avoir de tout prêt ; car l'incorpora-
tion du mercure exige le travail d'un homme
pendant presque toute une journée. Il a la propriété
de guérir promptement les écorchures aux épaules et sur le dos, les meurtrissures, la gale, les
crevasses, les malandres et les solandres, l'engorgement des jambes, le mal de taupe avant
qu'il ait percé, en en frottant un peu, une fois par
jour, toute la partie affectée. Il a également celle
de détruire la teigne des jeunes chevaux, en leur
en frottant légèrement le dessous de la crinière,
le dos jusqu'à la queue, et tous les principaux
endroits où elle se loge.

CHAPITRE LXVII.

Pissement de sang.

1. — C'est une maladie à laquelle le gros bétail est très-sujet, en été, surtout dans les chan-

gements de temps, et, parfois, lors du changement de pâturages.

2. — Le breuvage suivant en opérera presque
toujours la guérison :

(RECETTE Nº 187.)

Prenez—Bois de sandal rouge, baies de laurier, bol d'Arménie, 62 grammes de chaque, pulvérisés
très-fin ;

Térébenthine commune, 125 grammes ;

Faites chauffer la térébenthine, et formez du
tout une pilule, en battant ensemble tous ces
ingrédients ; coupez-la ensuite par tranches,
et faites-la dissoudre sur le feu, dans un litre
de vieux lait, que vous donnerez au cheval,
au degré de chaleur du lait que l'on viendrait
de traire.

3. — On peut répéter ce breuvage tous les
trois jours, jusqu'à ce que l'animal soit rétabli.
Une ou deux fois suffiront, en général, pour dissiper le mal. Pour de plus amples instructions,
nous renvoyons le lecteur à notre traité sur cette
matière.

CHAPITRE LXVIII.

Huiles noires et leur usage.

1. — Ces huiles ont la propriété de guérir les
moutons de la morsure des chiens, et le déchirement qu'éprouvent les parties sexuelles des brebis en agnelant. On en frotte une ou deux fois par

jour, deux ou trois jours de suite, la partie affectée, ce qui suffit, en général, pour effectuer la
guérison. Elles sont également excellentes pour
toutes les blessures aux parties charnues, et il
n'y a pas de meilleur remède pour les cas où la
gangrène paraît imminente.

(RECETTE, N° 188.)

Prenez—Huile de lin, 125 grammes ;
   Huile de vitriol, 31 grammes ;
   Mêlez-les dans un pot de faïence ; ajoutez en-
      suite :
   Esprit de térébenthine, 62 grammes.
   Remuez bien tous ces ingrédients jusqu'à ce
      qu'ils soient amalgamés ; ajoutez un demi-
      litre de plus d'huile de lin ; remuez bien le
      tout ensemble, et mettez en bouteille pour
      l'usage.

2. — Cette préparation est parfaite, pour l'objet auquel elle est destinée ; mais, pour la variété,
nous joindrons ici la recette d'une autre composition dans laquelle il entre plus d'ingrédients, et
qui diffère de la première, tout en possédant les
mêmes vertus, si même elle n'en possède davantage, et dont nous pouvons avec confiance recommander l'adoption.

(RECETTE N° 189.)

Prenez—Huile de lin, 125 grammes ;
   Huile de vitriol, 31 grammes ;
   Mêlez-les, en les remuant ensemble dans un
      grand pot ; ajoutez ensuite :

Esprit de térébenthine, huile d'aspic, huile de
pêtre (1), et huile d'hirondelle, 62 grammes
de chaque;
Huile de sureau, 125 grammes;
Huile d'origan, 31 grammes;
Tarc des Barbades, 62 grammes;
Teinture de myrrhe composée, 125 grammes;
Huile de baies de laurier, 62 grammes.
Mêlez peu à peu tous ces ingrédients avec le vi-
triol et l'huile de lin, et gardez en bouteille
pour l'usage.

3. — Ces deux préparations ne doivent pas
être mises en bouteille ni bouchées *trop tôt après
le mélange*, de peur qu'elles la fassent éclater.

CHAPITRE LXIX.

PILULES.

(RECETTE, N° 190.)

Pilule pour le vertigo.

Prenez—Poudre de James (2), 10 grammes;
Turméric (3) et crème de tartre, 15 grammes
de chaque.
Formez-en une pilule avec de la conserve de
roses ou de miel, en quantité suffisante.

(RECETTE, N° 191.)

Pilules pour la fièvre.

Prenez—Poudre antimoniale (*pulvis antimonialis*), 10
grammes;

---

(1) Salpêtre.
(2) Peut être remplacée par l'oxide d'antimoine, uni au phosphate de chaux.
(3) Racine de l'Inde.

Nitre, 15 grammes ;

Camphre pulvérisé, 5 grammes ;

Electuaire de séné, ce qu'il en faudra pour former du tout une pilule.

3. — On peut donner, de l'une ou l'autre espèce, deux de ces pilules par jour, ou plus s'il est
nécessaire. Ces dernières égalent les précédentes
dans leurs effets.

4. — On doit se garder de faire prendre aux
chevaux attaqués de vertigo, de convulsions, d'é-
pilepsie, ou de fièvre inflammatoire de quelque
espèce que ce soit, ni breuvage de drèche (1), ni
cordiaux d'aucune espèce, qui soient susceptibles
d'accroître l'ardeur fébrile. Les gruaux de farine
d'avoine ou de graine de lin fraîchement mou-
lues, ou d'un mélange de l'une et de l'autre, à
égales quantités, sont ce qui convient le mieux à
un cheval qui a la fièvre. On peut y ajouter quinze
grammes de crême de tartre ou de nitre, comme
on jugera à propos, jusqu'à ce que l'appétit ait
reparu.

(RECETTE N° 192.)

Pilules cordiales.

Prenez—Graine de carvi, graine de cardamome, et graine
d'anis, fraîchement pulvérisées, 62 grammes
de chaqne ;

---

(1) Ou malt ; orge détrempée dans l'eau et séchée.

Fleur de soufre et turmeric, en poudre, 62 gram-
mes de chaque ;
Safran éminc‍é, 10 grammes ;
Sucre candi, pulvérisé, 125 grammes ;
Huile d'olive, 62 grammes ;
Jus de réglisse, 62 grammes ; coupez-le par pe-
tits morceaux, et faites-le fondre dans un
verre d'un vin généreux ;
Huile d'anis, 15 grammes ;
Réglisse en poudre, 125 grammes.
Mêlez, battez le tout ensemble, et faites-en des
pilules de la grosseur d'un œuf de pigeon.

6. — C'est principalement aux chevaux de chasse et de selle, qui fatiguent, que l'on donne des pilules cordiales. Il est bon d'en faire prendre aux premiers, au retour de la chasse, et aux seconds, après une journée de marche fatigante. Elles donnent à l'animal une nouvelle vigueur, garantissent le cheval d'une morfondure, fortifient l'estomac, augmentent l'appétit, et provoquent la dijestion. On peut aussi en donner pour de légères tranchées ; et il est très-avantageux d'en faire prendre aux chevaux que l'on veut vendre.

(RECETTE, Nº 193.)

Pilules restauratives.

Prenez — Gentiane, en poudre, 62 grammes ;
Serpentaire de Virginie, en poudre, 31 grammes ;
Rouille de fer pulvérisée, 31 grammes ;
Safran émincé, 10 grammes ;

Mithridate, 62 grammes :

Baume de soufre, 31 grammes;

Huile d'anis, 10 grammes :

Graine de petit cardamome, en poudre, 62 grammes;

Electuaire de séné, 125 grammes.

Battez le tout ensemble dans un mortier, avec
suffisante quantité de poudre de reglisse et de
sirop de roses, jusqu'à la consistance nécessaire, et faites-en des pilules de la grosseur
d'un œuf de jeune poule.

8. — Ces pilules valent mieux que les précédentes pour rendre l'appétit après une maladie
de longue durée. Elles facilitent la digestion, rétablissent et fortifient le tempérament épuisé, et
conviennent dans toutes les maladies internes,
lorsque les symptômes commencent à se dissiper.

9.   (RECETTE, N° 194.)

Pilules diurétiques (1).

Prenez—Résine jaune pulvérisée, un kilo;
Nitre, kali préparé, graine de genièvre et savon
de Castille, 500 grammes de chaque,
Coupez le savon par tranches trés-minces; pulvérisez les autres ingrédients; battez le tout
ensemble dans un mortier, jusqu'à la consistance convenable, et faites-en des pilules de
moyenne grosseur (2).

10. — On trouvera ces pilules excellentes

----

(1) *Diurétique*, qni a la propriété de provoquer les urines.

(2) Dans les formules répandues dans l'ouvrage, le poids le plus ordinaire
des pilules est de 62 grammes.

pour dégager les reins, et entraîner la pierre et la gravelle hors de la vessie. Les chevaux sont sujets à la pierre dans les reins. J'ai vu des pierres d'une grosseur considérable, qui avaient été extraites de cette partie; et il est très-ordinaire de voir tomber sur le pavé, avec l'urine du cheval, quantité de sable quelquefois d'un brun clair, mais dont la couleur varie en raison de la différence des tempéraments. Les chevaux sujets à cette maladie sont souvent incommodés par des obstructions dans les voies urinaires, qui leur donnent des coliques ou des tranchées, et qui souvent finissent par une inflammation. On peut, dans les occasions fâcheuses, administrer une de ces pilules par jour : ce sera assez d'une par semaine quand on ne les donnera que comme préservatif.

CHAPITRE LXX.

LAVEMENTS.

11.　　　　　　(RECETTE Nº 195.)

Lavement purgatif.

Prenez—Fleurs de mauve et de camomille, une poignée de chaque ;
Graine de fenouil, 62 grammes.
Faites-les bouillir ensemble dans trois litres d'eau, que vous laisserez réduire à 1 litre 1|2 ; passez cette eau et ajoutez-y :
Huile de lin, un quart de litre ;
Sucre brut, 125 grammes ;

Sel d'Epsom, 155 grammes.

Mêlez, et lorsque tous les ingrédients seront dissous, administrez le lavement, au degré de chaleur du lait que l'on viendrait de traire.

12.   (RECETTE, N° 196.)

Lavement astringent (1)

Prenez—Écorce de chêne, 125 grammes ;

Bois de campêche, 125 grammes ;

Faites-les bouillir dans trois litres d'eau que vous laisserez réduire à deux. Passez cette eau et ajoutez-y 31 grammes de scordium (2) en substance, et 31 grammes de teinture de benjoin.

13. — On le donnera au degré de chaleur du lait que l'on viendrait de traire. En cas de dévoiement à la suite d'une médecine, on peut administrer ce lavement une ou deux fois par jour, jusqu'à ce que le cours de ventre soit calmé.

14.   (RECETTE N° 197.)

Lavement pour les convulsions.

Prenez—Graine de lin et racine de valériane, 125 grammes de chaque ;

Faites-les bouillir dans trois litres d'eau que vous laisserez réduire à deux ; ajoutez alors :

Grosse cassonade et sel d'Epsom, 125 grammes de chaque ;

Nitre, 31 grammes ;

Assa-fœtida, 15 grammes ;

Opium, 10 grammes.

Faites dissoudre le tout dans cette eau pendant qu'elle est chaude, et administrez le lavement

---

(1) Qui a la propriété de resserrer.
(2) Germandée aquatique.

au degré de chaleur du lait que l'on viendrait de traire.

15. — C'est un remède très-efficace dans toutes les maladies des boyaux, accompagnées de douleurs spasmodiques ou de convulsions telles qu'une violente attaque de colique, provenant de l'obstruction des voies urinaires.

CHAPITRE LXXI.

BREUVAGES.

16. (RECETTE N° 198.)

Breuvage pour la fièvre.

Prenez—Crême de tartre, turméric et diapente, en poudre, 31 grammes de chaque.
Mêlez-les et donnez cela dans un litre de gruau chaud.

17. — On le répétera une fois par jour, ou plus souvent, s'il est nécessaire. Ce breuvage a été employé dans presque toutes les espèces de fièvre, et quoique très-simple, il a généralement eu du succès. Le corps doit être tenu libre, soit par des lavements, soit par des breuvages, (1) durant l'administration de celui ci-dessus, ce qui en facilitera beaucoup les salutaires effets.

18. (RECETTE, N° 199.)

Breuvage pour la fièvre inflammatoire.

Prenez—Tartre émétique, 5 grammes ;
Kali préparé, 15 grammes ;

---

(1) De l'eau blanche, apparemment.

Camphre, 5 grammes, — que l'on broiera dans un mortier, en y ajoutant quelques gouttes d'esprit de vin.

19. — Ce breuvage est excellent pour toute espèce de fièvres inflammatoires, spécialement pour celles qui sont accompagnées d'un danger imminent. On peut le donner de quatre en quatre heures, c'est-à-dire trois fois par jour, dans un litre de gruau à l'eau.

20. (RECETTE N° 200.)

Breuvage pour le vertigo et les convulsions.

Prenez—Poudre antimoniale blanche, 10 grammes ;
Assa-fœtida, 10 grammes ;
Opium, 5 grammes.
Broyez ces deux derniers ingrédients dans un mortier de marbre, avec 62 grammes d'esprit de corne de cerf, jusqu'à ce qu'ils soient incorporés.
Mêlez ensuite tous les ingrédients dans un demi-litre de gruau chaud, et donnez cela au cheval.

21. — Il excelle dans ces sortes de maladies. On peut le réitérer deux ou trois fois par jour, quand il y a danger.

22. (RECETTE N° 201.)

Prenez—Sel d'Epsom, 186 grammes :
Savon de Castille, coupé par tranches minces, 62 grammes ;

Faites-les dissoudre dans un demi-litre de bière chaude.

Ajoutez ensuite :

Teinture d'opium, 15 grammes ;

Huile de genièvre, 10 grammes.

Mêlez et donnez cela au degré de chaleur du lait que l'on viendrait de traire.

23. — On peut le réitérer toutes les quatre ou cinq heures, jusqu'à ce que les symptômes commencent à se calmer.

24. (RECETTE N° 202.)

Breuvage pour les coliques ou tranchées, en route.

Prenez—Teinture d'opium et huile de genièvre, 10 grammes de chaque ;

Esprit de nitre dulcifié, teinture de benjoin et esprit aromatique d'ammoniac, 15 grammes de chaque ;

Mêlez le tout ensemble dans une bouteille, pour un seul breuvage, et faites-le prendre dans un demi-litre de bière chaude.

25. — On trouvera dans ce breuvage un cordial précieux pour la colique, les flatulences, (1) et toutes les douleurs d'entrailles. On peut le réitérer toutes les heures, jusqu'à ce que les symptômes diminuent.

26. (RECETTE N° 203.)

Breuvage cordial.

Prenez—Teinture de benjoin ou baume des moines, et esprit aromatique d'ammoniac, 15 grammes de chaque.

Mettez cela en bouteille pour le besoin.

---

(1) Vents.

Ce breuvage est d'une grande utilité pour les chevaux que l'on ramène en nage par un temps très-chaud. En y ajoutant dix grammes de kali préparé, et un cordial ou trente-un grammes de gingembre fraîchement pulvérisé, et donnant le tout dans un litre d'eau froide, ce sera le même que celui dont l'auteur a, par amour pour le bien public, communiqué la recette dans le journal du soir, *le Globe*, du 15 Juillet 1808. En hiver, ou dans toute autre saison de l'année, quand le cheval n'a pas eu très-chaud, ce breuvage peut se donner dans un litre de bière chaude pour les coliques, les tranchées et les flatulences de l'estomac et des entrailles.

27,   (RECETTE Nº 204.)

Onguent pour les jambes engorgées.

Prenez—Térébenthine commune, 500 grammes.
      Faites-la fondre sur un feu lent ;
      Ajoutez ensuite :
      Alun pulvérisé très-fin, 750 grammes ;
      Bol d'Arménie, en poudre, 62 grammes.
      Remuez jusqu'à ce que cela soit froid.

28. — Il faut, pour s'en servir, l'étendre sur du papier gris-fort, l'appliquer sur la partie affectée, et l'y fixer avec un bandage de lisière. Après ce pansement, on mettra le cheval dans une cour parquée, exempte d'humidité ; et on lui fera prendre quelques pilules diurétiques, telles que celles nº 152, dont on lui donnera une de

trois en trois jours. En général, il suffit d'un seul pansement pour effectuer la cure; s'il ne suffisait pas, on le réitérerait huit jours après.

49.   (RECETTE N° 205.)

Astringent pour efforts de divers genres.

Prenez—Camphre, 10 grammes; faites-le dissoudre dans
              15 grammes d'esprit de vin très-rectifié;
          Nitre, 31 grammes, que vous ferez dissoudre
              dans un quart de litre de vinaigre de vin;
          Esprit de térébenthine, 125 grammes;
          Céruse, ou bol d'Arménie, en poudre, 15 gram-
              mes;
          Eau forte, 31 grammes.
          Mêlez et secouez bien le tout ensemble dans
              une bouteille, et gardez-l'y pour l'usage.

30. — C'est une préparation très-utile et peu coûteuse. C'est pourquoi on peut toujours, à peu de frais, en avoir de toute prête. On en applique, une ou deux fois par jour, sur les efforts, les écorchures aux épaules, et les contusions et meurtrissures de quelque partie que ce soit.

CHAPITRE LXXII.

Manière de préparer et de composer les principaux médicaments indiqués dans la première partie de cet ouvrage.

31.   BAUME DE SOUFRE.

Prenez—Huile de lin, 1 litre;
          Fleur de soufre, 250 grammes.

Faites-les bouillir ensemble dans un pot de fer, sur un feu lent, et remuez continuellement jusqu'à ce qu'ils soient amalgamés.

32. — Le vase dont on se sert pour les faire bouillir, doit pouvoir contenir trois fois autant. Dès que l'huile commence à agir sur le soufre, il faut retirer le pot du feu; autrement les ingrédients pourraient s'enlever et déborder, et le feu pourrait y prendre. Ce baume est bon pour les morfondures, les toux de toute espèce, etc.

SIROPS.

33. **SIROP DE NERPRUN.**

Prenez—Du jus fraîchement exprimé du fruit mûr du nerprun 1 kilo;
Gingembre concassé, 15 grammes;
Piment en poudre, 7 grammes 1|2;
Sucre brut, 1 kilo.
Liez les épices dans un sachet, et faites bouillir le tout jusqu'à consistance de sirop.

On s'en sert principalement pour le mélange et la composition des pilules purgatives, comme on a pu le remarquer en nombre d'endroits de cet ouvrage.

34. **SIROP D'AIL.**

Prenez—Gousses d'ail émincées, 500 grammes;
Eau bouillante, 1 litre;

Faites-les y tremper pendant douze heures
dans un vase couvert; exprimez alors le liquide; ajoutez-y 1 kilo de sucre en pain, et
faites-le bouillir jusqu'à consistance de sirop.

36. — Il est très-utile dans toutes les maladies de la poitrine, telles que la toux, l'asthme, etc. On peut en introduire de quatre-vingts à
quatre-vingt-quinze grammes dans tous les breuvages prescrits pour ces maladies dans le cours
de cet ouvrage.

36.   **OXIMEL DE SQUILLE**

Prenez—Miel clarifié, 1 kilo 1\|2;
      Vinaigre de squille, 1 litre.
      Faites-les bouillir jusqu'à consistance de sirop,
        sur un feu lent, dans une casserole de fer ou
        de ferblanc.

37. — C'est un article infiniment utile comme
apéritif, (1) détergent, expectorant, et d'un grand
secours contre l'asthme, la toux et autres maladies où le phlegme (2) abonde. On peut le donner,
à la dose de trente à quatre-vingt-quinze grammes, avec tout breuvage pectoral ou toute pilule cordiale, prescrits dans le traitement de ces
maladies.

---

(1) *Apéritif*, qui a la propriété d'ouvrir, de purger insensiblement; *Détergent*, qui a la propriété de laver, de nettoyer; *Expectorant*, qui a la propriété
de dégager la poitrine.

(2) Humeurs pituiteuses.

38.   **MIEL ROSAT.**

Prenez—Boutons de roses rouges, dégagés de leur calice,
et séchés promptement, 125 grammes;
Eau bouillante, 1 litre 1|2;
Miel clarifié, 2 kilos 1|2.
Faites tremper les feuilles de roses dans un litre
1|2 d'eau bouillante.
Passez ensuite cette eau, mêlez-y le miel, et
faites-les bouillir jusqu'à la consistance convenable.

L'usage du miel de roses est principalement
borné, dans ce traité, aux blessures voisines de
quelques parties délicates, telles que les yeux.
Voyez la recette n° 71.

39.   **EGYPTIAC.**

Prenez—Miel, 1 kilo 1|2; faites-le fondre sur le feu;
Ajoutez ensuite:
Vitriol bleu et vert-de-gris, pulvérisés très-fin,
94 grammes de chaque.
Faites-les bouillir sur un feu lent, jusqu'à ce
que cela ait acquis la consistance convenable,
et une couleur rougeâtre.

Autre manière de faire l'Egyptiac.

Prenez—Vert-de-gris en poudre, 155 grammes;
Miel, 125 grammes;
Vinaigre, 227 grammes.
Faites-les bouillir sur un feu doux, jusqu'à
consistance d'onguent.

Troisième manière de faire l'Egyptiac.

Prenez—Vert-de-gris et alun en poudre, 94 grammes de
chaque;

Vitriol bleu en poudre, 31 grammes;
Sublimé corrosif en poudre, 10 grammes;
Vinaigre, 155 grammes :
Miel, 750 grammes.
Faites bouillir à petit feu, jusqu'à la consistance convenable.

Toutes ces mixtions déposent beaucoup en peu de temps. C'est pourquoi il faudra les remuer bien à fond lorsqu'on voudra en faire usage.

40. — L'Egyptiac est un remède de grand renom dans l'art vétérinaire moderne. Convenablement allié à d'autres médicaments, il est d'un grand secours pour la guérison des blessures, particulièrement aux pieds, comme on peut le voir dans nombre de recettes insérées dans ce traité. Celui qui est préparé d'après les deux premières méthodes, agit beaucoup plus doucement que celui qui est préparé d'après la dernière, et convient beaucoup mieux aux plaies récentes, le dernier est préférable pour les ulcères anciens, les chancres au pied, et les fourchettes gâtées.

41. ONGUENT BLANC.

Prenez—Céruse, 500 grammes;
Sucre ou sel de Saturne (1), et vitriol blanc, 62 grammes de chaque;
Broyez-les avec une molette (2), sur une pierre

---

(1) Appelé sucre de plomb dans diverses autres recettes.

(2) C'est l'instrument de pierre ou de marbre dont on se sert ordinairement pour broyer les couleurs.

à broyer des couleurs, avec quantité suffisante d'huile à manger ordinaire, jusqu'à ce
qu'ils soient doux au toucher; mettez-les
ensuite dans un pot, et ajoutez :

Saindoux, 2 kilos;

Cire vierge, 125 grammes.

Faites-les fondre ensemble, et ajoutez-les aux
premiers ingrédients.

Remuez sans discontinuer jusqu'à ce que cela
soit froid.

42. — On trouvera cet onguent très-utile pour les crevasses, les arêtes ou grappes, les malandres ou solandres, les écorchures aux épaules et sur le dos, les brûlures et la morfondure. Il est très-adoucissant, et il sèche et fait tomber promptement les croûtes dures ou écailleuses de toute espèce. On en frotte une ou deux fois par jour la partie affectée.

43.   ONGUENT VERT (1).

Prenez—Feuilles de sureau, cinq poignées;
Absinthe et feuille de plantain, quatre poignées
de chaque;
Hachez-les menues, et pilez-les dans un mortier;
Faites-les bouillir ensuite à petit feu, dans six
kilos de saindoux.
Remuez sans discontinuer jusqu'à ce que les
feuilles se grésillent; passez alors cet onguent
par expression, et gardez-le pour le besoin.

44. — Il est très-rafraîchissant, très-adoucis-

---

(1) Onguent de sureau.

sant, et excellent pour toute espèce de tumeurs et d'enflures autour des plaies. (Voyez recettes, 41, 54, 65, 69, 179, et divers autres endroits de cet ouvrage.)

45.   ONGUENT DE GUIMAUVE.

> *Prenez*—Huile de lin et huile à manger ordinaire, trois quarts de litre de chaque;
> Cire vierge, 500 grammes;
> Résine jaune, 250 grammes;
> Térébenthine commune, 62 grammes.
> Faites-les fondre ensemble sur un feu lent;
> Passez ensuite le tout par expression, et mettez dans un pot pour en faire usage au besoin.

46. — Cet onguent est, ainsi que celui de sureau, utile pour les tumeurs et enflures morbides de toute espèce. Il est fréquemment prescrit et employé avec des articles de même nature dans diverses formules de ce traité.

47. EAU DE LITARGE ACIDULÉE (*précédemment appelée Extrait de plomb, ou Goulard*).

> *Prenez*—Litharge (1), 1 kilo 1|2;
> Vinaigré de vin, 4 litres.
> Mêlez et faites bouillir jusqu'à ce que cola soit réduit à trois litres. Faites ensuite reposer ce liquide, et quand il sera clarifié, mettez-le en bouteille pour l'usage.

48. — Convenablement combiné avec d'autres remèdes, c'est un rafraîchissant et répercu-

---

(1) Plomb empreint des impuretés du cuivre.

sif excellent pour les inflammations aux yeux et autres parties du corps. (Voyez les recettes n⁰ˢ 60, 62, 78, et autres endroits de cet ouvrage.

49.   ÉLECTUAIRE DE SÉNÉ, OU ÉLECTUAIRE LÉNITIF.

Prenez—Séné 250 grammes;

Graine de coriande, 125 grammes;
Réglisse, 94 grammes;
Figues, 500 grammes;
Pulpes (1) de tamarins et de pruneaux, 250 grammes de chaque;
Sucre en pain, un kilo 1|2.
Pilez le séné avec la graine de coriandre, et passez au tamis, 310 grammes de cette poudre mixte; faites bouillir le reste avec les figues et la réglisse dans 2 kilos d'eau que vous laisserez réduire de moitié;
Passez alors le liquide et laissez-le réduire à 750 grammes par l'évaporation; faites-y dissoudre le sucre; ajoutez graduellement ce sirop aux pulpes, et enfin mêlez-y les poudres.

50. — On peut donner de cet électuaire jusqu'à cent quatre-vingt-six à deux cent cinquante grammes par jour. Combiné avec d'autres rafraîchissants, il est très-utile, dans les fièvres, pour relâcher le ventre. Son usage est décrit en divers endroits de cet ouvrage.

EMPLATRES.

51.   OXICROCEUM.

Prenez—Poix de Bourgogne et cire jaune, 500 grammes de chaque;

---

(1) La partie molle du fruit.

Galbanum et tarc, 250 grammes de chaque ;
Sang de dragon en poudre, 125 grammes.
Faites fondre le tout ensemble à petit feu ; versez ensuite cela dans un pot ou un seau à demi plein d'eau, et lorsque les ingrédients commenceront à se condenser, vous formerez de cette pâte des rouleaux du volume convenable pour un emplâtre.

La plupart des maréchaux font grand usage de cet emplâtre. On le mêle avec d'autres pour des charges de différentes espèces.

32.   **PARACELSUS.**

Prenez — Diachilon, 4 kilos ;
Résine jaune, 750 grammes ;
Encens, 250 grammes ;
Galbanum, 125 grammes.
Faites fondre tous ces ingrédients ensemble à petit feu, et quand ils seront convenablement incorporés, formez-en des rouleaux pour emplâtre.

Celui-ci est d'un usage aussi général que le précédent, et, quoiqu'il diffère de l'original par l'omission de plusieurs ingrédients, il ne l'égale pas moins en vertu et en utilité.

33.   DIACHILUM COMPOSÉ.

Prenez — Galbanum purifié, 250 grammes ;
Diachilon, 1 kilo 1/2 ;
Térébenthine commune, 62 grammes ;
Encens, 125 grammes.
Pulvérisez l'encens et faites dissoudre tous ces ingrédients sur un feu lent ; formez-en ensuite des rouleaux, selon la règle de l'art.

14

On s'en sert dans la plupart des charges, pour leur donner de la ténacité, et les aider à résoudre les duretés qui restent fréquemment après les efforts, les coups et les contusions.

POUDRES.

54. DIAPENTE.

Prenez—Baies de laurier, racine de gentiane, aristoloche et ratissures de corne de cerf, égale quantité de chaque, et en poudre tamisée.
Mêlez-les pour l'usage.

On y peut ajouter de la myrrhe dans la même proportion, si on le juge à propos. Nous avons substitué la ratissure de corne de cerf à celle d'ivoire ou d'os, la première étant soluble, tandis que les deux autres ne subissent aucune altération.

55. OXIDE D'ANTIMOINE, UNI AU PHOSPHATE DE CHAUX.
(Poudre antimoniale.)

Prenez—Soufre d'antimoine, en grosse poudre, et ratissures de corne de cerf, 500 grammes de chaque.
Mêlez-les; mettez-les ensuite dans un grand pot de fer rougi au feu de fourneau, et remuez-les constamment jusqu'à ce qu'en brûlant, ces ingrédients se soient convertis en une substance d'une couleur grise. Retirez alors cette substance de dessus le feu ; pilez-la ; mettez-la ensuite dans un creuset propre à être lutté ;

luttez (1) sur ce creuset un autre creuset renversé, percé d'un petit trou dans le fond. Le premier creuset étant ainsi bouché, mettez-le sur le fourneau ; élevez graduellement l'activité du feu jusqu'au rouge-blanc, et entretenez-le en cet état pendant deux heures. Enfin, quand cette substance sera refroidie, pulvérisez-la, passez-la dans un tamis très-fin, et gardez-la en bouteille pour le besoin.

56. — On suppose que cette poudre est à peu près la même que celle qui est si renommée, sous le nom du docteur James, à qui le secret en appartient. Elle est excellente dans les maladies inflammatoires. On peut en faire prendre deux ou trois fois par jour, à la dose de dix grammes dans un demi-litre de gruau chaud. Nous avons fait connaître son utilité en divers endroits de cet ouvrage.

57.   **HIERA-PICRA.**

Prenez— Aloès succotrin, 125 grammes, en poudre ;
        Serpentaire de Virginie et gingembre, 7 grammes 1|2, en poudre.
        Mêlez et gardez cela en bouteille pour le besoin.

Autre manière de faire l'Hiera-picra.

Prenez— Aloès succotrin en poudre, 500 grammes ;
        Ecorce de Winter (2) en poudre, 125 grammes.
        Mêlez.

---

(1) Lutter, c'est boucher, enduire, avec de la terre glaise.

(1) Ecorce d'un arbre de l'espèce des tulipifères.

58. — On trouvera dans l'une et l'autre de ces poudres des toniques utiles pour les débilités de l'estomac et des viscères, ainsi que pour la débilité corporelle. On peut les unir à d'autres médicaments, soit en pilules, soit en breuvages, et s'en servir avec avantage, soit dans le traitement des maladies chroniques (1), soit pour en dissiper les restes. Huit à dix grains de cette poudre, et dix grammes de savon de Castille, dont on fait une pilule avec du sirop, composent une médecine assez forte pour un cheval de moyenne taille.

TEINTURES.

59.   TEINTURE DE BENJOIN.

Prenez—Benjoin, en poudre, 94 grammes;
Storax purifié, 52 grammes;
Aloès snccotrin en poudre, 7 grammes 1[2;
Esprit de vin très-rectifié, un litre et demi.
Faites digérer (2) le tout ensemble, à une chaleur douce (3), pendant trois jours, c'est-à-dire jusqu'à ce que la gomme soit dissoute, et passez.

60.   BAUME POUR LES BLESSURES *(communément appelé Baume des Moines).*

Prenez—Gomme de benjoin en poudre, 186 grammes;
Baume de Tolu, en poudre, 94 grammes;

---

(1) Maladies de langueur, maladies de longue durée.

(2) Préparer par la chaleur, dissoudre, fermenter.

(3) Sur la cendre chaude, procédé indiqué dans la recette suivante.

Gomme storax, 62 grammes ;
Encens, en poudre, 62 grammes ;
Gomme myrrhe, en poudre, 62 grammes ;
Aloès succotrin, en poudre, 94 grammes ;
Esprit de vin rectifié, 4 litres.
Mettez le tout ensemble dans un digesteur (1),
sur la cendre chaude, pendant trois ou quatre
jours ; ensuite passez.

61. — On a vu, en divers endroits de cet ouvrage, quel usage on peut faire de ces baumes. Il est presqu'impossible de tirer de la *matière médicale* de meilleurs remèdes pour les plaies fraîches, de quelque partie que ce soit, notamment aux articulations et aux tendons. On les donne souvent intérieurement avec beaucoup de succès, mêlées à d'autres médicaments (recettes 103 et 89), pour toute espèce de morfondures, flatulences et autres débilités de l'estomac et des intestins. On devrait toujours avoir de ce baume tout prêt, dans toute maison aisée, et dans toutes les fermes, comme remède de famille, pour toute espèce de coupures ou de plaies récentes, tant pour le bétail que pour les personnes de la maison. On peut, en tout temps, en prendre trente ou quarantes goutte pour les vents et les maux d'estomac, et, dans un âge avancé, toutes les fois que les forces demandent à être soutenues ou relevées.

---

(1) Vase hermétiquement bouché, dont on se sert, en chimie, pour les infusions et les fermentations.

62.   TEINTURE D'OPIUM.

Prenez—Opium, 94 grammes.

    Mincez-le, mettez-le dans un pot de terre et versez dessus un demi-litre d'eau bouillante; frottez l'opium contre le fond ou les parois intérieures du vase, jusqu'à ce qu'il soit dissous; mettez alors le tout dans une bouteille, et ajoutez :

    Esprit de vin rectifié, un litre.

    Secouez la bouteille une fois par jour, pendant une huitaine, et passez.

La teinture d'opium est incontestablement un remède d'une grande vertu. Elle seconde puissamment l'action des autres remèdes, en diminuant la violence des douleurs, et les élancements dans la plupart des parties du corps.

63.   TEINTURE D'EUPHORBE.

Prenez— Gomme euphorbium, en poudre, 94 grammes ;
    Camphre, 7 grammes 1|2 ;
    Gomme myrrhe, en poudre, 31 grammes ;
    Esprit de vin rectifié, un demi-litre ;
    Kali préparé, 31 grammes.

    Mêlez le tout ensemble, et tenez cela sur la cendre chaude pendant sept jours, ayant soin de secouer la bouteille une fois par jour. Au bout de ce temps, passez.

64. — Elle est d'une grande vertu pour nettoyer la carie des plaies anciennes. On l'emploie fréquemment, dans cette vue, avec d'autres remèdes (Voyez recette 132). La gomme, en poudre s'emploie principalement en de forts vésicatoi-

res, pour réduire les tumeurs calleuses des jambes, telles que la courbe, la forme, les suros.

65. **TEINTURE DE RHUBARBE.**

Prenez—Rhubarbe, en grosse poudre, 62 grammes;
   Graine de petit cardamone, pulvérisée avec sa
      cosse, 7 grammes 1|2;
   Safran, 10 grammes;
   Esprit de vin éprouvé, un litre.
   Faites-les digérer pendant sept ou huit jours, et
      passez.

66. — C'est un des remèdes les plus utiles que
l'on puisse avoir chez soi, pour l'espèce humaine
comme pour les chevaux. Une personne faite
peut en prendre deux cuillerées à bouche, soit
pure, soit dans un peu d'eau, pour la colique, les
vents et la pituite. La dose convenable pour un
cheval est, en général, d'un quart de litre, mêlée
à pareille quantité de gruau. On peut prendre de
plus amples notions sur son usage, en consultant
les recettes 102 et 104.

67. **TEINTURE DE SÉNÉ** *(communément appelée Elixir de
      Daffy).*

Prenez—Feuilles de séné, 62 grammes;
   Racine de jalap, broyée, 500 grammes;
   Graine de coriandre, broyée, 15 grammes 1|2;
   Esprit de vin éprouvé, 1 litre 1|2.
   Faites-les digérer pendant sept ou huit jours;
      passez cela et ajoutez :
   15 grammes de beau sucre en poudre.
   Mêlez-l'y. Lorsqu'il est dissous, la préparation
      est achevée et prête à être employée.

68. — Cette teinture est, ainsi que celle de rhubarbe, un excellent remède pour les maux de poitrine et douleurs d'entrailles. La dose peut être d'un quart de litre dans un demi-litre de gruau, et on peut la répéter s'il est nécessaire.

69.   TEINTURE DE MYRRHE.

> *Prenez—* Myrrhe, en poudre, 62 grammes ;
> Aloès, en poudre, 94 grammes ;
> Esprit de vin rectifié, 1 litre 1[2.
> Faites-les digérer pendant six jours à une cha-
> leur douce ; passez et mettez cela en bouteille
> pour l'usage.

La vertu de cette teinture dépend, en grande partie, de la force de l'esprit de vin ; s'il n'est pas bon, elle sera peu utile. Son usage est indiqué en nombre d'endroits de ce livre.

70.   TEINTURE D'ASSA-FOETIDA.

> *Prenez—* Assa-fœtida, 125 grammes ;
> Esprit de vin rectifié, un litre.
> Faites digérer pendant sept jours, et passez.

C'est une teinture qu'il est utile de faire entrer dans les préparations dont on se sert pour le pansement des plaies, en été, afin d'empêcher les mouches de tourmenter l'animal. Comme remède interne, on en verra l'usage en divers endroits de ce traité (recettes 23 et 52). L'assafœtida, en substance, entre aussi, avec d'autres articles, dans la composition de pilules pour diverses maladies.

71.   LINIMENT DE SAVON (ou *Opodeldoc*).

Prenez—Savon ratissé, 62 grammes :
> Huile de romarin, 15 grammes 1⁢|2 ;
> Camphre, 31 grammes ;
> Esprit de vin rectifié (le plus fort qu'il se pourra),
> un demi-litre.
> Faites digérer le savon dans l'esprit de vin, jusqu'à ce qu'il y soit dissous ; ajoutez ensuite le camphre et l'huile, et secouez bien le tout ensemble.

72. — On l'emploie principalement comme remède externe pour les efforts, meurtrissures, contusions, etc. (Voyez recettes 61, 138 et 167). On peut en faire prendre aux chevaux attaqués de coliques ou de tranchées, à la dose de soixante-deux grammes, avec quinze grammes de teinture d'opium, dans un litre de gruau chaud, et répéter de deux en deux heures. Il dissipera souvent ce genre de mal quand d'autres remèdes n'auront pas réussi.

73.   ESPRIT DE VIN CAMPHRÉ.

Prenez—Esprit de vin très-rectifié, un demi-litre ;
> Camphre, 62 grammes.
> Mêlez, de manière que le camphre puisse se dissoudre.

74. — Si l'esprit de vin est bon, cette prépara-

tion est excellente pour dissiper la douleur des membres et autres parties du corps; ce que l'on peut voir dans un grnd nombre des recettes que contient cet ouvrage.

75.   POUDRE DE CHAUX COMPOSÉE (ordinairement appelée *Diascordium*).

  Prenez— Chaux préparée, 250 grammes;
      Cannelle, 125 grammes;
      Tormentille, gomme arabique, 94 grammes de chaque;
      Poivre long, 15 grammes 1{2;
      Opium durci, 10 grammes.
      Pulvérisez chaque article séparément, et passez-le au tamis fin; mêlez bien ensuite le tout ensemble, et gardez cela en bouteille pour le besoin.

76. — Cette poudre étant composée d'aromates et de carbonate de chaux préparée (anciennement connue sous le nom de *chaux préparée*), est un remède excellent pour corriger les aigreurs de l'estomac et des entrailles. Elle soulage presqu'à l'instant les chevaux violemment dévoyés par des médecines trop fortes ou d'un effet trop prompt. On peut en faire prendre une ou deux fois par jour, à la dose de 62 à 125 grammes, dans un litre de gruau chaud, dans la plupart des cas où la diarrhée ou cours de ventre provient de la cause ci-dessus mentionnée.

Prenez—Turbith minéral, de quatre à huit grains, selon
       la taille et la force du chien ;
       Assa-fœtida, 2 grammes 1|2 ;
       Aloès, un scrupule ;
       Savon, dix grains.
       Faites-en une pilule avec du sirop.

78. — On trouvera dans cette pilule que l'on
répétera trois fois, de trois en trois jours, un remède puissant pour guérir les chiens de ce que
l'on appelle *la maladie.*

79. — Si, au bout de trois semaines ou d'un
mois, le mal n'est pas encore dissipé, il sera bon
de réitérer le remède, de la même manière que la
première fois.

CHAPITRE LXXII.

Manière de Dessoler.

« Il y a des chevaux si doux qu'on peut les
dessoler à la main ; mais quand ils sont méchants
ou qu'on s'en méfie, on les met dans le travail,
ou bien on les renverse par terre. On les prépare
ordinairement la veille, en y mettant une emmeil-
lure ; ensuite on pare le pied le plus mince qu'on

peut, on ouvre bien les talons, et avec le boutoir
même, on coupe et on cerne la sole tout autour
du sabot, y laissant pourtant à l'entour l'épaisseur de deux écus de sole. Il faut prendre garde
de trop enfoncer le boutoir, il suffit de couper
assez avant pour qu'il sorte une petite rosée de
sang. Quand, avec le boutoir, on a détaché de
tous côtés les plus fortes adhérences de la sole,
on passe le bistouri dans la rainure qui a été faite,
et, en soulevant la sole par un côté, on coupe
avec le bistouri toutes les adhérences qui sont
dessous, en frappant légèrement sur le dos du
bistouri avec le manche du brochoir. Quand les
côtés sont bien détachés, on enlève la sole avec
un instrument appelé le *lève-sole*, on la saisit avec
des tricoises, et on l'arrache. Quand tout cela est
fait, on passe une corde autour du pâturon, pour
resserrer les vaisseaux, étancher le sang et se
donner le temps de reconnaître le véritable état
du pied. Si c'est pour encastelure ou pour un
clou de rue qui ait blessé la fourchettte, on fend
la fourchette d'un bout à l'autre, pour desserrer
les talons, et donner une plus libre circulation
dans la partie, en dégorgeant les sucs qui y sont
étranglés. S'il se trouve des chairs fongueuses,
baveuses ou surabondantes, il faut bien se donner de garde d'y mettre aucun caustique pour les
guérir, ce serait rendre le mal incurable; il faut
couper, l'incision étant beaucoup moins douloureuse,

» S'il y a quelque bleime ou chair meurtrie, on
y donne quelques coups de bistouri ou de renette,
pour la même raison. On fait lâcher ensuite pour
un moment la corde qui lie la jambe dans le
pâturon, pour laisser couler le sang, et arroser
la partie, et lui servir de baume. Quand on croit
la partie assez dégorgée, on fait resserrer la corde,
on lave la plaie avec de l'oxicrat ou de l'eau-de-
vie, on ferre à quatre ou cinq clous, et ensuite
on applique des plumasseaux couverts de térébenthine, ou imbibée seulement d'eau-de-vie et
d'oxicrat, et des éclisses par-dessus retenues par
une autre éclisse transversale, qui s'arrête entre les
éponges du fer et les deux côtés du talon; et on ne
doit lever l'appareil au plus tôt que quatre jours
après; car c'est une règle générale que moins une
plaie est exposée à l'air, plus promptement elle
guérit. C'est la pourriture seule, la trop grande
quantité de pus, et la crainte qui font lever un
premier appareil; car on a vu des chevaux auxquels un seul appareil a suffi, après avoir été
dessolés, et la sole entièrement revenue au bout
de quinze jours, pendant lesquels on n'avait
point levé l'appareil, pour quelques raisons particulières.

» Il faut avoir soin de mettre un restrinctif
avec bol et vinaigre, ou avec la suie de cheminée,
le vinaigre et les blancs d'œuf autour du boulet,
toutes les vingt-quatre heures, de crainte que la
matière ne souffle au poil. »

CHAPITRE LXXIII.

*Observations sur la manière de faire avaler les Breu-
vages et les Pilules, et sur l'usage du Billot.*

« L'usage ordinaire, lorsqu'on veut faire avaler un breuvage à un cheval, est de lui lever la
tête haute, de lui tenir la bouche ouverte avec un
bâillon, et d'y couler la potion tout doucement
avec la corne. Dans certaines maladies où il ne
peut ouvrir la bouche, on lui met la corne dans
les naseaux, et le breuvage passe par la communication de la voûte du palais, entre la bouche
et le nez. Dans d'autres maladies, on le fait pour
déterger quelque ulcère qui se peut trouver dans
les naseaux, comme dans la gourme et la morve.
Quelquefois on use de cette méthode, quoiqu'il
n'y ait point d'ulcère dans les naseaux, et que le
cheval puisse aisément ouvrir la bouche; mais
seulement parce qu'il serait dangereux de lui faire
lever la tête, qu'il est obligé de lever plus haut
quand il prend par la bouche. Pour les pilules,
on se saisit de la langue, on la tient ferme, on met
la pilule dessus avec un petit bâton, et elle se
fond ou tombe insensiblement dans l'œsophage;
si elle ne coulait pas aisément, on lui ferait tom-

ber sur la langue quelques gouttes d'huiles pour faciliter la descente. Après avoir pris les pilules, on peut lui couler sur la langue un petit verre de vin, pour achever de précipiter les pilules. Mais voici ce qu'il faut observer :

1° Qu'il est dangereux de faire lever la tête trop haut, parce que le cheval s'engoue plus facilement;

2° Que quand il tousse, il faut cesser pour un moment le breuvage et les pilules, et lui baisser la tête, parce qu'on a vu des chevaux qui ont péri d'une médecine, non par la qualité des drogues, mais par la quantité de liqueur qui était tombée dans la tranchée-artère, et avait suffoqué le cheval ;

3° De ne point tirer la langue trop fort, parce que, les adhérences étant faibles, on pourrait l'arracher ;

4° De ne lui pas faire avaler trop vite, pour la même raison ;

5° De laisser le cheval quatre ou cinq heures au filet sans manger.

Le billot n'est point sujet à ces inconvénients; c'est un bâton fait en forme de mors, autour duquel on met les médicaments convenables, incorporés, s'il le faut, avec suffisante quantité de beurre ou de miel, et que l'on enveloppe d'un linge pour retenir le tout. Aux deux bouts de ce mors est attachée une corde que l'on passe pardessus les oreilles comme une têtière. On laisse le cheval à ce billot, jusqu'à ce qu'il ait sucé tout le médicament. Cette manière de faire prendre les remèdes est assez commode et sans aucun danger.

D'autres ne mettent point de bâton dans le billot; ils mettent le médicament sur un linge qu'ils roulent ensuite et nouent par les deux bouts et ils l'attachent comme le précédent. »

LE

VÉTÉRINAIRE

DOMESTIQUE,

ou

L'ART DE GUÉRIR SOI-MÊME SES CHEVAUX ET AUTRES ANIMAUX.

TROISIÈME PARTIE.

CHAPITRE Ier.

Du Pansement des chevaux, et de la conduite journalière de l'écurie.

« La première chose que le palfrenier ait à faire le matin, est de bien nettoyer la mangeoire devant chaque cheval, ou avec la main, ou avec un bouchon de foin; après quoi, il donne à chaque cheval sa mesure d'avoine. Quand elle sera mangée, il relèvera la litière avec une fourche, séparant la vieille, qu'il tirera hors de la place du cheval, d'avec la nouvelle, qu'il poussera sous la mangeoire. Le crottin ou la litière sera porté dehors.

» Après avoir bien balayé les places de ses chevaux, et ôté la vieille litière, il mettra une cavessine ou un filet à son cheval, et il le sortira de l'écurie, s'il se peut, pour le panser, ce qui est préférable, à cause que la poussière qui sort du cheval revole dans l'écurie sur les autres chevaux. S'il y avait obstacle pour le panser dehors, du moins il le sortira de sa place et l'attachera au poteau, après quoi il se mettra en devoir de l'étriller.

» L'étrille doit toujours marcher à rebrousse poil; ainsi, il commencera à étriller par la croupe. Il prendra l'étrille par le manche, de la main droite, et la queue de la main gauche, et, commençant par la croupe, il ira tout le long du corps, toujours à grands coups, étendant et déployant bien son bras, sans appuyer rudement, mais à l'aise et légèrement, il finira aux oreilles. Quand il aura donné cinq ou six coups d'étrille, il la frappera contre le pavé, afin d'en faire sortir la poussière, et continuera toujours ainsi. Quand il aura étrillé un côté, il en fera autant de l'autre et cessera d'étriller quand l'étrille n'amènera plus de poussière. Il ne passera point son étrille sur l'arête du dos, ni sur les canons des jambes.

» Quand l'étrille aura passé suffisamment, il la quittera pour prendre une époussette, qui est une pièce de drap ou de serge verte coupée en carré, en la tenant par un des coins avec une main, il en donnera légèrement des coups par tout le corps, afin d'en faire partir le reste de la poussière, et ensuite avec la même époussette, il nettoiera les oreilles dedans et dehors, il frottera sous la ganache, entre les jambes de devant, entre les cuisses, enfin tous les endroits où l'étrille ne saurait aller.

» Cela fait, il prendra la brosse, passant sa main sous la courroie, son étrille dans l'autre main; et ayant poussé la têtière de la cavessine le plus qu'il aura pu en arrière sur le crin, ou bien, si le cheval n'a qu'un licol, l'ayant ôté, il brossera bien la tête de tout sens, à poil et à contre-poil, commençant par le front et brossant bien aux yeux et aux sourcils; car il s'y amasse beaucoup de crasse; puis continuant à brosser par tout le corps, à chaque coup de brosse, il la frottera sur l'étrille pour la nettoyer, finissant toujours chaque endroit qu'il quitte du sens du poil, et en l'unissant bien. La brosse n'épargnera aucune partie du corps et marchera partout, jusqu'à ce qu'elle ne rende aucune crasse ni poussière.

» Après avoir quitté la brosse, le palfrenier fera un bouchon de paille tortillée, ou de foin pour les chevaux qui ont le poil fin; ce bouchon sera dur, et gros comme le bras; il l'humectera un peu, le passera et le repassera sur tout le corps, et particulièrement sur les jambes, qu'il s'appliquera à frotter long-temps, en tout sens, le long des nerfs et aux jointures, jusqu'à ce qu'elles soient bien nettes, et que le poil soit bien uni. Ce frottement ouvrira les pores et contribuera à maintenir les jambes saines.

» Quelques-uns se servent ensuite d'une époussette de friz humectée qu'ils font passer partout le long du corps, pour bien unir le poil et le rendre luisant. Les Anglais ont, pour cet effet, des époussettes de crin dont ils essuyent leurs chevaux ; ils lavent ensuite ces époussettes et les laissent sécher : cette méthode est bonne, car elle nettoye à merveille.

» Quand tout cela est fait, le palfrenier doit mettre un seau à côté de lui ; puis prenant son peigne, il démêlera le crin tout doucement de peur de l'arracher, commençant par le bas du crin, et finissant par la racine. Si le cheval a sa queue, il l'empoignera à un pied près du bout, et commençant à peigner comme aux crins, c'est-à-dire par en bas, il peignera et démêlera toujours en montant insensiblement jusqu'au haut de la queue. Ensuite ayant humecté son éponge, il commencera à peigner crins et queue ; mais cette fois, il commencera par la racine, et à chaque coup de peigne il passera l'éponge humide, ce qui unira et rafraîchira les crins ; puis il les essuiera en faisant couler une époussette par-dessus jusqu'à ce qu'ils ne restent que peu mouillés. Il lavera le peigne quand il sera crasseux. Lorsque la queue est sale, ... il prendra son seau par l'anse, et l'élevant devant lui, il fera entrer toute la queue dedans ; puis remettant le seau à terre, il la frottera entre ses deux mains depuis le bas jusqu'au haut... jusqu'à ce qu'elle soit devenue nette. (Quelques-uns se servent de savon noir ou de savon ordinaire pour en enlever la saleté.) Ensuite il lavera le fourreau du cheval avec de l'eau ; ce qui doit se faire tous les jours.

» On finira le pansement en hiver par cette cérémonie, mais en été, on y ajoutera de bien laver les jambes des chevaux en se servant d'une petite brosse ordinaire que l'on trempera à tout moment dans l'eau à mesure qu'on brossera, continuant ainsi jusqu'à ce que l'eau, qui d'abord sortira toute blanche, devienne claire ; ou bien on mouillera l'éponge, et en la mettant au genou ou au jarret du cheval, on la pressera, et à mesure que l'eau coulera le long de la jambe, on fera aller la brosse du sens du poil et à contre-poil jusqu'à ce que la jambe soit bien nettoyée.

» Il y a une façon de panser avec la main : elle doit être préférée pour les chevaux si sensibles et si chatouilleux, que l'étrille et même la brosse les tourmentent excessivement. Cette façon consiste à tenir sa main un peu humide, et à s'en servir comme on ferait de la brosse, la passant à plat sur tout le corps en tout sens ; la lavant quand elle est crasseuse, et recommençant ainsi jusqu'à ce qu'il ne paraisse plus de crasse à la main. La première fois, il y faut employer deux ou trois heures, mais ensuite une heure tous les matins suffira. Cette manière rend le cheval très-net.

» Le pansement achevé, comme il vient d'être

dit, le palfrenier sortira le crottin qu'il a balayé, s'il ne l'a fait avant le pansement.

» Il couvrira ensuite chaque cheval de sa couverture, qui est une pièce de coutil bordée et ourlée tout autour. On étend cette espèce de drap de coutil sur tout le dos, depuis le garrot jusqu'à la croupe, et on le fait tenir sur le corps du cheval au moyen d'un surfaix avec son coussinet. Quelques-uns y ajoutent une croupière, de peur que la couverture ne tourne, et font joindre les deux coins de la couverture au poitrail, avec des courroies et des boucles.

» L'usage de la couverture est bon, pour deux raisons : la première pour empêcher la poussière de s'amasser sur le corps du cheval, la seconde, afin de les maintenir dans une chaleur qui laisse un libre cours à la transpiration, supposé qu'il soit dans une écurie telle qu'elle doit être, c'est-à-dire ni trop chaude ni trop froide.

» Après que votre cheval est couvert, s'il est trop gras et qu'il ne fasse pas beaucoup d'exercice, il est bon de le laisser au filet sans manger jusqu'à neuf heures : à l'égard des autres, on les remet en place. Le licol doit avoir deux longes de cuir ou de corde, ou bien deux chaînes de fer pour les chevaux qui ont pris l'habitude de ronger leurs longes. On passe chaque longe dans l'anneau attaché des deux côtés à la mangeoire, puis dans le trou d'une boule de bois percée, au-delà de laquelle on noue le bout de la longe, afin d'arrêter la boule qui doit être assez pesante, pour

que la longe puisse être entraînée par son poids;
de peur que le cheval ne s'enchevêtre, ou qu'il ne
se prenne le pied de derrière dans la longe du
chevêtre ou licol; ce qui arrive quand il va se
gratter la tête avec le pied de derrière; alors le
pied se trouvant pris dans la longe, le cheval, à
force de se tourmenter pour la retirer, se coupe
quelquefois le pâturon très-dangereusement, et
s'y fait une plaie considérable.

» La meilleure de toutes les manières d'entretenir les pieds de devant bons, est de pousser
du crottin à l'endroit où le cheval doit avoir les
pieds de devant. On arose sur-le-champ ce crottin en jetant dessus, avec la main, de l'eau du
seau; afin que tant que le cheval sera à sa place,
ses pieds posent sur ce crottin mouillé, ou bien
avec une pallette de bois, on en remplit le pied.
Cette méthode est fondée sur ce que les pieds de
derrière des chevaux ne sont jamais mauvais,
c'est-à-dire ni mal nourris ni encastellés, etc.,
parce que leur fiente, sur laquelle ils sont presque toujours posés à l'écurie, les conserve en
bonne consistance. Il en doit donc être de même
des pieds de devant: s'ils sont toujours sur le
crottin mouillé, la sole sera humectée, et la corne
deviendra liante; ce que ne fait pas la fiente de
vache dont quelques-uns se servent; elle tient,
à la vérité, la sole en bon état, mais elle altère et
brûle la corne. La terre-glaise, que les marchands
surtout mettent dans les pieds, entretient le

pied en bon état; mais pour peu qu'on cesse d'en mettre, le pied se dessèche promptement si l'on n'y met pas du crottin mouillé.

» Quand tout cela est fait, on donne à chaque cheval son foin bien secoué.

» A dix heures ou à huit heures, en été, on fait boire les chevaux en présentant à chacun un seau d'eau, ou bien on les mène à l'abreuvoir : cela leur fait du bien et les egaye. Si on les fait boire au seau, et que l'on trouve que l'eau soit trop crue, on en ôtera la crudité, en mettant la main dedans, ou en y brouillant du son. Il faut bien prendre garde que les chevaux ne boivent de l'eau crue, c'est-à-dire de l'eau de fontaine, de petite rivière, ou de l'eau sortant du puits. Quand ils reviendront de l'abreuvoir, on leur avalera l'eau des quatre jambes avec les deux mains, et on les leur essuiera ensuite avec de la paille. Si on mène les chevaux boire à quelque eau minérale, ils n'en voudront point boire d'abord, mais cette eau leur est très-saine, et ils s'y accoutumeront par la suite.

» A leur retour de l'abreuvoir, ou après avoir bu au seau, ils mangeront leur foin jusqu'aux environs de midi : vers cette heure, on leur donnèra l'avoine bien remuée. L'avoine donnée, le palfrenier se retire, et on laisse manger les chevaux tranquillement, sans aller et venir dans l'écurie, afin qu'ils ne soient inquiétés de rien, et de peur qu'en tournant la tête, à cause du bruit qu'ils entendraient, ils ne laissent tomber une partie de leur avoine....

» Vers quatre heures et demie, on donnera du foin; à six heures du soir on fera boire, et à sept heures on donnera l'avoine pour la dernière fois du jour. A neuf heures du soir, on mettra de la paille dans le râtelier; puis on ôtera la couverture,... en la coulant en arrière dans le sens du poil.... Avant ou après avoir ôté la couverture, on fait la litière de la façon qui suit : la paille la plus propre de la veille ayant été poussée le matin sous la mangeoire, comme nous l'avons dit, le palfrenier, pour faire sa litière, tirera avec sa fourche cette paille, l'étendra jusqu'aux pieds de derrière du cheval, puis défaisant une botte de paille nouvelle, il en éparpillera une couche sur l'ancienne, et la litière sera faite. Ensuite si une des longes du licol a été attachée au râtelier, vous la repasserez dans l'anneau de la mangeoire, afin que le cheval puisse se coucher.

» Alors le gouvernement de l'écurie est fini pour ce jour, et le palfrenier se retire...

» Voilà, je crois, la meilleure manière de gouverner les chevaux à l'écurie, quoiqu'il y ait plusieurs autres méthodes, selon le goût et l'opinion.

CHAPITRE II.

*Soins des Chevaux au retour du travail, d'une course,
de la chasse, et en voyage, etc.*

« Le travail fait, si le cheval est en sueur, on
le tourne à sa place, et lui ayant ôté la selle, on
lui abat bien la sueur par tout le corps avec le couteau de chaleur, qui n'est autre chose qu'un morceau de vieille faux. Pour cet effet, on tient le
couteau à deux mains, et on le mène toujours du
sens du poil partout le corps, puis avec une
époussette on essuie bien la tête, et entre les
jambes de devant et de derrière ; puis prenant
ensuite une poignée de paille dans chaque main,
on frotte bien par tout le corps, et particulièrement sous le ventre, jusqu'à ce que le cheval
soit sec ; ou du moins, si on ne peut pas le sécher
totalement avec de la paille, on lui met la couverture, et on le laisse ainsi jusqu'à ce qu'il soit
sec ; puis on le pansera à fond,.... on lui donne
l'avoine, et on ne le fait boire qu'après ; car il est
dangereux de faire boire les chevaux trop tôt
après leur exercice.

» Les chevaux de chasse ne doivent pas être
dessellés quand ils ont chaud en arrivant de la
chasse, de peur qu'il ne se fasse une enflure sous
la selle ; on ne les doit desseller que quand ils
sont refroidis. C'est de peur d'enflure, et par la
même raison, que les postillons mettent de la

paille sur le dos des chevaux de poste pour les ramener, parce qu'ils sont obligés de les desseller en arrivant. Si vos chevaux sont en sueur, il faut la leur abattre,.. et ne les faire boire de long-temps. Une attention à avoir encore à la fin de la chasse, si votre cheval a bien chaud, lorsque l'animal est pris, c'est d'aller et venir cent pas, cinq ou six fois au pas, pour le laisser rasseoir; et quand vous vous arrêtez, soit que vous descendiez, ou que vous restiez à cheval, il faut toujours placer votre cheval dans le terrain le plus sec, de peur que l'humidité ne lui refroidisse les pieds, ce qui lui est nuisible.

» Les chevaux de carrosse ne sont communément guères dérangés des heures du pansement et des repas dans les villes. Je dirai seulement, à l'égard de la nourriture, que ceux qui sont la plus grande partie du jour à travailler, doivent avoir la paille pendant le jour, et le foin la nuit. D'ailleurs, l'essentiel des soins que l'on doit porter aux chevaux de carrosse est celui des jambes; cette partie du corps étant la plus fatiguée d'être toujours sur le pavé, et, le plus souvent, salie par une boue âcre et salée, qui, corrodant le cuir, l'altère, et y faisant crever les vaisseaux lymphatiques, cause tous ces maux de jambes et de pieds, comme eaux, poireaux, fics, etc. C'est pourquoi on doit avoir une extrême attention à leur bien nettoyer les jambes quand ils reviennent de la ville, afin d'ôter très-exactement la boue qui se fourre dans le poil du pâturon et dans le fanon, qui est communément beaucoup plus garni à ces sortes de chevaux qu'aux autres. Pour cet effet, il faut bien se garder de suivre la manière de la plupart des cochers qui mouillent le balai de jonc, et le passent plusieurs fois sur les jambes du sens du poil, ce qui ne nettoye que la superficie, et laisse la boue à la racine du poil. Au lieu de cette méthode, qui est très-mauvaise, il faut prendre une éponge mouillée, d'une main, et de l'autre, une petite brosse longue, placer votre éponge au genou et au jarret ; et à mesure que vous presserez l'éponge, vous brosserez bien les jambes en tous sens, et long-temps, jusqu'à ce que l'eau tombe à terre toute claire ; et quand même vous auriez mené laver les chevaux à la rivière, il est bon, s'il y a loin pour le retour, de laver encore les jambes après en être revenu, pour ôter la boue qu'ils auront pu prendre de la rivière à la maison.

» Il y a des chevaux de carrosse fort gros, qui, dans les grandes chaleurs de l'été, quoiqu'on les ait menés très-doucement, battent du flanc à toute outrance, quelquefois pendant une heure après être rentrés à l'écurie, pour s'être mis hors d'haleine ou par ardeur ou par faiblesse. Il faudra les promener pendant une demi-heure, au petit pas ; après quoi on les débridera, on leur donnera du son mouillé, puis on leur fera une bonne litière ; ils seront très-soulagés aussitôt qu'ils auront uriné, et il ne leur arrivera aucun mal.

» Quand on a outré des chevaux de carrosse ou des chevaux de chasse par une longue course, il est nécessaire, pour éviter la fourbure, ou même qu'ils n'en meurent, de commencer par leur bien abattre la sueur avec le couteau de chaleur, leur laver les jambes, puis les bien frotter et bouchonner par tout le corps, ensuite les promener environ une demi-heure, pour leur laisser prendre doucement haleine; après quoi on leur fera avaler un bon litre de vin rouge tiède avec deux muscades râpées, puis jetant deux poignées de sel dans deux litres de vinaigre, on frottera bien les jambes à froid avec cette composition. De plus, on leur fondra dans les pieds (ce qui est essentiel pour empêcher la fourbure) de l'huile de laurier toute bouillante, ou à son défaut, de l'huile de noix ou de navette, et on mettra par-dessus des cendres chaudes, de la filasse et des éclisses. On remettra le cheval à l'écurie, on le couvrira bien, et on lui fera une bonne litière; une heure après, on lui donnera un lavement, et une demi-heure après, on lui donnera du son mouillé.

» Ayez soin de tenir les embouchures bien nettes, de peur de dégoûter les chevaux, ce qui arrive lorsqu'on leur met un mors où l'écume a croupi.

» Il faut emboucher le cheval qui voyage, avec le mors le plus léger qu'on pourra, de peur qu'un mors trop grossier ne lui entraîne la tête,.. et ne la fasse peser à la main quand il commence à se lasser. — Il faut avoir grande attention que les chevaux, pour le voyage, soient ferrés à leur aise. — Il est nécessaire de mettre son cheval en haleine quelques jours avant le voyage, en le promenant tantôt la valeur d'une demi-lieue, tantôt une lieue et plus, jusqu'à la veille ou l'avant-veille du départ. — Il est bon, le jour du départ, de mettre sous la selle une couverture en double, afin d'empêcher que la selle ne le blesse. — On fera d'abord de petites journées, par exemple, le premier jour, six lieues communes; on augmentera le second jour, et ainsi petit à petit jusqu'à quatorze lieues par jour, moitié avant et moitié après dîner : il vaut mieux mettre la plus grande moitié avant qu'après dîner. Si on peut mettre pied à terre aux montagnes, soit en les montant, soit en les descendant, on soulagera d'autant son cheval; et si on peut séjourner au bout du troisième ou quatrième jour, il s'en trouvera mieux, parce que ce repos renouvellera ses forces. — Les allures dont on se sert ordinairement en voyage sont le pas ou le petit trot; ces deux allures ne fatiguent point le cheval. A l'égard des chevaux de carrosse, on se sert successivement du trot, et du pas pour leur laisser reprendre haleine; car un cheval qui tire la perd plutôt que celui qui porte. On suivra, du reste, pour eux, tout ce que nous venons de dire du cheval de selle.

Avant d'arriver à la dînée, si le cavalier trouve de l'eau qui ne soit pas vive à quelque distance de l'auberge, il sera bon d'y faire boire le cheval, mais à plusieurs reprises, principalement s'il a un peu chaud, ensuite on doublera le pas pendant quelque temps. Il est bon aussi de lui laver les jambes, si on trouve un beau gué, en l'y faisant aller et venir deux ou trois fois, sans lui mouiller le ventre; cela empêche la chute des humeurs sur les jambes. Cette précaution de faire boire en chemin est utile, à cause qu'on n'oserait faire boire un cheval qui a chaud en arrivant à l'écurie, ni même que long-temps après qu'il est reposé, de peur qu'il ne lui prenne des tranchées, ou qu'il ne devienne fourbu; ce qui ferait que le temps de repartir venu, le cheval pourrait ne pas avoir bu.—Il est encore fort à propos de mener le cheval échauffé doucement pendant un quart-d'heure avant que d'arriver à l'auberge : ceci est principalement pour les chevaux de carrosse; cela les rafraîchit, les repose petit à petit, et les met en état de dîner plutôt après leur arrivée; de plus, le refroidissement subit et les inconvénients qui en arrivent sont évités.

» Si le cheval arrive à la dînée, ayant bien chaud, on le fera promener doucement jusqu'à ce qu'il soit passablement refroidi, puis on le passera dans l'eau sans lui mouiller le ventre, comme il vient d'être dit, ou bien en l'entrant à l'écurie, on lui fera bien laver et bassiner les jambes avec de l'eau froide : on se gardera bien de les lui faire frotter, ce qui y attirerait les humeurs, au lieu qu'il est question de les empêcher d'y tomber.

» Quand le cheval sera dans l'écurie, on l'attachera avec sa bride au râtelier, dont on aura fait ôter le foin ; et ayant défait la gourmette, on le laissera bridé pendant une demi-heure ou une heure avant de le faire boire ou manger, surtout s'il a chaud. Pendant ce temps il mâchera son mors, ce qui lui fera venir de l'écume et lui rafraîchira la bouche. S'il a humé beaucoup de poussière, il sera bon de lui laver la bouche avec une éponge imbibée d'oxicrat : tout cela lui fera venir l'appétit. — Ayant attaché votre cheval au râtelier, si c'est un cheval de selle, vous lâcherez les sangles, vous leverez la croupière de dessous la queue, puis vous fourrez de la paille fraîche sous les panneaux de la selle, entre la selle et le cheval ; ou bien, sans le désangler, vous lui laisserez la selle sur le corps. Il ne faut, comme vous voyez, jamais désangler un cheval à la dînée, surtout en hiver, parce que, pour peu qu'il ait chaud, il est certain que ce qui est sous la selle, ayant plus de chaleur que le reste du corps, le froid subit qui frapperait le dos, si on ôtait d'abord la selle, interromperait la transpiration, occasionnerait de grosses ampoules à cette partie, qui incommoderait ensuite le cheval, et pourraient même s'écorcher à la longue, et se changer en une plaie ou en un cors. On laisse aussi le harnais aux chevaux de carrosse. Après ces précautions, faites lever les quatre pieds pour voir s'il ne manque point quelques clous aux fers. Si cela était, il faudrait les faire remettre.

» Quand vous jugerez que le cheval est assez refroidi, débridez-le, et jetez-lui du foin dans le
râtelier ; quelques moments après, donnez-lui l'a-
voine, et examinez s'il la mange bien ; s'il la refuse, ôtez-la lui sur-le-champ, pour ce repas seulement, et donnez-lui à la place du son mouillé.
Si ce dégoût continuait par la suite, on lui donnerait 31 grammes de thériade ou d'orviétan, ou
soixante-deux grammes de foie d'antimoine dans
du vin. Pour éviter cet inconvénient de dégoût
autant qu'on le peut, il faut, dans le commencement d'un voyage, ménager l'avoine à votre cheval, de peur que, n'étant pas encore fait à la fatigue, cet accident ne lui arrive, et augmenter la
dose petit à petit, à mesure qu'il s'accoutume à
cheminer. — Quand le cheval a bien chaud, il
faut lui donner l'avoine avant de le faire boire,
autrement vous le ferez boire avant l'avoine.
Surtout qu'il ne boive que de l'eau reposée et
point crue.

» Au bout de deux heures et demie ou trois
heures que le cheval aura été à l'écurie, vous
pouvez repartir pour aller gagner la couchée.

» Il faut, en arrivant à la couchée, suivre une
partie des préceptes qui ont été donnés pour la
dînée, comme d'arriver doucement, de faire promener le cheval en cas qu'il ait chaud, de le faire
passer dans l'eau pour lui laver les jambes, ou
de les lui laver avec un seau d'eau fraîche ;
et, quand il est arrivé, de le laisser quelque
temps sellé et bridé. Quand il sera refroidi, on

lui donnera un coup d'étrille, puis on le couvrira bien. On aura soin de faire remettre les clous qui manqueront aux fers, on donnera l'avoine, on fera boire; puis on mettra du foin dans le râtelier pour la nuit, et on lui fera une bonne litière. — On visitera les pieds pour en ôter, avec un couteau ou un cure-pied, les petites pierres ou graviers qui s'y rencontreraient, puis on les remplira de crottin mouillé. On examinera aussi si le cheval n'a pas les pieds chauds et douloureux. S'il en était ainsi, il faudrait le déferrer pour voir si le fer ne porte point sur la sole, ce qui se reconnaît lorsqu'on voit quelqu'endroit du dedans du fer poli et plus luisant que le reste : cet endroit lissé est celui où le fer a porté. Vous ferez parer le pied vis-à-vis de cet endroit, puis le fer étant rattaché, vous ferez fondre dans le pied de la poix noire ou du goudron, afin de nourrir la sole, d'ôter la douleur, et de raffermir le pied. Quand les pieds d'un cheval sont douloureux à un certain point, il le donne souvent à connaître en se couchant aussitôt qu'il est débridé. Si alors vous lui voyez l'œil bon et qu'il mange bien, quoique couché, il est sûr que son mal est au pied, et il aimera mieux rester couché que de se lever pour manger. Examinez encore si le cheval se coupe : il faudra, si cela est, y porter remède par la ferrure. — Avant de quitter le cheval le soir, il faut avoir attention de l'attacher, de façon qu'il puisse se coucher à son aise; c'est-à-dire qu'il faut laisser à sa longe assez de longueur pour qu'il puisse avoir sa tête bas.

» En ôtant la bride, ayez soin de bien laver le mors en le plongeant, à plusieurs reprises, dans un seau d'eau claire, puis vous la suspendrez pour le faire sécher. Voyez aussi si les porte-mors sont en bon état. Si vous vous apercevez que la gourmette ait écorché le cheval, garnissez-la de cuir gras ou de feutre. Quand vous ôtez les harnais des chevaux de carrosse, voyez s'il ne les ont point écorchés en quelqu'endroit, et si cela est, servez-vous des moyens indiqués pour les *écorchures.* — De même, quand vous ôtez la selle, il est essentiel de visiter et de manier les arçons pour voir s'ils ne sont point décolés ou rompus ; examinez si la bande du garrot ou les deux grandes bandes ne se détachent point des arçons ; et, en cas que la selle ait blessé ou foulé le cheval, ce qu'on connaîtra mieux une heure après qu'il aura été dessellé que sur-le-champ, vous commencerez par remédier à la blessure, enflure ou foulure, en employant les remèdes indiqués dans ce traité; puis après avoir reconnu l'endroit de la selle qui a causé le mal, vous y remédierez en ôtant de la bourre de cet endroit, ou en le faisant cambrer. Vous ferez sécher les panneaux de la selle au soleil ou au feu, puis vous les battrez avec une gaule, pour empêcher qu'ils ne durcissent et ne blessent le cheval.

» Il arrive quelquefois que les chevaux maigrissent pendant un long voyage, de façon que quoique la selle fût très-bien ajustée et portât bien partout lorsqu'on a commencé la route, cependant elle devient trop large et porte sur le garrot ou sur les reins, parce que la pointe des arçons ne portera plus contre le corps du cheval. Si cela est arrivé, il faut faire rembourer ces pointes d'arçon avec du crin ou de la bourre de cerf. Il est même quelquefois nécessaire, quand le corps du cheval est fort diminué, de faire remettre du feutre au bout des arçons.

» Quand les chevaux de somme sont enflés sous le bât, il y a des gens qui les laissent bâtés toute la nuit pour retenir l'enflure et l'empêcher d'augmenter; mais cette méthode est très-mauvaise, parce qu'elle contraint les chevaux à rester debout et les empêche de se reposer; il vaut mieux remplir un sac de fumier bien chaud, et le lier sur l'enflure; il la dissipera.

» Il est pernicieux de frotter les jambes des chevaux au moment de leur arrivée, parce que cela les leur raidit et y attire les humeurs; mais il est très-bon de les bien bouchonner et frotter même long-temps, quand le cheval est tout-à-fait refroidi.

» Le lendemain, avant le départ, faites toujours manger l'avoine au cheval, pour lui donner du courage et la force d'arriver à la dînée. »

CHAPITRE LIII.

*Soins à donner aux Juments, soit en cas d'avortement,
soit au moment où elles mettent bas.*

Les personnes qui n'ont pas l'habitude de faire
des é'èves sont, d'ordinaire, fort embarrassées
lorsqu'une jument avorte ou met bas. C'est pourquoi nous croyons utile de rassembler ici des
instructions tirées de divers auteurs, pour l'un
et l'autre de ces cas.

» Si une jument avorte, il faut la conduire comme
malade, et souvent elle l'est effectivement. Les
ravages du lait mêlé dans le sang sont d'abord
à craindre; c'est pourquoi tenez-la chaudement,
la couvrant bien, afin de procurer la transpiration du lait; il faut même la traire si elle a beaucoup de lait, et lui faire observer pendant quelque temps une diète sévère, la nourrissant de
choses légères et d'eau blanche, de peur que son
lait ne s'augmente par la nourriture, et que sortant de ses limites, il ne corrompe le sang, et ne
fasse tomber la jument en une maigreur extrême
ou en d'autres maux fâcheux.

» Lorsque le terme est venu de mettre bas, il
faut redoubler de soins et d'attentions pour aider
celles qui auraient de la peine à pouliner, en les
saignant et leur faisant observer la diète; on ai-
dera aussi dans le temps des efforts, quand le

poulain est mal situé, et qu'il a de la peine à sortir, en le rangeant avec la main, afin que la tête passe la première. Si on sentait que le poulain est mort, il faut promptement en délivrer la mère, en faisant entrer de l'huile dans la matrice pour faire couler le poulain, que l'on tirera ensuite avec les mains, ou même avec des cordes que l'on attache à ce qui en paraît le premier en dehors, comme la tête, les jambes, etc., et on traitera la jument comme si elle avait avorté. »

« Si la jument a de la peine à jeter son poulain, on lui fait prendre de la poudre cordiale ou de la thériaque dans du vin, pour l'aider et lui donner de la force. L'huile d'olive et la fleur de soufre sont bonnes aussi pour cela. D'autres versent dans les naseaux du vin bouilli avec fenouil et de l'huile d'olive, ce qui, les faisant ébrouer fortement, peut pousser le poulain dehors; quelquefois même, en lui serrant simplement les naseaux, l'effort qu'elle fait pour reprendre haleine la pourra faire pouliner.

» Si le poulain est mort dans le ventre de la mère, ce qui se connaît lorsque les derniers jours de son terme, et même auparavant, en mettant le plat de la main sur le ventre de la jument, on ne sent plus remuer son fruit (lequel accident arrive par chute, coup de pied, ou effort extraordinaire), il faut alors, pour conserver la jument, prendre un litre de lait de jument, d'ânesse ou de chèvre, un litre d'huile d'olive, un litre et demi de lessive forte, et un litre du jus d'oignon blanc, faire tiédir le tout ensemble, et le faire avaler en deux fois à la jument, en laissant deux heures d'intervalle d'une prise à l'autre. — Si ce remède n'a point d'effet, il faut qu'une personne adroite, après s'être bien huilé la main et le bras, tâche de tirer le poulain en entier ou par pièces ; ou si la tête se présente, on attache une grosse ficelle au menton, en forme de nœud coulant, ce qui aide beaucoup à le tirer.

» Il arrive quelquefois aussi que le poulain, sans être mort, se présente de travers (c'est toujours du côté de la tête qu'il doit se présenter) ; il faut, dans ce cas, se servir de la main et du bras, de la même façon qu'on vient de le dire, afin de le tourner du sens qu'il doit se présenter. »

Voici des instructions des plus étendues sur le même sujet, tirées de l'ouvrage italien de Brugnone, traduit en français par M. C. Barentin de Monchal :

« Aux approches du terme, il se fait à la peau du dessous du ventre des ondulations qui s'étendent jusqu'à la poitrine ; les mamelles se gonflent, et il coule du mamelon un lait séreux ; la jument est chancelante dans son allure, au point de faire quelquefois croire qu'elle boite ; le ventre, les flancs et la croupe tombent ; elle se lève et se couche souvent, mais bien plus encore si l'accouchement est prochain ; car elle est alors tourmentée de douleurs aiguës, qui ne sont cependant pas continues, mais par intervalles ; elle a, en outre, des battements de flancs ; le vagin enfle et se dilate; lorsqu'elle est couchée, elle fait des efforts violents et répétés, comme si elle voulait uriner ou fienter, mais retient cependant son haleine. Tous ces accidents sont l'effet de la contraction vive et douloureuse de la matrice, depuis l'extrémité jusqu'à l'orifice; cet orifice est conséquemment obligé de céder et de se dilater par la violence de ces tranchées et le volume des eaux. Les contractions de la matrice et les efforts du fœtus allant toujours en croissant, les membranes se rompent; enfin les eaux s'échappent, et le poulain ne tarde pas à paraître.

» Dans l'accouchement naturel, la tête se présente la première, la nuque en bas; le nez s'avance par le col de la matrice, qui est alors extrêmement dilatée; il s'avance vers le vagin et paraît graduellement jusqu'à son orifice; les extrémités antérieures suivent ensuite, et tout le corps, enveloppé dans l'*amnios*, le *chorion* et le *placenta*, qui forme ce que l'on appelle l'arrière-faix, sortent ordinairement peu de temps après. Le poulain, par ses mouvements ou par le seul poids de son corps, en tirant le cordon ombilical, détache les adhérences que le placenta pourrait avoir encore avec les parois internes de la matrice, ce qui le fait alors tomber presque tout de suite. Ces mêmes mouvements font ordinairement rompre et arracher le cordon ombilical près du nombril du poulain, sans lui causer d'hémorragie, ni à la mère. Il arrive quelquefois que le placeta étant encore trop adhérent à la matrice, l'arrière-faix reste attaché, quoique sorti en partie du vagin. Les efforts de la jument ou les tranchées qui ont toujours lieu, ou bien la suppuration qui finit par s'y mettre, le font détacher et tomber. On peut en faciliter la chute en tirant légèrement et peu à peu avec la main, et s'attachant surtout au côté ou l'on sent le plus d'adhérence ; mais il ne faut jamais y mettre de force, car il pourrait en résulter une inflammation, une distension ou un renversement de matrice, ce qui amènerait la perte de la jument, ou au moins une grande suppuration qui serait de longue durée.

» Lorsque les juments mettent bas, elles sont ordinairement couchées ; le cordon ombilical se rompt, comme nous venons de le dire, par le seul poids et les mouvements du poulain et de sa mère ; il sort de l'un et de l'autre un peu de sang, qui bientôt après s'arrête sans aucun accident.

« On ne peut pas nier que quelques juments mettent bas étant debout, mais ce cas est très-rare, et l'on ne peut pas le regarder comme naturel ; il arrive seulement, lorsque la jument est attaquée subitement par des contractions de l'*utérus* et des muscles de l'*abdomen*, si fortes et si violentes, que le *fœtus* est poussé au dehors en un instant, sans donner à la mère le temps de se coucher, surtout lorsque les voies qu'il doit parcourir sont très-amples et très-relâchées.

» Les juments n'ont besoin d'aucun aide dans

l'accouchement naturel ; leurs propres efforts et ceux du fœtus sont ordinairement suffisants : on en a vu une qui était bouclée, mettre bas malgré les points de suture faits à l'orifice du vagin, et qui se rompirent. Il n'est pas rare de voir un déchirement de la lèvre inférieure du vagin chez les juments qui mettent bas pour la première fois. — Quand on juge que le moment approche, il faut leur ôter leur licol, si elles en ont un, et les laisser en liberté dans une écurie séparée, qui soit bien à l'abri du froid et de l'humidité. On leur fera là une bonne litière bien haute, afin que ni elles, ni le poulain, ne puissent se blesser en se couchant sur le pavé. Il ne faut laisser entrer dans cette écurie que le moins de personnes possible, car il y a beaucoup de juments que la vue d'un grand nombre de spectateurs distrait, et empêche de faire les efforts nécessaires.

» Après que l'accouchement est achevé, la jument et le poulain restent couchés quelque temps ; le poulain se lève ensuite le premier, et va contre la tête de sa mère, qui se met alors à le lécher. C'est ce qui fait croire généralement que la jument arrachait l'hippomanes du front du poulain, et le dévorait avec l'arrière-faix. Le poulain, qui était faible auparavant, devient plus gai et plus leste après avoir subi cette opération ; la mère se lève ensuite elle-même, et il va aussitôt en chercher les mamelles. S'il ne peut les trouver, comme cela arrive quelquefois, il faudra prendre un mamelon avec la main, et le lui mettre dans la bouche ; le lait une fois goûté, on n'aura plus besoin d'aider le poulain à venir le chercher. Grand nombre de personnes conseillent d'éloigner le poulain de sa mère, les dix ou douze premières heures après sa naissance, afin de l'empêcher de sucer le premier lait, qui est séreux et aqueux, et pourrait (disent-elles) lui causer des coliques et diarrhées; d'autres veulent que, sans éloigner le poulain, on se contente de traire ce premier lait; mais la nature, qui prévoit tout dans sa sagesse, a donné au premier lait de la mère cette vertu laxative, afin qu'en relâchant le ventre du poulain, il lui fasse rendre le *méconium*, c'est-à-dire, toutes les matières fécales ou autres qui se sont accumulées dans l'estomac et dans les intestins du fœtus, pendant le temps de la gestation. Il ne faut donc pas traire ce premier lait de la jument, ni éloigner d'elle le poulain, mais au contraire, le laisser téter; car ce lait, loin de lui nuire, ne peut lui être que salutaire.

» Il est fort extraordinaire, mais en même temps très-vrai, que si le poulain aussitôt que sa naissance paraît faible, malade et sans vivacité, sa mère, au lieu de le lécher et de le prendre en amitié, ne veut ni le reconnaître, ni le laisser téter, cherche à le mordre, à lui donner des coups de pieds, et s'échappe s'il veut prendre les mamelles; il faut alors que quelqu'un veille soigneusement à le faire téter, en menaçant la jument si elle veut mordre ou battre son poulain.

Intimidée par la présence et les menaces de l'homme, elle se laissera d'abord téter, et à mesure que le poulain se fortifiera et deviendra plus gai, elle le reconnaîtra, prendra pour lui de l'amitié, et finira par ne plus l'abandonner. On nourrira avec du lait d'ânesse, de vache ou de jument, les poulains qui naissent si faibles qu'ils ne peuvent se tenir sur leurs jambes de derrière, de même qui sont malades ou ne peuvent téter pour quelque raison que ce soit. On fera allaiter par des juments d'une plus haute taille les poulains qui auraient les jambes si longues qu'ils seraient obligés de les plier beaucoup, et de tourner leurs pieds en dehors, parce qu'à la longue cette position ferait prendre à leurs jambes une mauvaise direction et les rendrait arquées. Lorsqu'une jument nourrice vient à mourir, on donnera son poulain à nourrir à un autre qui, ne le connaissant pas d'abord, ne voudra pas le laisser téter : il faudra alors qu'un homme la caresse ou la menace, selon les circonstances, et agisse avec elle comme avec celles qui ne veulent pas souffrir leur propre fruit; elle finira par s'y accoutumer, et s'y attachera. On use aussi de stratagème vis-à-vis de celles qui viennent de mettre bas, et à qui on veut donner un autre poulain; on éloigne un instant le véritable; et on frotte le faux avec l'arrière-faix. — La mère, trompée par l'odeur et la présence de celui-ci, s'imagine avoir fait deux poulains et les nourrit également.

» Les juments qui viennent d'accoucher doivent être mises chacune avec leurs poulains dans de petites écuries, séparées pendant dix ou douze jours avant de les envoyer dans les prairies ; car il faut attendre pour cela que les poulains aient assez de force pour suivre leurs mères ; on les nourrira pendant tout ce temps avec du foin de la meilleure qualité, un demi-décalitre d'avoine ou d'orge par jour, de l'eau blanche et du son. Ces prairies doivent être le plus près possible des écuries, non-seulement pour ne pas fatiguer les poulains qni sont encore délicats, mais aussi afin de pouvoir les rentrer plus vite en cas de pluie, de grand vent, de froid ou de grêle. Lorsque les poulains auront acquis de la force, on pourra alors les conduire dans les prairies les plus éloignées, et même les y laisser exposés à la pluie au vent et au froid, mais non pas à la grêle. »

M. Parkinson, déjà cité, conseille, tout extraordinaires qu'ils puissent paraître, les moyens suivants, comme propres à prévenir l'avortement. Nous ne les rapportons ici que parce qu'ils sont proposés par un homme de beaucoup de réputation et d'expérience :

— « Prenez, dit-il, une bonne poignée de
« plumes de pigeon ; mettez-les sur une pelletée
« de charbons ardenst, de manière à produire de
« la fumée sans s'enflammer, et tenez-les, en cet
« état, sous les naseaux de la jument pendant dix
« minutes au moins. Je ne sache pas qu'une ju-
« ment ait jamais avorté après cette précaution ;
« néanmoins comme c'est un moyen simple et

« peu coûteux, je l'emploie en général deux fois,
« la première vers la Saint-Michel, la seconde à
« la Chandeleur. Si la jnment est dans l'acte
« même de jeter son fœtus, tuez une volaille, ti-
« rez-en le gésier, et faites-le avaler à la jument
« en le lui coulant dans le gosier ; cela l'empê-
« chera d'avorter. Quelques personnes préten-
« dent qu'un moineau plumé produit le même
« effet. J'ai été témoin de l'efficacité du gésier, en
« des cas où l'enveloppe du fœtus paraissait déjà.
« Promenez un peu la jument, et, en la rentrant
« à l'écurie, donnez-lui un demi-litre de bon sei-
« gle sec, et ouvrez-lui une veine : mais dans ce
« cas-là même, il est à propos de lui faire respi-
« rer la fumée de plume de pigeon. »

CHAPITRE IV.

De la Nourriture et de la Boisson.

« La nourriture ordinaire de tous les chevaux
au sec, à l'écurie, est le foin, la paille et l'avoine.
On peut leur donner aussi de tous les grains, savoir : du froment, du seigle et de l'orge, suivant
l'occasion ; mais comme tous les aliments ont des
qualités différentes, il est à propos de faire des
remarques nécessaires sur chacun.

» Commençons donc par la nourriture ordinaire, puis nous détaillerons celles qui ne sont
qu'accidentelles.

» L'avoine est la nourriture qui convient le

mieux au cheval qui travaille ; c'est pourquoi on dit : cheval d'avoine, cheval de peine. Elle le soutient et lui donne une chaleur modérée dans le sang. La meilleure est ordinairement la plus noire et la plus pesante à la main. L'avoine ne fait que renfler dans le grenier ; c'est pourquoi il est bon d'en faire provision.

» Le foin a différentes qualités, suivant le terrain où on l'a recueilli ; il est plus ou moins succulent et nourrissant. Le foin vasé ne vaut rien aux chevaux, il leur met de l'âcreté dans le sang. Le foin trop délicat ne leur convient guère, il est trop nourrissant : et quand les chevaux y sont accoutumés, ils n'en veulent plus manger d'une autre espèce, ce qui les fait maigrir. Le foin nouveau, c'est-à-dire qui n'a pas encore sué, ou qui a donné avant d'avoir passé trois mois au moins dans le grenier, est dangereux aux chevaux. Il faut donc leur donner du foin qui ne soit ni trop gros, ni trop fin, ni trop nouveau, ni pourri, ni de regain, mais d'une bonne consistance ; et pour peu qu'il y ait de poussière, il faut le bien secouer et même le mouiller ; car les chevaux qui mangent du foin poudreux courent risque de la pousse.

» Le foin rend souvent poussifs les chevaux qui en mangent trop, passé à l'âge de six ans ; mais avant ce temps, on ne court pas ce danger.

» Pour peu qu'un cheval ait de disposition à la pousse, il faut lui ôter le foin, qui lui est pernicieux, et ne lui donner que de la paille. Il ne faut pas absolument bannir le foin quand il n'y a pas de raison expresse pour retrancher cette nourriture, car elle fait boire les chevaux : il faut donc leur donner un peu de foin avant de boire, quand on suit la maxime de le leur épargner, qui est fort bonne.

» Il n'y a pas de mal de donner plus de foin aux chevaux étroits de boyaux qu'aux autres, pourvu qu'ils ne soient point échauffés par cet aliment, en les faisant boire davantage, leur ouvrira le flanc.

» En général, le foin n'est bon qu'aux jeunes chevaux ; il ne fait que de la chair, c'est une nourriture lourde, qui rend le cheval paresseux, ce qui a fait dire en proverbe ; cheval de foin, cheval de rien.

» La paille est une nourriture très-bonne aux chevaux, elle n'est pas si terrestre ni si substantielle que le foin, et fait une bonne chair : le seul inconvénient qu'elle ait est d'augmenter l'encolure à ceux qui sont sujets à s'en charger ; hors cela, elle est meilleure en abondance que le foin, surtout aux chevaux de séjour. Elle rend la graisse plus ferme, et le cheval plus éveillé et plus léger, ce qui fait que l'on dit : cheval de paille, cheval de bataille.

» On proportionne la nourriture ordinaire des chevaux à leur taille et à leur travail.

» Pour un cheval de selle de bonne taille, dix à douze livres de foin, onze livres de paille, cinq litres d'avoine ;

» Pour un double bidet, six à huit livres de foin, huit livres de paille, trois litres d'avoine ;

» Pour un bidet, quatre à cinq livres de foin, autant de paille, et deux litres d'avoine ;

» Pour deux chevaux de carrosse très-grands, trente livres de foin, vingt-quatre livres de paille et quatorze litres d'avoine ; pour les médiocres, vingt-quatre livres de foin, autant de paille, et dix mesures d'avoine ;

» Pour un cheval de manège, sept livres de foin, huit livres de paille, quatre litres d'avoine, et de plus, deux litres de son à midi.

» Ceci est la règle ordinaire, mais, suivant les cas, on peut augmenter ou diminuer, c'est-à-dire selon le travail, l'appétit, le plus ou moins de graisse, etc. ; car il s'agit d'entretenir les chevaux en chair, sans être ni trop gras ni trop maigres. Le cheval en chair est plutôt en haleine et plus en état de soutenir la fatigue ; et ses muscles, qui ne sont pas enveloppés de trop de graisse, en ont plus de jeu ; s'il est trop gras, tous les ressorts de son corps sont obsédés, et ne peuvent se mouvoir qu'avec effort ; et s'il est trop maigre, ses muscles se dessèchent et se raidissent. S'il n'est que maigre, on l'engraissera en lui augmentant son ordinaire d'avoine jusqu'à ce qu'il soit devenu bien en chair. Ainsi donc, quand un cheval est en chair, peu de nourriture suffit pour l'y maintenir lorsqu'il ne fait qu'un exercice raisonnable. Sur ce pied-là, la nourriture des chevaux de selle doit être proportionnée à leur taille et à leur travail. Celle des chevaux de carrosse et de tirage est ordinairement plus ample, parce qu'ils sont plus grands ou plus épais, et celle des chevaux de manège est la moindre de tous, puisqu'ils n'ont qu'un travail médiocre et qu'ils sont fins.

» Quand les chevaux ne font rien, il ne leur faut que très-peu de nourriture, parce que le superflu se tournerait en humeurs, ce qui causerait des maladies considérables.

» Quand les chevaux sont trop nourris, il arrive souvent qu'ils se mettent à suer dans l'écurie, surtout en dormant; alors, si vous ne voyez aucune cause manifeste de cette sueur, ne manquez pas de leur retrancher leur nourriture. Quelquefois la cause de ces sueurs provient aussi de manger de leur litière, ce qu'il faut empêcher le plus qu'on peut; car cette paille échauffée les fera devenir poussifs par la suite.

» Les nourritures accidentelles sèches, sont le son, l'orge, le froment, le fenugrec, les féverolles ou haricots, les cossas de pois gris secs, les lentilles (herbe et grain), le sainfoin sec, la luzerne sèche, la lande ou le fonc marin, la paille hachée.

» Le son est proprement la nourriture des chevaux malades, c'est le plus rafraîchissant et le plus aisé à digérer de tous les aliments des chevaux; c'est pourquoi celui-ci est le plus en usage après l'avoine.

» Plus un cheval est échauffé, plus il lui faut continuer l'usage du son.

» Un cheval qu'on met au son ne peut guère travailler pendant qu'il en mange; c'est une espèce de diette pour lui, qui diminue ses forces pour le travail, mais en même temps lui rafraîchit le sang et le rétablit. Ainsi, quand les chevaux sont fort maigres, il est bon, outre leur ordinaire d'avoine, de leur donner, avant de se coucher, deux litres de son mouillé.

» L'orge en grain concassé, ou la farine d'orge, est rafraîchissante, et de plus très-nourrissante; elle fera bien, pendant quelque temps, aux chevaux échauffés et maigres, avec l'avoine.

» Le fenugrec est un grain émollient et nourrissant; ainsi, mêlé avec l'avoine, il fera un très-bon effet pour rafraîchir et redonner du corps à un cheval échauffé.

» La paille hachée et mêlée avec l'avoine est une très-bonne nourriture, moins échauffante que l'avoine pure, et qui convient principalement aux chevaux altérés du flanc, en mouillant le tout : la dose de paille hachée est de deux jointées de cette paille, contre une d'avoine.

» Le froment est un grain excessivement chaud pour les chevaux; ainsi il n'en faut guère faire usage, car il leur met le feu au corps, et leur cause la fourbure et le farcin. Il se trouve cependant des cas où on ne peut user modérément, par exemple, une jointée de froment tous les matins avant de boire, pendant quelques jours, avec un peu de paille et beaucoup de foin, redonnera du corps à un cheval étroit de boyaux. La paille de froment, dans laquelle il est resté beaucoup de grain, peut-être donnée au lieu de paille et d'avoine aux chevaux, pourvu qu'ils ne cessent de travailler.

» Les féverolles ou haricots de marais, n'échauffent pas tant que le froment, mais sont encore très-chaudes. On les donne par jointées et avec modération, et il faut faire travailler journellement le cheval.

» Le sainfoin est un foin très-nourrissant; il engraisse les chevaux et leur donne du courage. Il ne faut en donner que la moitié de ce que l'on donnerait de foin ordinaire.

» La luzerne échauffe et engraisse les chevaux. On donne les cossas de pois gris et les lentilles avec le grain et l'herbe sèche. Tout cela doit être donné en moindre quantité que le foin; et il faut faire travailler les chevaux qui en mangent; car ces nourritures succulentes ne feraient qu'accumuler les humeurs, faute de dissipation. On en donne aussi pour redonner du corps aux chevaux; mais aussitôt qu'ils ont repris du corps, il faut les remettre à la nourriture ordinaire, qui est l'avoine, la paille et le foin.

» Dans les terrains maigres, on cultive une espèce de genet, dont toutes les feuilles piquent comme celles de genièvre, qui se nomme de la lande, de l'ajonc, du jonc marin : on le donne aux chevaux au vert ou au sec, après en avoir amorti les pointes avec des pilons : cette nourriture est assez bonne.

» Les nourritures qu'on donne en vert aux chevaux sont destinées à les rafraîchir en leur lâchant le ventre, et à leur donner, par ce moyen, du corps. Le vert s'emploie donc aux jeunes chevaux et à ceux qui sont extrêmement échauffés de fatigue ou autrement. Je ne parle ici que des espèces d'herbes que les chevaux mangent dans l'écurie ; ce qui s'appelle mettre les chevaux au vert ; car quand on les lâche dans les herbages, on dit qu'on les met à l'herbe, et non au vert.

» L'herbe et le vert sont bons à bien des maladies..... Cette nourriture est pernicieuse seulement aux chevaux poussifs, morveux et farcineux.

..... » Avant de donner le vert dans l'écurie, il faut commencer par saigner les chevaux, puis, le surlendemain, les mettre au vert. On coupe le vert à l'heure que la rosée est dessus. (Ainsi coupé il lâche mieux le ventre aux chevaux.) Puis on le leur donne par poignée pendant toute la journée, tant qu'ils en veulent manger, car si on leur en jetait une grande quantité devant eux, ils souffleraient dessus et s'en dégoûteraient, ce qui n'arrive pas quand on le leur donne petit à petit, et on ne dépense pas tant d'herbe. Quand le che-

val est bien maigre, il faut lui donner du son
deux fois par jour, sinon une fois suffit : vous ferez bien même, chaque fois que vous lui donnerez du son, de le mouiller et d'y mettre soixante-
deux grammes de foie d'antimoine. Cette précaution empêchera premièrement que le vert n'agace
les dents, tuera les vers à mesure que cette nourriture les formera, et garantira de la fourbure
qui, quelquefois prend dans ce temps-là, mais qui
n'est pas dangereuse, et qu'une saignée et un
remède pour la fourbure guérissent sans discontinuer le vert. Observez de tenir le cheval bien
chaudement quand il prend le vert.

» L'orge en vert est le meilleur vert, et le plus
en réputation pour les chevaux. Il y en a de deux
sortes, celui qu'on appelle escourgeon, et l'autre
simplement orge : ces deux orges se donnent
quand ils sont en fourreau, c'est-à-dire quand
l'épi est prêt à sortir du tuyau. On sème l'escourgeon en hiver, et il n'est bon qu'à la fin d'A-
vril ; l'orge commune se sème en Mars, et est
propre à donner à la fin de Mai. L'escourgeon
engraisse plutôt, mais l'orge purge mieux. Il
faut semer ces orges de façon que vous en ayez
toujours au point de maturité pendant tout le
temps que vous en donnerez, qui est ordinairement un mois ou six semaines. Il faut aussi la semer très-épaisse. Chaque fois que vous donnerez
l'orge, il faut toujours la mouiller.

» A défaut de ces orges, on donne le sainfoin,

la luzerne, la vesce, les lentilles, le grand trèfle, en les coupant en pleine fleur ; et enfin l'herbe des prés, dans le temps qu'elle est verte et tendre.

» La seule boisson des chevaux est l'eau. L'eau blanche se donne dans certains cas. On fait aussi avaler quelquefois du vin.

» Toutes espèces d'eaux ne se donnent pas indifféremment aux chevaux ; car il y en a qui leur sont préjudiciables et qui leur causent des tranchées très-dangereuses. Toutes les eaux vives et crues leur sont contraires, comme l'eau de fontaine et de puits. Mais l'eau des grandes rivières, d'étangs, de fossés, etc. ; en un mot, l'eau séjournée et même épaisse leur est bonne.

» Quand on est obligé de donner de l'eau de puits, on la tire bien avant de la donner, et on lui laisse prendre l'air dans des pierres ou autres vaisseaux, afin de lui ôter sa crudité. Si on est pressé, on y met du son, ou du moins on met la main dans le seau, et on l'y tient quelques minutes : cette façon en diminue un peu la mauvaise qualité… L'eau blanche, qui n'est autre chose que du son mêlé dans de l'eau, est la boisson des chevaux malades.

» Le vin s'emploie pour fortifier et donner du cœur au cheval, quand on veut le mener plus loin que de coutume, surtout dans les chaleurs ; on lui en soufle dans la bouche, ou on lui en fait avaler un litre avec la corne quand il ne veut pas le boire lui-même. »

VÉTÉRINAIRE

DOMESTIQUE,

ou

L'ART DE GUÉRIR SOI-MÊME SES CHEVAUX ET AUTRES ANIMAUX.

QUATRIÈME PARTIE.

CHAPITRE Ier.

MALADIE DES BŒUFS, VACHES, TAUREAUX, ETC.

Des maladies chez les Bœufs.

La plupart des maladies viennent pour les bœufs, de ce qu'on les a trop poussés au travail, de ce qu'on les a fait travailler trop jeunes par des temps qui leur sont contraires, comme la grande chaleur, le grand froid et les pluies froides.

Quand un bœuf est dégoûté ou qu'il a les yeux mornes et tristes, c'est un signe de maladie; il faut alors le tenir à la diète et lui donner des rafraîchissements, des lavements et de l'eau de son; une purgation devient nécessaire.

Médecine purgative.

(RECETTE Nº 1.)

Prenez— Aloès, séné, 16 grammes de chaque;
Agaric, 8 grammes;

Sublimé doux, 10 grammes ;
Cumin, 5 grammes.
Le tout pulvérisé et mêlé dans un litre de vin blanc.
On peut remplacer le vin par un litre de décoction
de chicorée sauvage.

On donne cette médecine le matin à jeun, sans que le sublimé doux soit refusé, le tout au degré de chaleur du lait que l'on vient de traire.

On aura soin de ne donner à manger aux malades qu'après que la médecine aura agi; dans les cas où elle n'aurait pas suffisamment fait son effet, on lui donnerait pour breuvage, d'heure en eure, un litre de décoction de chicorée sauvage, ou de pariétaire édulcoré avec du miel, en quantité suffisante.

§ I⁰ʳ.

De l'avant-cœur ou anti-cœur.

C'est, comme nous l'avons dit dans le cours de cet ouvrage, au sujet du cheval, une tumeur qui paraît en dehors sur le poitrail; quand ce mal ne serait pas extérieur, il est aisé de connaître si le bœuf en est attaqué, parce qu'alors il est triste, lent et lourd, il a les yeux stupides et inanimés, le cou penché, la bouche toujours pleine de salive, l'épine et le dos raides, et le poil tout hérissé ; il est dégoûté, rumine rarement, et est sujet à des défaillances de cœur, qui le font quelquefois tomber tout de son long.

Pour le guérir, piquez la tumeur à deux ou

trois endroits, avec une alène bien pointue, mettez gros comme un fil de fer et long comme une aiguille à coudre, de racine d'élébore noire, et frottez le mal avec du beurre frais, de l'onguent althéa, et de l'huile de laurier.

Mais comme la tumeur est pleine d'une humeur maligne, et pour l'empêcher de se communiquer au cœur, il faut, outre l'élébore qui l'attire en dehors, faire avaler au bœuf un demi-litre de vin dans lequel on aura fait dissoudre à froid, gros comme une petite noix d'orviétan ou de thériaque. Si le mal s'opiniâtrait, il faudrait avoir recours à ce qu'on a dit pour les chevaux, au chapitre ayant pour titre : *Avant-Cœur.*

§ II.

Barbillons ou Barbes.

Ce sont certaines excroissances de chair qui viennent sous la langue des bœufs, et qui les empêchent de paître ; il faut y veiller de temps en temps pour les leur ôter ; car les bœufs ne coupent pas l'herbe avec les dents comme les chevaux, ils ne font que l'entortiller avec la langue, et la rompre. En sorte que quand ils ont ces excroissances, ils ne peuvent plus manger à cause de la douleur qu'ils éprouvent en appliquant leur langue autour de l'herbe ; alors ils deviennent maigres et sans forces. Il faut leur couper ces excroissances avec des ciseaux, et les laver avec du vinaigre et du sel seulement.

§ III.

Battements de flancs.

Le battement des flancs marque une inflammation d'entrailles, il vient ordinairement de ce qu'on aura laissé morfondre le bœuf au froid où à la pluie, après un grand travail, ce qui le tourmente beaucoup.

Pour le guérir, 1° on laissera prendre du repos au bœuf; 2° on lui donnera aussitôt un lavement d'une décoction de bourache, chicorée sauvage et feuille de poirée, à défaut des feuilles leurs racines, le tout bouilli dans deux litres de petit lait de vache, réduit à un litre et demi; on y ajoutera soixante-quatre grammes de miel et autant d'huile de noix, et l'on fera prendre ce remède au bœuf. Le lendemain on lui fera avaler un breuvage d'un litre de forte décoction de poireaux, et enfin, pour achever la guérison, on lui mettra un cataplasme de trois poignées de graines de choux, avec soixante-un grammes d'amidon, pilés ensemble et délayés dans de l'eau froide. On lui donnera ensuite pour nourriture, de la bonne herbe en été, et de la menue-paille (ou bulbes de froment) en hiver, bien criblées, mêlées avec du son dans un demi-seau d'eau. En hiver, on lui ôtera le foin pour quelque temps, cette nourriture étant contraire à cette maladie.

§ IV.

Bœufs boiteux.

Les bœufs ne boitent pas toujours pour avoir

pris quelques clous ou quelques chicots aux pieds, ils boitent quelquefois pour y avoir eu froid. Dans ce cas, il faut découvrir le siège du mal, laver le pied malade, y faire une ouverture avec la lancette, laver la plaie avec de l'urine, ensuite le saupoudrer de sel et y infuser de l'huile chaude, ou de la cire fondue avec de l'huile, et l'envelopper de quelque linge.

Quelquefois aussi, le sang du bœuf s'extravase et tombe sur le pied, ce qui le fait boiter à cause de l'inflammation qui y survient, et la douleur qui la suit; aussitôt qu'on s'aperçoit du mal, il faut d'abord visiter la corne du pied, la toucher, et où l'on sent de la chaleur, le bœuf ressent de la douleur; on frotte l'endroit, on le scarifie pour en faire sortir le sang; s'il a déjà pénétré l'ongle, il faut, de peur qu'il n'y cause un plus grand désordre, fendre un peu cet ongle avec un instrument tranchant dans le milieu de la fourchette, ensuite prendre de la charpie ou des étoupes, les imbiber de vinaigre mêlé de sel, broyer et l'appliquer sur la plaie avec un bandage par-dessus. Avoir soin que le pied ne soit point dans l'eau, et éviter le froid et l'humidité.

Le premier appareil levé, on nettoie bien la plaie, puis on prend du vinaigre, de l'huile et du sel, on mêle le tout ensemble, et on y trempe des étoupes qu'on applique de nouveau sur le mal; ou bien, du vieux-oing et du suif de mouton, que l'on fait fondre ensemble et qu'on applique sur la plaie.

Si l'on voit que le sang soit descendu à l'extrémité de la corne, il faudra la couper jusqu'au vif afin de l'en faire sortir. On ne doit pas fendre la corne par le milieu, mais seulement par le bout.

S'il survient une enflure aux genoux du bœuf boiteux, qui lui cause de la douleur, on lui applique la charge qui suit :

(Recette, n° 2.)

Prenez — Trois litres de lie de vin rouge,
Un demi-litre de vinaigre,
Une poignée de racine d'ortie commune,
125 grammes de miel commun.
Faites bouillir le tout ensemble avec de la farine, jusqu'à consistance de cataplasme, et appliquez-le avec un linge très-chaud sur la partie malade.

Si la tumeur vient à suppurer d'elle-même, on y applique le remède recette n° 2, sinon on la percera avec un instrument tranchant, et on y fixera la charge suivante :

(Recette n° 3.)

Prenez — Levain et farine d'orge, autant qu'il en faudra pour faire un cataplasme trempé dans un demi-litre de vin bouilli.

§ V.

Chignon blessé ou enflé.

Si le chignon est déplacé, il faut examiner de quel côté il penche, et tirer du sang à l'oreille opposée ; ce qui se fait en prenant une petite baguette avec laquelle on bat la grosse veine qui paraît sur cette partie; et lorsqu'elle est gonflée, on la pique pour la laisser saigner. Il faut bien nourrir le bœuf, et lui laisser prendre du repos pendant trois à quatre jours; après ce temps, on recommence à le faire travailler peu à peu.

Si le chignon ne penche point ni d'un côté ni de l'autre, et que l'enflure soit au milieu, on le saignera des deux oreilles, dès qu'on s'en sera aperçu, et de la manière indiquée plus haut, autrement tout le cou s'enflerait, les nerfs se raidiraient, et il s'ensuivrait une dureté qui empêcherait le bœuf de pouvoir jamais porter le joug.

Après la saignée, on frottera l'enflure avec l'onguent que voici :

(RECETTE N° 4.)

Prenez — Poix résine, moëlle de bœuf, suif de mouton, vieille huile d'olive, 64 grammes de chaque.
Faites cuire ces ingrédients dans un pot, jusqu'à première ébulition, de crainte que le feu n'y prenne.

Frottez-en l'enflure après l'avoir lavée avec de l'eau, et faites-la sécher avec un chiffon. Cet onguent est excellent pour les tumeurs, en le frictionnant légèrement.

§ VI.

Coliques et Tranchées.

On reconnaît ces maladies aux signes suivants : lorsque le bœuf se plaint, allonge le cou, étend la cuisse, se lève et se couche souvent, lorsqu'il ne peut se tenir en place, et enfin qu'il sue. Les coliques proviennent de ce que le bœuf aurait travaillé par un temps dur, ou de lassitude, ou d'avoir bu trop froid, ou aussi d'un dépôt de matière dans les intestins ; par cette dernière cause, elle est violente, et l'animal court risque de perdre la vie s'il n'est promptement secouru.

Aussitôt qu'on s'en aperçoit, il faut lui frictionner fortement le ventre avec une brosse dure afin que l'air subtil entrant à travers les pores de la peau, rende au sang qui s'est épaissi sa libre circulation.

Cela fait, on le promènera pendant une demi-heure; de retour, lorsqu'on le rentrera à l'étable, on aura soin de le bien couvrir, afin de le tenir chaudement.

Pour nourriture, on lui donnera à midi du son mouillé avec de l'eau tiède mélangée avec un peu d'avoine, et une heure après donnez-lui une demi-ration de bon foin ; pour boisson, on fera prendre un seau d'eau tiède dans laquelle on aura délayé une bonne poignée de farine de seigle.

Si ces premiers remèdes n'apportaient point de soulagement, on lui donnera le lavement que voici :

(Recette, N° 5.)

Prenez— Mauve. guimauve, mercuriale violette, chicorée
sauvage et bourache, une poignée de chaque.
Faites-en une décoction dans trois litres d'eau réduite à moitié par l'ébulition ; ajoutez-y 32 grammes d'huile violat ou autre à défaut, et donnez-le
en lavement au malade.

Si ce lavement n'opère pas, il faudra lui en donner un second dans lequel on mêlera un demi-litre de vin émétique. On tiendra le malade bien couvert, et lorsqu'il aura rendu son lavement, on lui donnera le breuvage que voici :

(RECETTE, N° 6.)

Prenez — Un litre de la décoction ci-dessus ; ajoutez 32 grammes d'amandes douces, et faites-le avaler au bœuf.

Quelquefois la colique n'est causée que par des ventuosités retenues dans les intestins, alors donnez-lui un lavement fait de décoction de plantes rafraîchissantes, ajoutez quantité suffisante d'huile de noix, coulez et donnez ce lavement au malade.

Lorsque le lavement est rendu, faites lui avaler une décoction de chaux, poirée, carotte, épinard et mauve, avec beurre frais et huile de noix.

§ VII.

Constipation ou paresse de ventre.

On donne au bœuf, pour cette maladie, un lavement fait avec deux cent cinquante grammes de miel commun, trente-deux grammes de beurre frais, et trente-deux grammes de séné, que l'on fait bouillir dans une décoction qui aura été composée de mauve, guimauve et pariétaire, de chacune deux poignées bouillies dans trois litres d'eau réduits à deux et bien coulés ;

ajoutez à ce lavement deux cuillerées d'huile de noix, et quand le bœuf a pris ce remède, on lui donne le lendemain de grand matin, un litre d'eau tiède dans lequel on aura fait dissoudre trente-deux grammes d'aloès en poudre.

On retirera toute nourriture au malade, on lui donnera seulement de la paille et du son de seigle mouillé, ou du seigle trempé au moins pendant douze heures.

§ VIII.

Du dégoût.

Le dégoût chez les animaux est moins une maladie qu'un symptôme de maladie; il faut, dans cette circonstance, retrancher toute nourriture et donner au malade un gargarisme de fort vinaigre, dans lequel on aura fait dissoudre une poignée de sel de cuisine, cent-vingt-cinq grammes de miel commun; après avoir fait prendre ce médicament, on lui tiendra la bouche ouverte au moyen d'un bâillon, afin de faciliter l'évacuation des baves.

On lui donnera une décoction de poireaux, de ciboule et de céleri, dans moitié d'eau et vinaigre, ce qu'il en faudra pour faire une espèce de salade (environ un litre). Avoir soin de lui lever la tête pour ne point en laisser perdre, et le tenir dans cet état pendant qu'il la broiera sous ses dents; s'il n'est réellement que dégoûté, et quand on lui aura donné plusieurs fois de ce remède,

16*

soir et matin, l'appétit reviendra; sinon c'est une véritable maladie, et il faut tâcher de la connaître pour y remédier dès son commencement.

Toutes plantes friandes pour les bœufs, marinées dans le vinaigre, telles que le choux, les feuilles de raves, le raifort, les betteraves cuites, l'ail concassé, le marrube, la rhoie, etc., le tout avec du miel commun, sont des moyens sûrs pour connaître s'il y a dégoût chez ces animaux.

§ IX.

Enclouures ou Chicots.

On prend le pied encloué, on en tire le clou ou le chicot qui l'a blessé; ensuite on jette sur la plaie de l'huile toute chaude, sur laquelle on met des étoupes qu'on enveloppe avec un linge. Ce seul soin, pris deux ou trois fois, et un peu de repos, opère la guérison.

On peut aussi faire fondre sur l'enclouure de l'huile de térébenthine, de noix ou de millepertuis.

On emploie aussi ces mêmes remèdes pour toutes espèces de piqûres, de clous, chicots ou épines.

§ X.

De l'Enflure produite par les insectes.

Un insecte avalé, de l'herbe encore chargée de rosée, quelques piqûres de bêtes venimeuses, causent l'enflure qui suffoque le bœuf, si on n'y remédie; et la peau s'enfle quelquefois si fort qu'elle sonne comme un tambour.

Le premier remède est de prendre un bâton de sureau ou une corne percée (1), que l'on introduit dans le fondement de l'animal, puis on le promène, afin d'évacuer les vents. Il serait bon que chaque propriétaire soit pourvu d'un instrument de ce genre.

Donnez-lui un lavement de décoction de mauve, de paritétaire, de chicorée sauvage et de bettes (ou poirées). En attendant qu'on le prépare, on lui en donne un avec du son et de l'huile de noix.

Pour les piqûres de bêtes venimeuses, on fera prendre à l'animal soixante-un grammes d'orviétan ou de thériaque, dans un demi-litre de vin émétique, et on en frottera la partie piquée, s'il est possible, avec l'orviétan ou la thériaque pure.

Ces accidents arrivent souvent dans les lieux où les bœufs trouvent sous l'herbe des buprestes ou *enfle-bœufs*, qui sont des espèces de mouches cantharides, dont nous parlerons ailleurs.

§ XI.

Enflure du ventre.

Les bestiaux sont sujets à devenir enflés après

---

(1) Tout propriétaire prévoyant devra toujours être muni d'un de ces petits instruments, afin de ne pas être pris au dépourvu.

avoir mangé du trèfle, de la luzerne, principalement lorsque le pâturon est humide, et surtout après les pluies. Dans ces accidents, le remède suivant est très-efficace.

Donnez-lui un lavement fait avec la décoction de mauve, guimauve, pariétaire, chicorée sauvage, poirée, de chaque une forte poignée, eau, son et huile de noix; ou faites-lui prendre trente-deux grammes d'orviétan dans un demi-litre de vin.

§ XII.

Enflures aux pieds, Entorses, et Dislocations.

Le bœuf boite souvent sans que l'on puisse juger de cet accident; il faut alors regarder quel est le pied boiteux, reconnaître la partie malade, ce qui peut facilement se juger en passant fortement la main du haut en bas de la jambe; lorsque l'on s'est assuré de son siège, on le fomente avec une décoction de fleurs du sureau, puis on y applique un cataplasme composé ainsi qu'il suit:

(RECETTE N° 7.)

Prenez— 125 grammes de miel, autant de saindoux. Faites bouillir dans un demi-litre de vin blanc; ajoutez farine de graine de lin, ce qu'il en faut pour faire un cataplasme, et enveloppez d'étoupes ou de linge la partie malade, et l'animal guérira.

§ XIII.

Dislocations des membres des Bœufs et corne rompue.

Nous ne nous étendions pas beaucoup sur les détails de ces sortes d'accidents, à cause des difficultés qu'il y a pour en obtenir la guérison ; le plus sûr moyen, dans les cas graves, est de vendre l'animal blessé, s'il est en état de vente. Cependant nous allons parler des cas les plus légers et sur lesquels on ne perdra ni son temps, ni ses dépenses pour arriver à une guérison.

Lorsqu'un bœuf aura les pieds ou les genoux disloqués, on les lui remettra immédiatement ; une petite saignée précédera cette opération, puis on fomentera trois à quatre fois par jour la partie affectée avec la décoction précédente, paragraphe 12.

Pour les entorses, on fera usage du même cataplasme, on l'en fomentera avec de la couperose dissoute à froid dans un litre d'eau (on se sert d'eau-de-vie à défaut de couperose) ; mais mieux vaut employer le cataplasme indiqué, et on obtiendra plus facilement guérison.

Quelquefois aussi un bœuf se rompt les cornes soit au travail, soit à l'écurie ou aux champs, il faut remédier de suite à cet accident, quoique peu dangereux lorsqu'il n'est point négligé ; il suffit de couvrir la plaie avec un linge et y appliquer trois blancs d'œufs, un peu d'huile, du vinaigre et un peu de sel, mêler le tout ensemble ;

ajoutez un peu de suie de cheminée; faites une espèce de pâte un peu liquide, et appliquez-la sur la plaie, en ayant soin de bien assujettir cet appareil, et de le laisser jusqu'à ce qu'il tombe de lui-même, ce qui arrive au bout d'un mois, et la guérison est complète.

Ce mal, quoique de peu d'importance dans son commencement, ne doit point être négligé; si la corne et le cornichon sont rompus, alors il y a une plaie qu'il faut soigner avec précaution, d'autant plus qu'il s'engendre des vers dans la plaie, qui causent de grands désordres; on les fait mourir si on ne peut les extraire, ce qu'il faut faire de préférence, et après cette opération, appliquez-y un cataplasme de poireaux pilé avec du sel, et s'il reste des vers, ils meurent immédiatement.

Lorsque la plaie est nette, on se sert du cataplasme ci-dessus, ou bien on prend de la poix noire, de l'huile et du vieux-oing qu'on fait fondre ensemble, on la couvre, soit avec des étoupes ou du linge, que l'on assujettit solidement, et elle se guérit en peu de temps.

§ XIV.

Des Étranguillons.

Les étranguillons ne sont autre chose que des humeurs refroidies qui descendent du cerveau, sous la gorge du bœuf, et qui forment des glandes qui, en grossissant, peuvent l'étouffer.

Pour y remédier, il faut le saigner, lui ôter de un litre à un litre et demi de sang, s'il est en mauvais état, et de deux à trois litres, s'il est en bon état, lui ouvrir les glandes après leur maturité avec une lancette, puis lui frotter le dessous de la gorge avec de l'huile de laurier et du beurre frais, battus ensemble à froid ; il faut en outre lui tenir chaudement la tête, en la lui couvrant d'une couverture, autrement il risquerait de perdre la vie.

Il est à propos, si l'ouverture par où sort la matière s'est faite naturellement, de l'ouvrir avec une petite lancette, si elle n'était pas assez grande ; comme nous l'avons dit, tous les jours on nettoiera bien la plaie avec du vinaigre et du sel, mais, de crainte qu'elle ne se ferme trop tôt, il est bon d'y mettre un plumasseau frotté d'onguent égyptiac, et pour dissiper le mauvais levain qui pourrait rester dans les glandes du cou, on le purgera en lui faisant avaler, dans quatre verres de vin, deux cuillerées de poudre de racine de concombre sauvage et un peu de sel de nitre, mêlés ensemble.

Il est toujours utile de retrancher la nourriture dans tous les cas maladifs.

§ XV.

De la fièvre.

La fièvre provient ordinairement de ce que l'animal a trop travaillé pendant les chaleurs, d'une transpiration arrêtée, d'une fausse indigestion, d'une inflammation des intestins, etc.

Les symptômes qui caractérisent cette maladie sont faciles à reconnaître, les voici : la tête est fort pesante, les yeux sont tristes et enflés, et l'ardeur interne de la fièvre se fait sentir à travers le cuir, le battement du cœur, l'activité du pouls, le mouvement actif de la veine jugulaire, dans certaines fièvres, le refroidissement des cornes et des oreilles, quelquefois des sabots.

Pour guérir la fièvre du bœuf, il faut d'abord le saigner à la veine du cou, et ne lui donner pour nourriture que des aliments rafraîchissants ; comme de l'herbe fraîchement cueillie, si c'est en été, parmi laquelle on mêle des laitues, chicorées et feuilles de vignes ; et en hiver, du *foin* humecté et du son mouillé, et ne lui donner que deux fois par jour ; pour l'eau, il la faut claire et fraîche, dans laquelle on jettera une poignée de farine de froment, ou de seigle, ou de son, afin de la corrompre ou d'en ôter la crudité.

Le bœuf qui a la fièvre ne doit, pour tel motif que ce soit, sortir de l'étable.

Donnez en tout temps, durant cette maladie, le lavement que voici : une décoction de mauve, chicorée sauvage, laitue et bettes blanches ou poirée, dans deux litres d'eau qu'on met bouillir avec du son, le tout passé dans un linge ; on y ajoute deux bonnes cuillerées de miel et autant d'huile de noix, on le donne en lavement au degré de chaleur du lait que l'on vient de traire.

Puis après, de temps à autre, c'est-à-dire trois fois le jour, donnez-lui une poignée ou deux de farine d'orge, avec du vin, en forme d'électuaire, faites-lui avaler avec la corne; en lui faisant une bonne litière, en peu de jours il guérira.

§ XVI.

Du flux de ventre.

Le flux de ventre n'est qu'une apparence et un bénéfice de santé, s'il ne dure que deux jours; mais quand il dure davantage, il faut y remédier; car il abat complètement le bœuf ou les animaux qui en sont attaqués, surtout lorsqu'il rend du sang dans ses excréments.

Le remède le plus facile, c'est de laisser l'animal deux jours, et ne lui donner que des breuvages échauffants et raffermissants, de la farine de froment dans de l'eau, du froment trempé deux heures dans du vin, des lavements d'amidon ou autres.

Si le flux de ventre provient d'une intempérie de l'estomac, qui est trop faible pour digérer les aliments qu'il a pris, il faut alors aider la nature, en le rafraîchissant par quelques lavements comme celui-ci :

(RECETTE, N° 8.)

Prenez — Six poignées de bouillons blancs,
32 grammes d'orge piléc.
Faites-les bouillir dans trois litres d'eau, jusqu'à réduction d'un litre et demi au plus, passez cette décoction, mettez-y dissoudre 16 grammes de miel rosat, et donnez-la tiède au bœuf.

Il faut donner fort peu à manger au bœuf malade, seulement pour le soutenir ; sa nourriture sera d'épautre de blé (ou vulgairement appelé pautrin); le son mouillé dans lequel on mettra un verre de vinaigre, convient parfaitement au bœuf atteint de cette maladie ; des lavements comme ci-dessus, de temps à autre, c'est-à-dire un le matin et un le soir, et sur la fin de la maladie, un par jour, toujours en diminuant, jusqu'à parfaite guérison.

§ XVII.

De la gale des Bœufs.

La gale vient principalement d'un sang échauffé et corrompu; c'est pourquoi il faut, pour la guérir, employer les remèdes nécessaires à cette maladie, qui nuit si gravement à leur santé.

Il faut d'abord, dès que l'on s'aperçoit de ce fâcheux accident, saigner l'animal à la veine jugulaire, et lui donner des lavements faits avec des herbes rafraîchissantes; ensuite lui faire avaler pour médecine, un litre de lait de vache, seize grammes de tartre et 65 grammes de miel, mêlés ensemble.

On le nourrira d'herbe en été, et si c'est en hiver, de foin humecté de bonne qualité et de son mouillé; deux fois par jour et durant quelque temps, on le frottera de l'onguent suivant :

Prenez— 500 grammes de saindoux, un demi-litre d'huile

d'olive, 32 grammes de soufre vif, 32 grammes de myrthe et 64 grammes d'alun de plume ; broyez le tout ensemble dans nne chopine de bon vinaigre, et frottez-en le corps du bœuf.

Il est de toute nécessité de prendre une étrille ou un bouchon de paille, d'en frotter fortement les endroits galeux, pour en ôter la croûte, afin que le sang en sorte ; ensuite on frottera la gale une fois par jour, avec du savon mêlé dans de l'eau de lessive, ajoutez-y 16 grammes de l'onguent gris simple.

Si ces remèdes n'amenaient aucune efficacité, je conseillerai d'employer ceux indiqués pour la gale du mouton : c'est le plus sûr moyen.

§ XVIII.

De l'Indigestion.

On peut reconnaître cette maladie par les symptômes suivants : les rots fréquents qu'il fait, le grouillement des intestins, le dégoût, les nerfs tendus et raides, les yeux pesants ; on ne le voit point ruminer, il ne se nettoye point la bouche avec sa langue, ce qui est une marque de santé dans le bœuf.

Pour guérir cette maladie, faites avaler au bœuf malade une décoction de choux bien bouillis, ajoutez un demi-litre de crême, un verre de bon vinaigre, et donnez le tout à manger au malade ; et s'il ne voulait pas le manger, faites-lui avaler le liquide que vous ferez passer dans un linge, en exprimant fortement le jus ; vous mêlerez ensuite un litre ou deux de son de seigle dans les résidus de cette liqueur, et vous le donnerez au bœuf qui le mangera à volonté.

Si la douleur continue, il faut imbiber la main et le bras d'huile ou de beurre, et vider le fondement ou le scrotum, en retirer la fiente.

Des lavements et des breuvages émolients sont nécessaires. En tenant l'animal bien chaudement, on obtiendra guérison.

Si cette maladie est négligée, l'enflure survient au ventre et le bœuf ressent de grandes douleurs dans les entrailles, qui l'empêchent de prendre sa nourriture ; il se plaint et ne peut rester en place, se couche, agite la tête et remue la queue fréquemment. A la vue de ces symptômes, il faut se hâter d'y porter remède.

§ XIX.

De la Maigreur.

Le bœuf ou la vache sont quelquefois si maigres, que leurs peaux sont presque toujours collées aux os, et on ne peut souvent en connaître la cause, qui provient du dégoût ou de la suite de quelques maladies mal traitées.

Le premier soin à y apporter, lorsqu'il n'y a que maigreur naturelle ou excès de chaleur, est de lui donner un lavement d'une décoction de bettes blanches (ou poirées), chicorées sauvages et autres herbes rafraîchissantes, avec du son; on le donnera tiède, après y avoir ajouté deux cuillerées d'huile de noix ou autre.

Après ce lavement, sa nourriture sera, le matin, du foin humecté; deux heures après, un litre de son mouillé; à midi, de l'eau blanchie pour boisson ; depuis cette heure jusqu'au soir, de l'herbe fraîche si c'est en été, et si c'est en hiver, toujours du foin mouillé, et le soir, un litre de son mêlé d'avoine, mais toujours humecté, et continuer ainsi, jusqu'à ce qu'il se rétablisse, ce qui se reconnaît aisément par son poil qui deviendra roux.

§ XX.

Du mal de cœur.

On connaît cette maladie par un battement de flancs fréquent, accompagné de temps en temps de pauses qui font pencher la tête du bœuf et qui lui rendent les yeux tout tristes. Pour l'en guérir, on lui fait prendre gros comme deux fèves de bon orviétan ou de thériaque, dans un demi-litre de vin rouge ; quand il l'aura avalé, on lui frottera le muffle avec de l'ail ; deux heures après, on lui fait des rôties de pain trempées dans du vin mielé, ou une copieuse salade de poireaux, cives, ciboules, céleri et autres herbes fortes qu'on trouve dans la saison, et on lui donne à manger avec du vinaigre et du sel.

Le foie d'antimoine donné dans un litre de son, à la dose de 32 grammes, leur donnera bientôt de l'appétit et de la force.

§ XXI.

Du mal de tête.

Les humeurs qui descendent du cerveau et que le bœuf jette en abondance par les yeux et par les naseaux, sont des marques certaines d'un grand mal de tête, surtout lorsqu'il se tourmente beaucoup, qu'il se plaint et qu'on lui voit la tête enflée et plus chaude que de coutume.

Pour y remédier et le guérir, prenez de l'ail bien broyé, mettez-le infuser à froid deux heures dans un litre de vin mêlé d'un peu d'eau (le quart), et seringuez-lui dans les naseaux; *cela* facilitera l'écoulement des humeurs; il faut, outre cela, lui tenir la tête bien chaude; de temps à autre, vous lui frotterez la langue avec du thym, de l'ail et du sel; broyez le tout ensemble, mêlez-y du vin rouge et faites-en usage.

Il sera nécessaire, si le bœuf est en état, de lui tirer un peu de sang, et de lui donner un lavement rafraîchissant; pour nourriture, de l'herbe fraîchemement cueillie, ou du bon foin, ou de l'épautre de blé; pour boisson, de l'eau blanche.

§ XXII.

Pissement de sang.

Cela provient de ce qu'il s'est trop échauffé, de

ce qu'il a été morfondu, ou de ce qu'il aura mangé quelques mauvaises herbes; dès qu'on s'en aperçoit, il faut lui retrancher toute boisson, excepté le breuvage que voici :

Prenez l'eau d'une infusion de plantin, deux litres, mêlez un peu d'huile douce, un quart de litre, six œufs frais, plein la main de suie de four, trente-deux grammes de thériaque ou d'orviétan, mêlez le tout dans un litre de vin blanc que vous aurez fait tiédir, faites-le avaler au bœuf, et ne lui faites boire que de l'eau tiède blanchie avec de la farine ou du son.

Faites-lui prendre des lavements rafraîchissants composés de pariétaire, de mélilot, de la camomille, de chaque trois poignées; faites-en une décoction dans deux litres d'eau, que vous laisserez réduire à un ; ensuite ajoutez-y une demi-livre d'huile de lin ou de noix, soixante-quatre grammes de miel; il faut passer à travers un linge, et lorsque le tout sera incorporé, on le donnera tiède au malade.

§ XXIII.

Rétention d'urine.

Cette maladie, lorsque le bœuf en est attaqué, se connaît aux symptômes suivants :

1° Lorsqu'il a fréquemment envie d'uriner et ne pouvant le faire; 2° les mouvements fréquents de la queue; 3° lorsqu'il se couche et se relève souvent; alors la maladie prend un ton sérieux et devient grave, si on n'y remédie aussitôt.

Pour remédier à cette maladie, prenez une forte poignée de séneçon, racine d'asperges, faites bouillir le tout ensemble, faites une fomentation en y ajoutant un peu de beurre frais, appliquez aux bourses du bœuf, dans un linge en forme de cataplasme, les résidus de cette fomentation, et continuez pendant quelques jours, jusqu'à ce qu'il urine bien.

Donnez-lui pour breuvage un litre de vin blanc, dans lequel on aura fait dissoudre huit grammes de sel de nitre, avec suffisante quantité de miel, pour être un tant soit peu sucré.

Si la rétention d'urine continue, donnez-lui un breuvage de décoction de mauve, guimauve, pariétaire, chicorée sauvage, et quelques carrottes que vous ferez cuire dans deux litres d'eau; avant d'y mettre vos herbes, laissez réduire à un litre et demi, faites dissoudre vingt grammes de sel végétal, trente grammes d'esprit de térébenthine, donnez-le en lavement au bœuf, après l'avoir fait marcher une petite demi-lieue.

Quand il aura rendu ce lavement, on lui fera prendre trente-deux grammes de salpêtre résiné, dans un demi-litre de vin blanc, ensuite on le promènera encore.

C'est par ce seul moyen et par les mouvements que les obstuctions de la vessie se débouchent, et que la nature pousse aux urines.

§ XXIV.

Du Scorbut ou du Chancre.

C'est un mal épidémique qui attaque les chevaux, bœufs, vaches, etc., et qui leur prend comme aux cochons, par des grains de ladrerie à la lèvre de dessus et de dessous, et à la langue, qui est fort rude; elle tombe en peu de jours, et l'animal meurt aussitôt. Pour y remédier, grattez d'abord avec une cuiller d'argent, les marques du scorbut, jusqu'à ce qu'il n'y ait plus rien de rude; plus la langue saignera, mieux ça vaudra; ensuite frottez ces endroits avec la pierre de vitriol, faites saigner l'animal et vous lui gargariserez la bouche avec ce qui suit :

> *Prenez—* Une poignée de gousse d'ail, deux litres de fort vinaigre, une poignée de plante appelée éclaire, une poignée de feuilles de ronce; joignez y beaucoup de sel et de poivre; faites infuser le tout assez long-temps avant de vous en servir.

On peut faire usage de ce gargarisme une demi-heure après la première ébulition, en cas de besoin; mais il vaut bien mieux s'en servir trois fois le jour, quand le mal est pressant, et deux fois quand il ne s'agit que de le prévenir.

§ XXV.

Des maladies épizootiques ou contagieuses sur les animaux domestiques.

Les symptômes des maladies épizootiques, quels qu'ils soient, sont partout presque les mêmes ; c'est toujours perte d'appétit, tristesse, larmoiement des yeux, diminution et cessation de lait chez les vaches, enfin un cours de ventre et déjection sanguinolente ; on prescrit comme souverain les remèdes suivants pratiqués en Normandie, en 1845, pour les maladies épizootiques :

Donnez quarante grammes de poudre de soufre, matin et soir, dans de l'avoine ou du son mouillé bien légèrement.

Ce remède doit suivre et seconder les saignées du cou et de la langue; donnez pour breuvage la plus grande quantité de petit-lait, et si on n'en avait pas assez, il faudrait mêler ce que l'on aurait avec un tiers d'eau.

Nous croyons devoir rendre un véritable service au public, en rassemblant les remèdes et traitements à opposer à ces sortes de maladies, et dont on doit faire un si grand usage pendant le règne des épizooties; on doit visiter soigneusement les écuries où cette maladie règne, et les tenir très-proprement, les parfumer d'herbes aromatiques, soit en les brûlant, soit en infusion, pourvu que la vapeur se répande; frottez les auges et les râteliers avec le résidu de cette décoction.

Le thin, le romarin, la sauge, le pouillo, le genièvre, l'encens, etc., sont très-propres pour cet usage; en un mot, toutes les herbes odoriférantes sont utiles.

Cela observé, si on voit qu'il se forme à la racine de la langue de l'animal, une espèce d'abcès qui la couperait en **24** heures, on ratisse ce mal avec une cuiller d'argent ou un couteau, comme nous l'avons déjà dit, et on la lave fréquemment avec du vinaigre, de l'ail, du poivre et du sel.

Si au contraire, le bœuf ou la vache qu'on examine se trouve attaqué intérieurement d'une certaine maladie qu'on appelle *Palovin*, on prendra huit grammes d'aloës et quatre grammes de foie d'antimoine concassé, on mêlera le tout et on le fera avaler au bœuf malade, avec une corne ou une bouteille.

L'herbe aux vaches, qui est la même que le l'élébore noir, est quelquefois seule suffisante pour guérir la maladie des bestiaux. On fait un trou à la peau qui pend au gosier des bœufs et des vaches, on passe de l'herbe aux vaches, ou de l'élébore noir à travers, on la lie avec un peu de fil pour l'assujettir, et on la laisse jusqu'à ce qu'il en coule quantité d'eau roussâtre et de pus, qui entraînera la maladie avec lui. S'il ne s'y établit pas de tumeur ni de suppuration, c'est une marque de mort prochaine; tout remède est impuissant.

§ XXVI.

Fièvre des Vaches qui viennent de vêler.

Cette maladie commence ordinairement le deuxième jour après le vélage; l'appétit et la rumination cessent ; la vache trépigne beaucoup avec les pieds de derrière ; un frisson la saisit, le pouls est petit et précipité ; elle se couche bientôt, et une faiblesse générale l'empêche de se relever : c'est la première période de la maladie. Dans la seconde, les accidents deviennent plus violents : l'animal gémit, le regard est abattu ; il porte la tête sur le côté ou toute droite ; quand elle est relevée, elle tombe de suite. Dans la troisième, le pouls diminue encore et devient très-rapide ; la vache est très-inquiète ; elle lance des ruades ; elle donne des coups de tête ; ses yeux sont farouches ; elle grince les dents ; des convulsions générales et violentes annoncent la mort.

Les deux premières époques de la maladies sont très-souvent suivies de près par la troisième, de sorte que la maladie est décidée après douze, dix-huit et vingt-quatre heures ; le corps et les mamelles sont souvent très-enflés ; le lait est souvent arrêté.

Dès l'invasion de la maladie, on fait avaler à l'animal, toutes les deux heures, un demi-litre de vin blanc ou un peu moins qu'un quart de litre d'eau-de-vie mêlé avec de la farine ; on frotte tout le corps avec un bouchon de paille, et on le couvre d'une couverture de laine ; en même temps on donne un lavement avec une infusion de camomille mêlée avec un peu d'huile.

Après cinq à six heures, si la maladie ne diminue pas, on lui administre, suivant les accidents, le vin, la valériane, l'acide sulfurique, la liqueur d'Hoffmann, la teinture d'opium, l'arnieu, la camomille, la mente poivrée. Si les mamelles sont enflées, on y applique des cataplasmes tièdes et préparés avec une infusion de graine de foin, et on trait le lait.

Après la guérison de la maladie, on donne, pendant quelques jours, un mélange d'eau et de farine, de la soupe au pain et du bon foin ; si la digestion n'est point encore rétablie, on y ajoute de la poudre d'angélique. Nous ferons observer qu'il ne faut pas relever la vache atteinte de cette maladie, parce qu'elle pourrait tomber et se blesser dangereusement.

§ XXVII.

Maladie qui régna en Europe parmi les Bestiaux, depuis 1840 jusqu'à 1846.

Cette maladie est une fièvre maligne, pestilentielle et pourpreuse. Elle a pris naissance en Bohême, elle passa en Hongrie et en Bavière; le Tyrol, l'Alsace, la Loraine, la Franche-Comté, et différentes provinces de la France en ont successivement ressenti et en ressentent encore les cruelles atteintes; ce n'est que sur les bêtes à cornes en général, que cette maladie s'attache.

On reconnaît qu'une bête est malade, par le dégoût, la tristesse, on s'aperçoit d'un mouvement de fièvre considérable, en sorte que le battement de cœur augmente presque du double de vivacité.

Dès que l'on s'aperçoit de ces indispositions, il faut tenir les animaux à la diète la plus sévère, et si on ne le fait pas, les accidents suivants se manifestent tout-à-coup; des frissons irréguliers reviennent plusieurs fois le jour, les yeux sont rouges et larmoyants, leurs cornes et leurs oreilles froides, la tête lourde et pesante; on leur voit couler une bave gluante et épaisse des naseaux et de la bouche, le lait diminue insensiblement, et au lieu d'une quantité ordinaire, on n'en reçoit que le tiers, et quelquefois le quart. Ces animaux toussent fréquemment, poussent de longs soupirs, sont dans une tristesse, une langueur, une insensibilité prodigieuses; dans leurs excréments, on voit dès les premiers jours de la maladie, des filets de sang; les uns ont un flux de ventre considérable, d'autres ne fientent qu'avec des tranchées; on remarque un mouvement convulsif de l'épine dorsale, depuis la tête jusqu'à l'extrémité du dos; ils ne se soutiennent plus sur leurs jambes, ils battent du flanc, la respiration devient de plus en plus gênée; en appuyant la main sur les reins, on sent la peau presque séparée de la chair, enfin, si on ne leur prodigue les secours nécessaires, ils meurent, les uns au bout de huit jours, les autres au bout de quatre jours; on en a vu mourir au bout de quatre heures.

Cette maladie est bien connue et caractérisée

par tous ces symptômes ; il s'agit d'enseigner les remèdes pour la guérir ; il faut faire des cautères sous la gorge, à l'endroit que l'on nomme *Fanon*; on perce la peau avec un instrument tranchant; ensuite on détache la peau de la chair, comme on fait d'un séton à un cheval, mais sans traverser la peau, seulement former une espèce de cellule, de manière que le trou fait à la peau soit le point de centre de cette concavité ou allule; le doigt seul peut faire cette opération; puis vous y passez un morceau d'élébore noir en racine, que vous avez soin de rendre plus long que ne peut être la grandeur du trou du cautère, en sorte qu'il ne puisse sortir de lui-même; pour rendre le morceau d'élébore noir plus actif, on le roule dans un digestif, fait avec le suppuratif de mouches cantharides, un tiers de cantharides, et deux tiers de suppuratif; on peut aussi animer la racine avec l'orpiment ou tout autre suppuratif, ou quelques caustiques qui aient de la force ; ensuite entretenir la suppuration avec le bazilicum ou le saindoux, pendant quinze jours au moins, et avoir soin de mettre un séton dans le voisinage du cautère, afin de procurer un écoulement suffisant à la matière du dépôt; on peut, si l'on veut, faire venir ces dépôts à différentes parties du corps de l'animal : ce serait le moyen d'en tirer le plus grand avantage.

Il faut accompagner ce remède d'une seule saignée, d'une grande diète et de boissons fréquentes avec l'eau blanche, pour laisser l'estomac se vider. On doit avoir soin aussi, deux fois le jour, de mettre un bâillon à la bouche du malade, pendant une heure ou deux; on garnit ce bâillon d'une toile entortillée, dans laquelle on a mis un *Mastigadour* (1), dans une mixtion composée de sel, poivre, ail et miel; par ce moyen, la salive devient plus fluide, se rectifie et contribue à la digestion; il faut aussi frotter les narines et le derrière des oreilles, deux fois le jour, avec du vinaigre aromatique.

On parfumera ainsi, deux fois le jour, les étables avec des herbes aromatiques.

La nourriture doit être très-légère, un peu d'herbes, de son, de farine de seigle, ou de l'orge moulue, le tout en très-petite dose, et la sixième partie de la nourriture ordinaire. Pour boisson, de l'eau blanche, avec une poignée de sel marin, (ou sel de cuisine).

Des lavements émollients avec du foin et du miel, ou des herbes dans la saison, achèveront la guérison.

CHAPITRE II.

§ I.

Des Porcs.

Le Cochon est un animal fort sale, fort gourmand, et qui fait du dégât partout où il passe,

---

(1) Fait avec une éponge ou du vieux linge trempé.

cependant c'est un de ceux qui font le plus de profit, parce qu'une truie porte deux fois l'année, et donne à chaque portée, depuis dix jusqu'à douze petits; ainsi une truie, en donnant vingt cochons par an, rapportera 200 francs, en supposant qu'on les vende, prix moyen, 10 fr. chaque, à l'âge de six semaines environ. Le cochon vient à merveille dans tous les pays, et il est d'une très-grande ressource pour la campagne.

§ II.

Choix des Truies et des Verrats.

On appelle verrat un cochon qui n'est point châtré, c'est le mâle de la truie ; le mot cochon signifie proprement un porc châtré, quoique par ce mot de cochon, on entende assez communément les truies, les verrats, le cochon de lait, et le cochon châtré ; de même, que par le mot de porc, on entend ordinairement la chair de tous les animaux, à l'égard de la multiplication. On choisit toujours le verrat plus carré que long, très-court et ramassé, ayant la tête grosse, le grouin court et camus, les oreilles grandes et pendantes, les yeux petits et ardents, le cou grand et gros, le ventre avalé, les fesses grandes et larges, les jambes courtes et grosses, la soie épaisse ; un bon verrat suffit à dix truies, et quoique cet animal soit amoureux dès l'âge de six mois, il n'est bon pour les truies que depuis un an jusqu'à trois ou quatre au plus, pour pouvoir en tirer partie ; il est du reste peu recherché, sa viande est dure et indigeste.

La truie doit être choisie de long corsage, avoir le ventre ample et large, les tétines longues, et être d'une race féconde et tranquille. On observera la même chose pour le choix du verrat. La truie produit depuis un an jusqu'à six ; elle porte cent-vingt jours au plus, et rentre en rut un mois environ après avoir mis bas. Quand elle est bien nourrie et qu'elle se porte bien, quoique élevant ses petits, et étant encore pleine, elle recherche les approches du mâle, ce qui est contre l'ordinaire de tous les autres animaux domestiques.

Nous n'avons pas besoin de nous étendre sur une foule de détails inutiles concernant les étables des porcs, car on comprendra la nécessité absolue de séparer continuellement le verrat d'avec les truies, à moins que ce ne soit pour la monter.

§ III.

Temps de faire souer les Truies, et des soins à prendre quand elles mettent bas.

Nous avons parlé du choix de la truie et du verrat, de l'âge que l'un et l'autre doivent avoir pour l'accouplement.

On reconnaît que la truie est en chaleur quand

on la voit souvent se vautrer dans la boue ; mais il ne faut pas la livrer au mâle, avant qu'elle n'ait un an. La meilleure saison pour lui donner le mâle, c'est en janvier, pour mettre bas en mai, et on peut vendre les petits six semaines après, et représenter la truie au verrat en juillet, pour mettre bans la seconde partie en octobre, car ils pourront acquérir assez de force pour supporter les premiers froids de l'hiver, pour peu que l'on apporte de soin à leur conserver la chaleur dans les étables.

Nous ne manquerons pas de recommander une bonne nourriture aux truies pendant qu'elles élèvent leurs petits : cela est dans l'intérêt des éleveurs. Il est inutile de faire ici la description de chaque nature d'aliments ; ces soins appartiennent seuls à la maîtresse de la ferme, et nous lui laissons le droit de faire le choix de la mère et des petits, attendu que toutes nourritures leur sont bonnes.

La truie elle-même mange quelquefois ses petits ; c'est pourquoi il faut qu'elle ait bonne nourriture : du son et du petit-lait ou de leur vaisselle, des herbes fraîches. Elle est aussi fort sujette à manger son arrière-faix par gourmandise ; le porcher ou la fille de basse-cour doit y veiller lorsqu'elle met bas, et le retirer aussitôt qu'elle a cochonné.

Lorsqu'une truie met bas dix ou douze petits, il ne fant lui en laisser que sept ou huit, surtout dans sa première portée, ce qui l'altérerait, et ses petits viendront mieux, étant en petit nombre. Par la suite, on lui laisse des petits autant qu'elle a de mamelles, pourvu qu'on la nourrisse bien.

Trois semaines après que les cochons sont nés, on les mène paître aux champs; soir et matin on leur donne du petit-lait avec du son de première qualité, jusqu'à ce qu'ils aient deux mois; on choisit ceux que l'on veut conserver, et on livre le reste à la vente. Un cochon acheté à deux mois peut, étant bien nourri, être engraissé au bout de dix mois à un an, et le vendre au charcutier.

§ IV.

Maladies des Cochons.

On connaît qu'un cochon est malade quand il penche la tête, soit à droite ou à gauche, qu'il est plus paresseux que de coutume, ou qu'il est dégoûté, enfin quand on le voit diminuer peu à peu; alors on lui arrache à contre-poil une poignée de soie sur le dos. Si la racine se trouve nette et blanche, c'est bon signe; mais si au contraire on y remarque quelques parties sanguinolentes ou noirâtres, le cochon est malade.

La *lèpre* ou la *ladrerie* sont des maladies ayant les mêmes symptômes et les mêmes rapports, et qui ne diffèrent que du nom seulement; les cochons y sont sujets à cause de leur gourmandise, de leur malpropreté et de leur voracité. Quand cette maladie commence, elle rend le porc pesant et endormi; ensuite sa langue, qu'on lui fait tirer avec un bâton, son palais et sa gorge se chargent de petites pustules noirâtres; les taches gagnent la tête, le cou et tout le corps; le cochon se porte à peine sur ses pieds de derrière, et la racine de sa soie est toute sanglante. C'est à ces symptômes que les marchands de porcs, qui les visitent particulièrement dans les marchés, reconnaissent qu'ils sont ladres.

C'est une maladie difficile à guérir; tout ce qu'on peut y faire, c'est d'éloigner l'animal des autres, le saigner à la queue, le baigner souvent dans de l'eau claire, lui faire bonne litière fraîche tous les jours, et le laisser se promener assez long-temps; sa nourriture doit être bonne, saine et échauffante.

En un mot, il est plus à propos de tuer l'animal lorsque la maladie n'a qu'un léger commencement, afin d'en pouvoir tirer partie. Si à l'ouverture du porc et lorsqu'on le dépèce pour le mettre au saloir, on reconnaît quelques grains noirâtres sur les chairs, il ne faut point en faire usage, car la viande en est naturellement malsaine. Il est de toute nécessité de la jeter à la voirie, pour que personne ne s'en nourrisse.

La gourmandise des cochons les rend souvent à l'indigestion, au vomissement, et souvent les mauvaises herbes, la malpropreté de leur mangeoire (ou bac) leur causent le dégoût. Leur vomissement provient de réplétion, et l'indigestion est causée par la dureté ou la crudité de leur nourriture.

L'ivraie en herbe leur convient beaucoup; la farine de fève, mêlée avec de l'eau ou du petit-lait, guérit les vomissements.

Les cochons sont sujets à la fièvre; on le reconnaît aux symptômes suivants : on les voit baisser la tête, la porter de travers, courir dans les champs, ensuite s'arrêter tout court et tomber étourdis; remarquez de quel côté il penche la tête pour le saigner de l'autre côté, à la veine de l'oreille opposée à celle du côté qu'il penche la tête; ne lui donnez à manger que des aliments qui puissent le rafraîchir.

On saigne aussi les cochons à une veine qu'ils ont au-dessous de la queue, à deux doigts des fesses. Pour ne point manquer cette veine, on en bat l'endroit avec une petite baguette, afin de la faire enfler et de la rendre bien visible; vous en tirez assez de sang, puis vous y faites une ligature avec une bandelette de fil qui comprime la saignée. On tient le cochon enfermé trois jours, jusqu'à ce que la fièvre soit passée. Sa nourriture sera de l'eau tiède mêlée de farine d'orge, environ un kilo et demi, selon sa force et son âge.

§ V.

Catarrhes, scrophules ou Enflures des Glandes.

Cette maladie affecte assez communément les cochons. Pour les guérir, il faut les saigner sous la langue et frotter le mal de sel broyé, leur faire avaler avec une corne 180 grammes de garum, leur frotter la partie malade avec de la farine de froment pure, mêlée avec du sel de cuisine bien pulvérisé.

§ VI.

Gale.

Les cochons sont sujets à la gale. Pour les guérir, on se sert de tabac infusé dans de l'eau tiède mêlée d'un peu de lessive et d'urine, un tiers de chaque ; ajoutez un peu de fleur de soufre et frottez rudement à contre-poil toutes les parties malades ; puis vous les baignerez à l'eau tiède, dans laquelle vous aurez fait dissoudre 500 grammes de sel de cuisine. Il faut leur faire une bonne et douce litière.

§ VII.

Peste.

La peste est une maladie qui est moins commune chez les cochons que celle dont nous venons de parler ; mais lorsqu'ils en sont atteints, ils tombent morts immédiatement; il faut les enfouir loin des habitations, afin de ne point laisser l'exhalaison se répandre dans la porcherie. Cette maladie est incurable; il n'y a pas de remède assez puissant pour guérir les animaux qui en sont atteints; seulement nous indiquerons les remèdes préservatifs pour ceux qui pourraient en être attaqués pendant le séjour de cette épidémie dans les localités; ainsi on ne peut donc que les en préserver. Pour cela, prenez de l'eau claire, faites-y infuser des racines d'offrodille, et donnez ce breuvage de temps en temps aux cochons.

§ VIII.

De la Léthargie.

La léthargie est une maladie qui attaque les cochons quand on les mène paître; ils tombent au milieu des champs et s'endorment au soleil. Pour les guérir, il faut les tenir enfermés sans boire ni manger pendant vingt-quatre heures; puis après ce temps, s'ils sont altérés, on leur donnera de l'eau dans laquelle on aura fait macérer des racines de concombre sauvage broyées; lorsqu'ils en ont bu, il leur prend un vomissement qui les guérit. On les nourrit de pois ou de fèves trempés dans l'eau et arrosés de saumure, puis on leur fait boire de l'eau chaude, dans laquelle on aura jeté deux poignées de son pour leur faire avaler.

En général, cette maladie n'est pas aussi dangereuse que les précédentes; c'est pourquoi il n'y a pas de grand traitement à y faire.

CHAPITRE III.

De la Gale sur les Moutons.

Le mouton, par suite de son amélioration, est devenu une des richesses pour les cultivateurs, et une ressource importante de l'agriculture.

Ces animaux si précieux sont sujets à bien des maladies qu'il importe beaucoup à l'agronome de connaître, afin d'en arrêter les progrès; car l'ignorance des causes de ces sortes de maladies, décime les troupeaux d'une manière effrayante.

Je crois qu'il est de mon devoir de donner aux propriétaires de troupeaux, aux fermiers, aux cultivateurs et aux bergers, chargés plus spécialement des soins de ces animaux, des instructions qui les mettront à même de détruire, à peu de frais, l'action dévastatrice que cause dans leurs bergeries ces sortes de maladies.

Le mouton se trouve souvent attaqué d'une maladie dans la peau, que l'on nomme *la Gale*. Aussi incommode que nuisible aux intérêts du propriétaire, cette maladie est d'autant plus à craindre, qu'elle se propage très-rapidement, et qu'elle influe plus ou moins vite sur la destruction de la peau.

18

Depuis bien des années, on se plaint de cette maladie, sans cependant en retrancher la nature. *La Gale* de l'homme a été observée avec plus de soin; mais tout ce qu'on a dit à son sujet n'a pas conduit à une connaissance plus certaine de celle des moutons.

Dans le temps moderne, le degré de civilisation rendit nécessaire des habillements plus convenables, et on s'occupa plus particulièrement de l'éducation des bêtes à laine; aussi les agriculteurs de toutes les parties de notre belle France si riche en progrès de toutes sortes, s'y adonnent-ils avec le plus grand soin.

Mais cette maladie est un obstacle qui s'oppose à toute amélioration; toutes les peines et toutes les dépenses se trouvent-elles perdues, si on ne la prévient par des remèdes prompts et efficaces; tels sont ceux que nous indiquons dans cet ouvrage.

Qn'il nous soit permis d'offrir au public des observations sur une maladie aussi désastreuse, et dont les moyens préservateurs ont été jusqu'alors inconnus. Ces observations seront suivies de la méthode que nous avons employée avec succès pour la combattre.

§ Ier.

Idées populaires sur la Gale des Moutons.

On appelle communément galeux un mouton qui se gratte avec ses pieds, à une partie quel-

conque de son corps, en manifestant par le jeu
de la langue une sensation agréable, ou qui se
frotte contre le premier corps solide qu'il rencontre. On observe, à l'endroit gratté, une éruption couverte d'une croûte tantôt sèche, tantôt
humide, qui augmente successivement. Au même
endroit la laine commence à se friser, elle perd
sa couleur naturelle et prend un aspect terne. On
observe en même temps, sur la peau, des petits
boutons très-faciles à reconnaître avec le doigt,
en le passant légèrement sur la partie malade.

§ II.

Caractère distinctif de la Gale des Moutons.

Les moutons sont sujets à plusieurs éruptions
de la peau, qui ont quelque ressemblance avec
la véritable *Gale*; mais cette dernière, qui est
sèche et humide, se distingue principalement par
la présence d'un petit insecte qui ne peut vivre
que dans la peau du mouton, où il se propage;
cet insecte et sa manière de vivre ont été observés
par plusieurs savants naturalistes : il est de la
classe des optères, et du genre des acares.

Je ne veux pas m'étendre sur les détails de ces
insectes, ni de leur existence; toutes réflexions
à cet égard deviendraient superflues, et peut-
être fort embarrassantes pour mes lecteurs; je
m'occuperai seulement des moyens nécessaires
à combattre et à guérir cette grave maladie, dont
nos meilleurs troupeaux sont souvent affectés.

§ III.

Coïncidence des causes extérieures et organiques.

Si les causes extérieures et organiques coïncident, on observe en plusieurs endroits couverts de laine, un changement de la peau, qui s'étend principalement depuis le garrot jusqu'à l'extrémité de la queue, et le long des flancs; d'abord l'épiderme se détache, la peau devient molle et flasque, et l'endroit malade devient très-douloureux; il s'y forme peu-à-peu une inflammation, la peau détachée sèche, l'humeur séreuse qui en découle se dessèche également et forme une croûte; ensuite la peau crève; en la pressant fortement, elle saigne, et l'animal malade manifeste des marques de douleur qu'on ne peut méconnaître.

L'humeur qui sort de la plaie est âcre et écumeuse, et fait coller la laine en pelote sur les parties du dos du mouton, qui environne la plaie.

Aussitôt que la peau a pris la couleur verdâtre, les moutons se frottent en marquant du plaisir, et, peu de jours après, les insectes dont j'ai parlé au § II, commencent à se montrer sur la peau, aux endroits décolorés, d'où continue à suinter une humeur acqueuse; les acares irritent ces endroits, tant que dure la température moyenne; l'humeur séreuse continue à fluer, se déssèche un peu plus tôt ou un peu plus tard, et il se forme des croûtes galeuses; la laine dont sont garnies les parties de la peau malade, pâlit et perd en partie son lustre naturel et son élasticité; peu-à-peu les acares se retirent des endroits desséchés, se portent plus loin, et propagent ainsi l'éruption. Lorsque ces insectes sont parvenus à leur grandeur naturelle, ce qui arrive promptement, quand la température est chaude et humide, ils s'accouplent; cet accouplement dure quelques jours (dix ou douze jours); après, on remarque, en examinant soigneusement la peau, des petits boutons, dont le siège est dans l'intérieur. La couleur de cette peau change bientôt après, devient d'un bleu verdâtre, et il sort une humeur séreuse; il naît de nouveaux acares, et tout se passe encore de la manière que je viens de décrire.

Il est généralement connu que la gale des moutons est contagieuse; et c'est au point que cela a passé en proverbe (celui qui a la gale la gratte, celui qui ne l'a pas l'attrape). La description suivante démontrera clairement comment cette communication a eu lieu.

Si l'on prend un ou plusieurs acares femelles fécondées, qu'on les pose sur un mouton parfaitement sain, et à l'extrémité d'un brin de laine, on observera d'abord que ces femelles se porteront sur une partie saine de la peau, où bientôt elles s'introduiront. L'endroit par où elles ont pénétré dans la peau est à peine visible, et ne se distingue que par un petit point rouge; une douzaine de jours après, on découvre avec le doigt une petite enflure sur la peau, qui change de couleur et prend une teinte verdâtre; il s'y établit une suppuration; peu de jours après, les petits sont éclos, et produisent le même désastre. Les changements de la peau, dont il a déjà été question, se répètent et se succèdent plusieurs fois. En ôtant avec soin tous les acares d'un mouton galeux, ce qui s'exécute facilement en employant un œil exercé à voir de près des objets très-petits, surtout si l'individu sur lequel on travaille, a été inoculé artificiellement, les changements que la peau a éprouvés disparaîtront successivement et sans employer aucun remède; le suintement de l'humeur cessera subitement, les croûtes tenant à la laine se détacheront facilement de la peau, et cette dernière n'étant que peu écaillée, reprendra bien vite sa couleur naturelle; la laine qui repousse ensuite se fait remarquer par son éclat, sa fermeté et son élasticité.

Il est donc évident que la communication de la gale des moutons n'a lieu que par un contact médiat ou immédiat des moutons sains avec des moutons galeux. Dans le premier cas, lorsque des moutons galeux sont couchés avec des sains, les acares passent des galeux aux sains. Ainsi qu'on le remarque chez les hommes, certains insectes, tels que les poux, les puces et les punaises, attaquent de préférence quelques individus; de même on remarque donc chez les moutons que les acares ne se portent que sur certaines bêtes; on ne sait si c'est par un instinct particulier ou faute de trouver mieux. Une espèce de secrétion particulière de la peau provoquerait-elle ce choix? Si le nombre de ces insectes se multiplie extraordinairement sur certains individus galeux, il arrive quelquefois que les moutons s'en débarrassent à force de ce gratter; alors, par cette opération naturelle, les acares se transportent sur des corps voisins; dans ce passage, ils rencontrent quelquefois des moutons sains, et si la peau de ceux-ci leur convient, ils s'y introduisent et se propagent comme il a été dit.

§ IV.

Suite de la maladie sous différentes conditions et sous les rapports extérieurs.

Nous disions que le temps humide favorisait en général la naissance de la gale sur les moutons; il en est de même de l'éruption individuelle qui se montre plus copieuse pendant un temps pluvieux; ainsi la gale fait dans le même temps des progrès plus rapides qu'elle n'aurait fait dans d'autres temps. La matière séreuse qui, pendant un temps sec, se convertit très-vite en croûtes par la dessication, reste en suppuration pendant un temps pluvieux : c'est de là que vient le mot de gale humide.

Une température froide ralentit les progrès de la maladie et rend les moutons attaqués plus tranquilles et plus calmes, ce qui laisse croire à un commencement de guérison, tandis qu'il n'en est rien au contraire. Le sexe des moutons ne présente pas de différences bien marquées dans la marche des symptômes, mais l'âge en offre quelquefois, car la gale se propage très-promptement parmi les agneaux.

Une température élevée ramène la maladie à l'état où elle se trouvait.

Quoique toutes les parties de la peau couverte de laine puissent fournir aux acares une retraite et se couvrir de gale, néanmoins, on remarque que certains endroits en sont particulièrement affectés, tels que la queue, les parties extérieures des cuisses, le long du dos et des flancs, les épaules, la partie antérieure du cou. Si les causes extérieures et organiques favorables à la gale coïncident, les acares se multiplient par milliers. Les endroits de la peau qu'ils ont quittés et qui se trouvent couverts de plus ou moins de croûtes, deviennent durs et ressemblent à du parchemin, en perdant presque toute leur souplesse naturelle. En frotttant cette peau, elle perd sa laine et prend une couleur brune, qui souvent passe en noir ; si les causes qui favorisent l'éruption de la gale, le temps humide, par exemple, n'y contribuent pas, les parties de de la peau, attaquées auparavant par les acares, et depuis délaissées par eux, se rétablissent promptement et reprennent leur état et leur couleur naturels.

Les croûtes écaillées se détachent successivement, et la nouvelle laine repousse ; la peau offre dès ce moment un nouveau gîte aux acares.

§ V.

Symptômes et connaissances sur la nature de la gale des moutons.

C'est M. Ch. Valz, vétérinaire, qui a le premier fait mention de la gale des moutons ; il s'exprime ainsi : « Soyez en garde contre la gale des moutons et celle des bêtes à cornes, elle provient de la faim ou de la pluie continue. » On trouve dans cette citation l'indication de la gale confirmée par tant d'observations, telle que nous l'avons supposée et mentionnée dans les paragraphes précédents, et qui a été depuis répétée par Chabert et tant d'autres auteurs, dans les instructions vétérinaires. Les animaux attaqués de la gale se mordent les endroits galeux ou se grattent avec la corne ou la pince, ou se frottent contre les arbres et les murs. En ouvrant la laine dans ces endroits, la peau a un aspect rude, il se montre une espèce d'éruption ; il est urgent alors de combattre sur-le-champ cette éruption, de peur qu'elle ne gagne tout le troupeau. Eviter autant que possible l'emploi des topiques, avant de reconnaître le siège de la maladie, et même lors de sa naissance, dans la crainte qu'elle ne se porte de la peau sur des parties internes, et n'y produisent une autre maladie, ce qui est très-rare, notamment chez le mouton.

§ VI.

Traitement de la Gale des Moutons. — Conditions relatives au traitement.

En parlant dans le paragraphe précédent de la nature de la gale, on a observé qu'après avoir détruit tous les acares qui se trouvent sur les moutons galeux, les symptômes cessaient. Ce moyen exige beaucoup de soins, et ne peut servir qu'à se procurer des connaissances exactes sur la maladie.

Tous les remèdes employés jusqu'alors ont été infructueux, surtout ceux que certains préjugés ou du charlatanisme nous ont fait employer. Pendant la belle saison, la maladie paraît diminuer ; de là naît l'espérance d'une guérison parfaite, et tous les soins sont abandonnés ; mais dans les cas contraire d'une saison peu favorable, ces remèdes ne remplissent qu'imparfaitement le but qu'on s'est proposé.

D'ailleurs, la plupart de ces remèdes ne permettent qu'une application partielle sur les endroits même qu'occupait le mal. Dans les premiers jours de leur existence, les endroits galeux échappent souvent aux yeux ; pendant ce temps, les femelles des acares s'introduisent de nouveau dans les parties saines de la peau, pour y déposer leurs œufs. Chez la plupart des brebis galeuses, il n'y a jamais qu'une partie des acares visible sur la peau, tandis que l'autre partie, consistant en femelles, se trouve avec leurs œufs cachés dans l'humeur qui en suinte. Pour éteindre cette progéniture, il faudrait un examen sérieux sur les moutons galeux ou ceux que l'on soupçonne de l'être, et détruire les acares qui se montrent; mais tous les remèdes employés jusqu'ici ne conviennent pas à cet usage.

§ VII.

Remède infaillible pour détruire les acares.

Parmi les remèdes pour détruire promptement les acares, cause essentielle et constante de la gale sur les moutons, l'huile empyreumatique animale s'est montrée, dans toutes les opérations de ce genre, constamment efficace. En touchant un acare bien vivant avec la pointe d'une épingle tempérée auparavant dans cette huile, l'acare éprouvera sur-le-champ des convulsions violentes qui seront immédiatement après suivies de mort. L'insecte mort se déssèche promptement, sans pouvoir jamais être rappelé à la vie. L'huile empyreumatique végétale, mêlée au goudron, produit presque le même effet, mais beaucoup plus lentement; en faisant tomber une goutte de cette huile sur un bouton de gale, ou pour parler plus exactement, sur un nid d'acares, soit éclos ou à éclore, le bouton touché s'enflammera sur-le-champ; il se couvrira bientôt d'écailles, d'entre lesquelles les acares morts seront expulsés. On voit que ces deux huiles agissent sur ces insectes comme un poison violent, et attaquent immédiatement l'organe de la sensibilité, effet qui pourrait facilement être constaté en répétant les mêmes expériences sur des corps organiques plus forts.

§ VIII.

Résultats des différentes manières d'appliquer ce remède.

Si l'on frotte une brebis galeuse nouvellement tondue avec l'huile empyreumatique pure, sur toutes les parties laineuses de la peau, il en résultera une inflammation considérable, mais peu alarmante, et qui disparaîtra au bout de quelques heures.

Mais en faisant un mélange d'une partie de cette huile avec trois parties égales d'huile de noix ou de chenevis, et en frottant avec ce mélange les endroits où se tiennent les acares, qui sont les parties galeuses, on parvient bientôt à tuer ceux qui se trouvent sur la superficie de la peau, mais non pas à détruire les nids prêts à éclore. L'application de ce remède, comme on peut le prouver par des expériences déjà faites, produit une irritation moindre sur l'organisation de l'animal, que si l'on avait employé l'huile empyreumatipue seule. Les moutons qui ont été fréquemment frottés avec ce mélange, ont été guéris complètement.

En humectant ou en lavant des moutons galeux avec une liqueur qui tient en dissolution de l'ammoniac, telle que l'urine de bœuf ou de vache, et en frottant les mêmes endroits avec l'huile empyreumatique animale, jusqu'à ce que toutes les parties de la peau couverte de laine aient contracté une teinte brune, on parviendra à détruire tous les acares, pourvu qu'ils ne se trouvent pas recouverts pas des croûtes épaisses ; ce qu'il faudra avoir soin de bien nettoyer, et on parviendra à les détruire, ainsi que leurs nids.

Dans un troupeau où il y a environ une centaine de moutons galeux, une seule friction est ordinairement suffisante pour en achever la guérison, si le pansement a été soigné ; dans le cas contraire, on fait une seconde friction, mais plus légère. L'emploi de cette méthode cause une légère irritation organique, qui dépend tant de la constitution des bêtes malades que de la dose de l'huile empyreumatique qui a été employée ; mais cette irritation n'a rien d'inquiétant, et même la plupart des cas sont imperceptibles et sans résultats fâcheux ; aussi toutes les bêtes traitées d'après cette méthode ne seront plus exposées à reprendre la gale spontanée, alors même qu'elles se trouveraient exposées à des circonstances qui la favorise, comme il a été prouvé par des observations et des expériences faites sur quelques milliers de moutons galeux; tandis que des troupeaux voisins, qui jusqu'alors avaient été exempts de la gale, exposés aux mêmes circonstances, en furent atteints.

§ IX.

Mélanges plus avantageux et ses proportions.

En faisant un mélange d'huile empyreumatique animale, avec de l'alcali pur, auquel on ajoute une quantité déterminée de goudron et une liqueur ammoniaque, on n'obtient à la vérité qu'une mixtion chimique qui, appliquée à la surface galeuse de la peau, détruit non-seulement les acares qui s'y trouvent, mais encore les œufs prêts à éclore placés sous l'épiderme. Ce mélange ne produit aucun effet nuisible ni sur l'organisation ni sur sa toison; on trouvera au contraire que la production de la laine augmentera.

D'après les expériences faites sur des milliers de moutons galeux, les proportions des ingrédients dont est composé ce remède, sont les suivantes :

> *Prenez*—1 kilogramme de chaux nouvellement cuite, versez dessus assez d'eau pour la réduire en bouillie, ajoutez 5 kilogrammes de potasse,

de l'urine de bœuf, autant qu'il en faudra pour faire un électuaire, 6 kilogrammes d'huile empyreumatique; délayez le tout avec plein un tonneau de vieille urine de bœuf, et autant d'eau commune. Faites dissoudre.

5 kilogrammes de sel de cuisine, et 2 kilogrammes de goudron.

Un pareil mélange suffit pour 500 brebis galeuses.

§ X.

Suite du traitement précédent.

Le nombre des moutons galeux, la durée de la maladie, ainsi que la longueur de la laine des moutons malades, déterminent la manière dont il faut appliquer ce remède.

S'il y a des malades dans le troupeau, il faut les en éloigner le plus promptement possible, rechercher les endroits chargés de croûtes, ramollir ces croûtes au moyen de la liqueur prépaparée à cet effet, chose extrêmement facile, et en humecter ensuite toutes les parties laineuses d'une manière uniforme. Si la laine est déjà longue, et que ce ne soit point l'époque de la tonte, ou que le propriétaire ne fasse point ce sacrifice, il sera de toute nécessité de passer la liqueur à travers une toile, pour éloigner toutes les parties qui pourraient tacher la laine.

Si la laine a été récemment coupée, ou si elle n'est pas assez longue, il est inutile de faire passer le mélange à travers une toile, parce que le savon de goudron, qui se trouve amalgamé avec la chaux et l'huile empyreumatique, se trouverait séparé du reste, et rendrait par conséquent l'effet du remède moins prompt.

Il faut que les moutons en traitement soient tenus pendant quinze jours au moins à l'abri des pluies.

Trois lotions suffiront pour en effectuer la cure et détruire les acares qui se trouvent dans la peau ; ces lotions se feront à huit jours d'intervalle ; si on ne peut empêcher l'influence de la température, on les répétera quatre ou cinq fois après les intervalles nécessaires ; ceci dépend de la durée de la pluie et des circonstances particulières.

Lorsque les moutons se trouvent, après l'opération, exposés à l'influence de la pluie, la lotion filtrée se détache facilement de la peau et de la laine, et ne laisse qu'une teinte brunâtre sur les parties qui ont été humectées. En se servant d'une lotion filtrée, on n'a pas besoin de l'employer si souvent. Lorsqu'il y a un grand nombre de moutons galeux ou suspectés de l'être, on prépare une certaine quantité de ce mélange, sans y mettre d'eau, afin que, sur un troupeau composé de moutons de différentes grandeurs, on en puisse compter deux livres avec l'eau pour chaque bête.

§ XI.

Manière d'appliquer le remède.

On aura soin de se procurer deux baquets assez grands pour tremper et retourner facile- le mouton ; on tiendra prêt de la liqueur suivant le nombre de moutons que l'on aura a opérer; on remplira un des baquets de cette liqueur ; alors, deux hommes saisissent le mouton, l'un par la tête et les pieds de devant, l'autre par les pieds de derrière, et le plongent par le dos, tourné un peu de côté, dans la liqueur que con- tient l'un des baquets, pour que toutes les par_ ties de la peau couvertes de laine soient bien humectées; on le retire ensuite pour faire écou- ler la plus grande partie de la liqueur adhérente; puis on le transporte dans l'autre baquet vide qui doit être placé à la portée des hommes; et on pétrit la laine avec les mains pour en faire sortir toute la liqueur qu'elle contient. Cette ma- nipulation sert en même temps à rapprocher la liqueur de la peau, et à la rendre plus efficace, surtout si en même temps on cherche à ouvrir les croûtes qui se sont formées dans la laine.

Pour éviter que les mains des ouvriers ne soient endommagées par la liqueur alcaline, il est nécessaire de leur faire laver de temps à autre dans de l'eau fraîche.

Pour savoir si la liqueur a été préparée avec les soins convenables, et si les bergers ont l'intelligence nécessaire, il sera bon de traiter d'abord quelques moutons, les plus galeux, de les faire sécher dans un endroit séparé, et de bien examiner si les parties de la peau, précédemment en suppuration, se trouvent bien desséchées et les acares détruits; dans le cas contraire, il faut diminuer la quantité d'eau, en n'y versant que la dose de liqueur nécessaire, délayée dans l'urine de bœuf.

Les moutons qui auraient été traités de cette manière et par cette méthode, seront placés, ou dans une bergerie un peu spacieuse, ou dans un endroit ombragé, pour que la dessication se fasse insensiblement; il est absolument nécessaire de les mettre à l'abri de la pluie. La répétition de la lotion dépend en partie de ces soins et de la quantité de croûtes dont sont chargés les moutons galeux et en partie de l'influence atmosphérique à laquelle ils se trouvent exposés; une ou deux immersions en huit jours d'intervalle suffisent pour obtenir une guérison complète.

Dans les cas où la gale serait par trop invétérée, et qu'il deviendrait nécessaire de faire une troisième immersion, il ne faudrait la faire que huit jours après. On obtiendra par ce traitement une guérison sûre et complète des galeux. On ne saurait trop répéter qu'il faut, autant que possible, séparer les moutons galeux d'avec les sains, et observer si parmi ces derniers il n'y en avait pas qui parussent suspects.

Tous les moutons qui ont été traités par l'im-

mersion, même les plus délicats, les agneaux nouvellement nés, pourvu qu'ils soient d'une bonne
santé et de bonne structure, n'éprouvent aucun
mauvai effet de ce traitement; on les voit au
contraire, dès qu'ils sont secs, très-vifs et avides
de manger, et quelques semaines après, ils prennent un embonpoint qui étonne les connaisseurs.

La couleur brunâtre que contracte la laine se
perd au bout de huit à quinze jours, surtout si
les moutons sont à l'air et que la laine, lors du
traitement, ne soit pas longue de plusieurs centimètres. Il serait à propos, lors de la tonte des
moutons, de oindre de goudron toutes les coupures et piqûres que le tondeur peut leur faire
pendant cette opération; ou une décoction de lu-
pins, pour en laver les parties du corps du
mouton atteint de la gale.

Dans le cas où on manquerait d'huile empyreumatique animale, on pourrait la remplacer
par la pétrole noire, alors il faudrait en augmenter la dose de moitié; on peut, dans ce cas, supprimer le goudron, ce qui rendrait le remède un
peu moins coûteux.

Nous proposons un autre remède aussi efficace que le précédent et moins coûteux; si on n'a
pas un grand nombre de moutons galeux, seulement le dixième, et il sera beaucoup plus facile
de l'employer.

Onguent pour la gale des moutons.

Prenez— Huile de cade,
Lie d'huile, de noix ou autre,
Fleur de soufre,
Sulfate de fer,
Bon vinaigre, 120 grammes de chaque.

Mélangez ces ingrédients jusqu'à consistance d'onguent ; si ce mélange est trop clair, ajoutez-y moitié de soufre et moitié de farine, pour le rendre plus épais ; nettoyez bien la partie malade, et frictionnez avec l'onguent jusqu'à parfaite guérison.

Le beau troupeau de Rambouillet fut guéri de cette maladie par les remèdes précédents. Il faut, dans tous les cas, mettre dans les bergeries malades une ou plusieurs tinettes pleines d'eau, et ajouter par chaque seau d'eau (15 litres environ) une poignée de sel de cuisine et trente grammes de fleurs de soufre, et avoir soin de remuer souvent cette eau.

Ces remèdes ne sont pas susceptibles d'être appliqués en grand, mais bien partiellement. Lorsqu'on n'a qu'un petit nombre de moutons galeux, dans le cas où une grande partie du troupeau en serait attaquée, il faut avoir recours au remède indiqué à la page 390.

Observations.

Les cultivateurs et les propriétaires de troupeaux ont employé jusqu'alors divers remèdes, dans lesquels ils font entrer une certaine quantité de tabac infusé avec d'autres ingrédients; remède de quelques bergers, qui n'ont jamais eu de résultats satisfaisants et qui n'ont pu, par ces sortes de remèdes, en arrêter la communication qui ravage en peu de temps le plus beau troupeau. Tout ce qu'ils ont employé jusqu'alors n'a pas détruit les acares, qui sont la seule cause de cette maladie. Ces animaux se trouvent sous l'épiderme de la peau, y creusent des galeries, et occasionnent par là un prurit très-incommode. Les parties du corps où la peau est la plus fine, sont celles où ils se multiplient de préférence. Lorsque l'humeur aqueuse que contient une des pustules est désséchée par le moyen du remède page 390, et enlevée d'une manière quelconque, l'acare qui s'y trouve meurt indubitablement.

Ces essais, qui ont été répétés plusieurs fois et dans différentes contrées des départements de la France, ne laissent aucuns doutes sur la nature de la gale des moutons et de ses effets; j'engage donc les cultivateurs à employer ces remèdes, et à s'occuper avec soin d'arrêter les progrès de cette pernicieuse maladie.

Depuis deux ans, on emploie, pour combattre cette maladie, les remèdes indiqués ci-dessus, et dont les résultats ont été heureux, et qui ne peuvent être que d'un état majeur pour tous les pays ou l'on s'occupe de l'éducation des bêtes à laine.

CHAPITRE IV.

§ I.

Du Piétin.

Cette maladie, connue sous le nom de *Pésogne*, vulgairement appelée *Piétin*, et improprement *Fourchet*, fait de grands ravages dans les troupeaux. On a essayé de la combattre, mais on n'a jamais pu obtenir un succès désirable; c'est donc rendre un véritable service à l'agriculture, que de lui faire connaître d'une manière incontestable la véritable cause de cette maladie, qui ne doit son existence qu'à quelques animaux microscopiques, ainsi que les remèdes et les traitements efficaces à y apposer.

Après des recherches multipliées et une grande persévérence, on a découvert la véritable cause de ce mal, et on est parvenu à la combattre avec succès. Ces résultats constatés par plusieurs cultivateurs habiles ne laissent plus aucun doute sur son efficacité.

C'est donc rendre un véritable service que de publier les résultats obtenus pour la guérison radicale de cette maladie, et les remèdes aussi simples qu'infaillibles employés dans ces sortes d'opérations, au moment surtout où cette maladie exerce ses ravages dans les meilleurs troupeaux de nos cultivateurs.

§ II.

Description de la maladie.

Il se forme dans la partie malade du pied une tumeur qui dégénère en un abcès à l'un des deux côtés de la fourchette du pied. Dans cet abcès existe l'insecte dont nous avons parlé, qui est imperceptible à l'œil, mais vu au microscope, il paraît de la grosseur d'une féverolle.

Si l'abcès qui se forme n'est point traité, il gagne l'intérieur du pied, et en peu de temps carie les os, non-seulement du pied, mais encore ceux de la jambe, et finit par causer la mort du mouton. Avant d'avoir trouvé les moyens curatifs, la perte était considérable; on imagina l'emploi des plus violents caustiques, et on parvint seulement à empêcher la maladie de se propager, mais non à la guérir. Ce traitement était pénible et douloureux par l'emploi du vitriol et du vert-de-gris, opération souvent peu raisonnée que les bergers font sur les bêtes atteintes de ce mal. Pour empêcher ces remèdes, il fallait tailler la corne au vif, mettre les chairs et l'abcès à découvert; il en résultait une plaie profonde que les caustiques brûlaient; la bête boîtait longtemps, non du mal même, mais de la plaie et de ses conséquences.

Ce traitement donne une fièvre violente au malade, et fait souvent perdre le lait aux brebis soumises à ce traitement, au moment de l'agnelage, et on a vu les agneaux périr près de leur mère privée de lait. L'invasion du piétin est un véritable désastre dans tous les troupeaux qu'il attaque.

Pour faire périr l'insecte sans tailler le pied du mouton et sans lui causer ni plaie ni fièvre, il faut bien nettoyer le pied boîteux, puis, quand il est nécessaire, on aminci légèrement la corne avec un canif, mais sans toutefois aller jusqu'au vif ni mettre les chairs ni l'abcès à découvert, et en évitant de couper le bout du sabot.

Pour faciliter l'usage de ce moyen aux bergers les moins habiles, je vais, en employant les noms vulgaires, donner la formule et la manière d'employer le médicament dont l'efficacité est infaillible.

Prenez une fiole ou un flacon d'eau forte pure, fermez avec un bouchon de cire pour éviter l'évaporation; fichez au-dessus de ce bouchon une plume bien barbue, les barbes restant en l'air et non plongées dans l'eau forte.

Aussitôt qu'une bête boite, retournez-la sur le dos, examinez le pied qui la fait boîter, nettoyez-le soigneusement avec un instrument tranchant; si ce nettoyage ne vous fait pas voir suffisamment la place blanche qui indique le lieu de l'abcès, parez le pied assez légèrement et amincissez la corne assez pour reconnaître la place blanche que l'usage d'ailleurs fait découvrir très-vite.

Sitôt que vous l'apercevez, débouchez le flacon d'eau forte, puis, sans quitter le bouchon, retournez-le, plongez les barbes de la plume dans l'eau forte, jusqu'à ce qu'elles soient bien imbibées, laissez-les égouter dans la fiole, afin que les gouttes ne causent pas d'accident, et passez les barbes de la plume ainsi imbibées sur la place blanche, une ou deux fois, d'un sens et de l'autre; il s'élèvera une légère fumée, et l'eau forte aura suffisamment pénétré.

Rebouchez la fiole promptement, remettez la bête sur ses pieds et laissez-la aller.

Si, ce qui est très-rare, la bête boitait encore le lendemain, recommencez la même opération, en cherchant avec plus de soin la véritable place blanche, indication du lieu de l'abcès.

On peut encore employer ce remède comme souverain. Prenez chlorure d'oxide de sodium, un demi-litre; versez-en dans un vase quelconque, de manière à bien tremper un petit paquet d'étoupes que vous metterez dans la fourchette du pied du mouton; enveloppez-le d'une petite bande de toile; recommencez le pansement deux fois; ensuite, pendant huit jours, lavez seulement avec du chlorure mêlé avec cinq parties égales d'eau; faire enlever le fumier des bergeries et laver les râteliers avec de l'eau chlorurée au dixième, et les arroser.

Cette maladie se déclare dans les troupeaux, à la suite des étés humides, ou dans les pays dont le parcours est marécageux.

19

CHAPITRE V.

§ Ier.

Du Chancre contagieux.

Le chancre n'est pas positivement dangereux, mais il cause beaucoup de souffrance au mouton et amène le dépérissement et souvent la mort, si de prompts remèdes ne viennent en arrêter le cours.

§ II.

Description de la Maladie.

L'invasion du chancre a lieu chez le plus grand nombre des animaux, sur la gencive inférieure, en dehors des dents ; de là elle gagne promptement la gencive supérieure, et plus souvent sur le devant de la bouche que sur les côtés ; quand l'invasion est plus forte, elle s'étend sur tout le palais et même extérieurement sur le museau et sur les lèvres.

Ce chancre commence par une tumeur qui se gonfle promptement et dont le sommet présente une violente inflammation et une excessive rougeur. En moins de vingt-quatre heures, cette tumeur s'élargit, creuse intérieurement, s'ouvre et présente une plaie purulente et profonde qui s'étend avec rapidité ; les dents se déchaussent des deux côtés, et leurs alvéoles se corrodent, ce qui cause de grands ravages. On a vu des exemples que des agneaux ont perdu toutes leurs dents par suite de la gangrène causée par cette cruelle maladie.

Le chancre est assurément contagieux, et personne ne peut le contredire ; les moyens curatifs généralement indiqués et ceux employés jusqu'à présent n'ont pu empêcher sa rapide contagion. On s'est borné jusqu'ici à de simples lotions acidulées anti-putrides, telles que du vinaigre avec du lait, de l'acide sulfurique étendu d'eau. Ces moyens, nous les recommandons aux bergers et aux propriétaires, lorsque les moutons sont attaqués d'une inflammation des lèvres ou de la bouche, et si à cette maladie succèdent des aphtes très-nombreux et très-douloureux ; mais nous interdisons ces sortes de lotions dans la maladie des chancres, car ils ne sont d'aucune efficacité et laissent au mal le temps de faire des progrès. Voici un remède aussi simple qu'efficace que nous conseillons à tous les cultivateurs et éleveurs de bestiaux. A ceux qui l'emploieront, nous garantissons une parfaite guérison en vingt-quatre heures.

Prenez une fiole d'eau forte du commerce (la même que pour la maladie du piétain), passez bien légèrement sur la partie malade un plumasseau imbibé de cette eau, en ayant soin de le laisser bien égouter et de ne pas en laisser introduire dans la bouche du malade, afin qu'il n'arrive pas d'accident.

Cette opération sera précédée du nettoyage des lèvres affectées du chancre, avec un petit instrument propre à cet usage; on étanchera le sang avec des étoupes ou un linge, puis on cautérisera légèrement la plaie avec le plumasseau humecté d'eau forte.

Au bout de vingt-quatre heures, la plaie sera saine, d'une belle couleur, sans matières purulentes, qui se guérit avec la rapidité propre aux plaies faites par les caustiques.

Ce qu'il y a d'excessivement remarquable, c'est que ce remède, en guérissant subitement les malades, tue instantanément la maladie.

Les animaux étant promptement traités, la contagion en sera arrêtée et détruite complètement, et aucun mouton n'en sera attaqué par la suite.

Le pansement est le même que pour le piétain et exige les mêmes précautions.

CHAPITRE VI.

§ I.

Du Claveau sur les Moutons.

Le claveau est une maladie fort dangereuse, surtout lorsqu'elle se propage sur un troupeau. Cette maladie qui est une véritable petite vérole, se déclare par une irruption de petits clous, dont les animaux sont couverts, et qui, peu de temps après, amènent la mort. Quand on voit quelques bêtes attaquées de cette maladie, il faut les séparer, parce qu'elles communiqueraient ce mal à celles qui n'en sont point atteintes, attendu que la contagion en est facile. Il arrive souvent que des bergers peu connaisseurs sur les symptômes de cette maladie, la confondent avec une espèce de toux qui affecte les brebis; mais ils se trompent gravement, et cela provient, on le conçoit, de ce qu'ils manquent de connaissances qui puissent les guider sûrement pour distinguer telle ou telle maladie, et il arrive souvent qu'ils donnent des remèdes qui sont tout-à-fait contraire aux malades. Aussi un propriétaire intelligent ne doit-il s'en rapporter qu'à lui seul dans les soins à faire administrer en cas de maladie.

Lorsque le claveau se manifeste par des boutons d'un pourpre foncé, il est presque toujours mortel; quoique cependant on puisse employer quelques remèdes. Il y a des clous plus dangegeureux les uns que les autres; ceux qui contiennent un ver dans leur cavité, le sont beaucoup plus; il faut alors, pour guérir le bétail, faire très-adroitement une incision tout autour de ce bouton, et prendre bien garde de ne point piquer le ver qui se trouve dessous; car, lorsqu'on l'a blessé, il jette un venin et une odeur si maligne, qu'elle infecte tout ce ce qui est ulcéré et met la bête en danger de mort. Quand les clous sont bien incisés, on met dans les plaies du suif fondu le plus chaudement possible.

§ 11.

De l'inoculation du Claveau.

Il n'est pas d'autres remèdes à ce mal dange-reux, dont la contagion fait périr des troupeaux entiers, que l'inoculation du virus claveleux. Dès que cette maladie se manifeste, il faut s'empresser de recourir à un homme de l'art, pour faire cette opération.

Le virus s'inocule par des piqûres à la face interne des cuisses ou de la jambe de devant. Les habiles cultivateurs et les membres les plus savants des sociétés d'agriculture, pratiquent et conseillent ce moyen, qui est le résultat d'une longue expérience.

Remède et traitement.

Prenez— Baume d'asphalte, faites-en avaler une cuillerée à chaque malade, et vous leur en frictionnerez fortement la tête.

Donnez, au commencement de la maladie, 32 grammes de fleur de soufre mêlé avec moitié d'avoine et moitié de son (un litre de chaque environ) pour nourriture première ; donnez ensuite du foin ou du sainfoin à discrétion.

Pour boisson unique, on fera dissoudre une poignée de sel de cuisine, ou salpêtre, dans l'eau.

On peut avec succès se servir des remèdes dont nous avons déjà parlé au paragraphe sur la maladie pestitentielle des bestiaux en général.

CHAPITRE VII.

De la Morve.

La morve est la maladie la plus dangereuse de toutes celles qui affectent les bêtes à laine. La grande quantité d'humeur visqueuse, blanche ou rousse qui vient des poumons gâtés, et qui se décharge presque toujours et continuellement par les naseaux, en est la seule cause. On ne doit nullement en arrêter le cours, mais on aura soin de mettre les moutons malades dans une bergerie particulière, aussitôt que l'on s'apercevra qu'il y en aura de morveux ; car ils empoisonneraient tout le troupeau, et l'abondance des humeurs qui découlent de leurs naseaux, pourrait les suffoquer en deux jours.

Remède et traitement sur la gale des Moutons.

Prenez, pour chaque mouton, gros comme une noix de soufre en bâton, que vous ferez fondre dans un vase de fer ; le soufre étant fondu, vous le jetez tout bouillant dans un demi-litre d'eau, puis vous le retirez et vous recommencez l'opération une seconde fois, avec la même eau, que que vous ferez boire au mouton morveux.

Prenez ensuite quelques brins de *sarviette* ou *pouliot* sauvage, que vous enveloppez d'un peu de laine, puis introduisez-les dans les narines et tournez jusqu'à ce qu'il éternue; plus on le fait éternuer, plus la mauvaise humeur se dissipe.

On leur fait prendre aussi une cuillerée d'eau-de-vie avec du mithridate. Si dans les trois jours qui suivent l'opération, il ne guérit pas, c'est une preuve certaine que la morve est formée et qu'il n'y a plus de guérison; il faut alors tuer l'animal, de peur qu'il ne communique la maladie aux autres.

CHAPITRE VIII.

Maladies des Agneaux.

Les jeunes agneaux sont sujets à des maladies particulières, qui, heureusement, sont en petit nombre; pour peu qu'ils soient malades, ils sont dégoûtés et ne tétent plus.

Les principales maladies qui les affectent sont: 1° le mal de genoux; 2° le mal de nombril (ou vulgairement appelé boudaine); 3° la diarrhée; 4° le chancre. Toutes ces maladies sont fort dangereuses, excepté la dernière, dont nous avons parlé à l'article du chancre contagieux des moutons.

Nous nous abstiendrons de donner dans ce chapitre aucun détail concernant la maladie du chancre, attendu que les remèdes et les traitements sont les mêmes pour les moutons que pour les agneaux.

Le mal de genoux leur vient dans les premiers mois de leur naissance, et provient du froid ou de ce qu'on les aura fait sortir dans une saison ou les jours sont trop rigoureux; il leur survient aux genoux une enflure qui ne se dissipe que très-lentement, il se forme intérieurement un abcès qui ne peut se faire aucune issue.

Les parties cartagineuses des jointures des genoux sont remplies d'une humeur aqueuse, d'une couleur jaunâtre et quelquefois verdâtre; l'animal meurt si on n'y porte point remède.

Il faut dès qu'on s'en aperçoit, fomenter la partie malade avec une décoction de fleur de sureau et de mauve, puis appliquer un petit cataplasme de farine de graine de lin, fait avec l'eau de fleur de sureau, jusqu'à guérison, et fortifier les tendons cartilagineux avec du vin bouilli.

Le mal de nombril provient de plusieurs causes: la première, c'est lorsque l'agneau vient au monde la nuit, près des portes des bergeries où les moutons respirent l'air froid, dans les fortes gelées, n'ayant pas la force de marcher dans les bergeries; le cordon ombilical se trouve saisi de froid et quelquefois gelé; alors il se forme une tumeur intérieurement qui attaque la panse, gangrène les intestins, et la mort s'ensuit.

La deuxième cause, non moins dangereuse que la première, est bien différente, elle provient de ce que la mère, après avoir mis bas, cherche à lécher son petit pour le fortifier; en le léchant elle prend le cordon, qu'elle mâche en tiraillant, ce qui cause une inflammation à la partie intérieure du ventre, où est attaché ce cordon; de là survient une tumeur qui ne se dissipe que par les remèdes employés pour la maladie du genou. Jusqu'à parfaite guérison, on oindra le ventre de saindoux avant d'appliquer le cataplasme.

La diarrhée provient d'un lait âcre, échauffé et de peu de nutricité, ce qui arrive aux brebis en mauvais état, ou sortant de quelques maladies, ou de ce qu'on leur donne une nourriture malsaine ou trop échauffante, il faut se hâter d'y porter remède; car il arriverait de là que l'on serait susceptible de perdre une partie de ses agneaux.

Pour remédier à ce mal, il faut donner plusieurs lavements tièdes faits avec gros comme une petite noisette d'amidon, dans de l'eau de froment, que vous laisserez crever. Ce lavement doit être donné avec une petite seringue.

FIN.

PETIT DICTIONNAIRE

PLANTES ET AUTRES SUBSTANCES

EMPLOYÉES

DANS LA COMPOSITION DES MÉDICAMENTS

DU

VÉTÉRINAIRE DOMESTIQUE.

CINQUIÈME PARTIE.

A

ALOÈS. — Plante qui vient en Arabie, et en d'autres endroits de l'Asie, dont on tire un suc fort amer, et dont on se sert dans la médecine.

Il y en a de quatre espèces : l'*Aloès succotin*, parce qu'il vient de l'île *Socotera* ; il est le plus estimé. Le suc épaissi de cette plante doit être très-pur, friable, léger, d'une couleur jaune ; son odeur est légèrement aromatisée.

L'*Aloès hépathique* est moins beau que le premier, auquel on le substitue ; il nous vient d'Amérique ; sa couleur approche de celle du foie des animaux, d'où elle a pris son nom.

L'*Aloès coballin* est la troisième espèce, et n'est communément employé que pour les maladies des animaux.

La quatrième espèce est l'*Aloès cobbosse* ou des *Barbades*. Lorsqu'il est nouveau, il ressemble à l'aloès cobalin ; en vieillissant, il devient phépotique, et lorsqu'il est cassant, il passe pour l'*Aloès* succotin.

Propriété : Toute la plante est d'une amertume excessive ; le suc des feuilles est stomachique, vermifuge, hémorroïdal, purgatif, extérieurement très-délectif et balsamique.

Usages. L'aloès est un suc gomme-résineux, en partie soluble dans l'eau et dans l'esprit de vin. Quoique sa partie gommeuse purge plus que sa partie résineuse, il ne faut point en général les séparer l'une de l'autre.

Absinthe. — Plante végétale qui est trés-amère, odorante, antiseptique, vermifuge, fébrifuge, stomachique, anti-émétique. Cette plante réveille fortement les forces vitales et musculaires, ranime l'appétit, détruit ou diminué par des humeurs pituitaires.

Acacia. — Arbre de haute tige, d'un bois tendre et moelleux. Ses fleurs sont émollientes, aromatiques, anti-histérique, etc. Sa racine ne diffère en rien de celle des réglisses.

Acanthe. — Plante qu'on nomme *Brancursine*, à cause de la ressemblance de ses feuilles avec la patte d'un ours, qui sont larges et hautes; elle est commune en Italie et en Provence, est remplie d'un suc gluant et mucilagineux; elle est émolliente.

Acorus. — Plante d'Asie, dont la tige à une odeur douce et agréable lorsqu'on la frotte; elle est d'un goût amer mêlé d'acrimonie; elle est stomachique et diurétique.

Aconit-Anthora. — Plante qui croît dans les Pyrénées et dans les Alpes, et dont les racines ont un goût amer et âcre; les feuilles sont seulement amères. Les racines sont diaphoréthiques, stomachiques, etc.

On emploie la racine, depuis un scrupule jusqu'à 5 grammes pour l'homme, et jusqu'à la dose de 31 grammes pour les animaux. Quelques auteurs ont regardé cette plante comme un remède efficace contre la morsure des animaux vénimeux.

Agaric blanc. — Plante de la nature du champignon qui s'attache aux arbres. C'est un purgatif assez doux : cependant il produit quelquefois des coliques légères.

Aigremoine. — La racine de cette plante à une saveur astringente; les feuilles sont âcres et astringentes. Les fleurs ont une odeur douce; la plante est astringente, vulnéraire, détersive; elle se donne en décoction pour les animaux, à la dose de deux poignées dans un litre d'eau.

Ail. — Plante bulbeuse dont l'emploi en médecine vétérinaire se donne à la dose de 31 grammes mêlé avec un demilitre de vin.

Cette plante s'emploie avec avantage pour les morsures d'animaux vénimeux, soit pour l'homme ou pour les animaux.

Alcée. — Cette plante peut servir à défaut de la *mauve* ou de la guimauve ; les fleurs sont utiles dans la toux et dans l'asthme convulsif.

Elle est aussi utile pour les animaux que pour l'homme ; il importe peu de choisir les fleurs ; la décoction des feuilles, des fleurs et des tiges leur suffit. Dans toutes leurs maladies inflamatoires, elle est très-utile, surtout en unissant sa décoction à de l'eau blanche, ou bien en y ajoutant un peu de sel de nître. Son usage en cataplasme est fréquent.

Ambroisie ou thé du Mexique. — Cette plante originaire du Mexique, et naturalisée en Portugal, se sème d'elle-même lorsqu'on en a cultivé un pied. On emploie l'herbe en décoction, et ses sommités fleuries en infusions.

Ammé. — Plante embellifère et aromatique.

Ammoniac. — Sel formé par l'union du sel marin et de l'alcali-volatif, tiré de l'urine et des excréments des animaux.

Anet. — Plante dont on se sert quelquefois pour cataplasmes et fomentations résolutives pour dissoudre les tumeurs.

Angélique. — Toutes les parties de cette plante ont un goût aromatique un peu âcre et amer ; son odeur est agréable. Cette plante est cordiale, stomachique, vulnéraire et anti-vermineuse. La décoction de la racine, réduite en poudre, se donne à la dose de 160 grammes, dont un litre de vin blanc.

Anis. — Cette plante est fort connue en médecine. Sa semence est réputée curminative, stomachique et apéritive. Son usage pour les animaux est à la dose de 33 grammes, infusée dans 500 grammes d'eau-de-vie.

Antimoine. — Minéral d'un emploi fréquent dans l'art vétérinaire ; il est d'une couleur métallique, brillante et plombée ; il est essentiellement purgatif.

Argentine. — Plante qui croît sur les bords des rivières, des fontaines et terrains humides.

Toute la plante a un goût d'herbe un peu salé ; elle est vulnéraire, astrigante et déssicotive. Le suc de cette plante se donne aux animaux à la dose de 500 grammes. La semence en poudre à celle de 10 grammes.

Armoise ou Herbe de St-Jean. — Plante qui croît dans les terrains incultes ; sa racine est douce et aromatique, la plante amère ; elle est apéritive, stimulante ; elle est vulnéraire et détersive.

Aroche. — Plante originaire de Tartarie, cultivée communément dans nos jardins ; l'herbe a un goût insipide ; elle est délayante et rafraichissante. Appliquée sur les tumeurs hémoroïdes, externes, en diminue la douleur.

Arrête-Boeuf ou Bugrande. — Cette plante croît dans les terrains incultes et sablonneux ; sa racine a une saveur désagréable ; elle est regardée comme apéritive et dieurétique. Sa racine se donné en infusion à la dose de 30 à 60 grammes sur 500 grammes d'eau.

Arsenic — Substance demi-métallique, posante et volatil ; son usage en est proscrit par les lois.

Assa-Fætida. — Substance ou suc gomme-résineux, extrait d'une plante qui croît en Perse, dont la saveur est âcre et amère, et l'odeur très-puante. Son usage est très-fréquent dans l'art vétérinaire.

B

Barbe de Bouc. — Plante qui croît dans les prés ; sa racine est douce, apéritive, pectorale et stomachique. Cette plante pilée est utile contre les morsures et piqûres des animaux domestiques, et contre le poison.

Basilic. — Plante des Indes, originaire d'Asie ; son odeur est aromatique, son goût âcre et amer ; elle est stomachique, sternitatoire, etc., etc.

Beccabunga ou Veronique. — Cette plante croît dans les fossés remplis d'eau vive ; l'herbe est sans odeur ; mais insipide au goût. Elle est détersive, dieurétique, anti-scorbutique et vulnéraire.

BEC DE GRUE ORDINAIRE. — Cette plante croît dans les lieux incultes ; elle est vulnéraire et astrigante. On l'emploie avec efficacité dans les hémorragies.

BELLADONE OU BELLE-DAME. — Plante fort nuisible qui croît sur les bords des bois. Les feuilles fraiches, pilées et appliquées, sont résolutives pour les cancers, mais son suc est un poison mortel : nous conseillons de la détruire.

BISTORTE. — Cette plante croit dans les montagnes, les prés fort élevés ; elle est vulnéraire et astrigente. Sa saveur est âpre et austère. La dose pour les animaux est de 132 grammes infusé dans 250 grammes d'eau.

C

CABARET OU OREILLE D'HOMME. — Cette plante croit sur les montagnes très-élevécs ; elle est aromatique et âcre ; elle s'emploie dans le farcin. Une petite poignée de feuilles infusée dans un litre de vin blanc est un remède souverain.

CAMPHRE. — Substance qu'on retire d'une espèce de laurier qui croit en Chine. Il est léger, blanc et transparent, d'une odeur aromatique. Son usage est fréquent dans la médecine vétérinaire.

CAMOMILLE ROMAINE. — Plante d'Italie. Elle est amère et aromatique, au goût agréable à l'odorat ; elle est résolutive, fébrifuge, stomachique et vermifuge ; elle est bonne en petite quantité dans le fourrage des animaux ou en infusion aprés des épizooties putrides.

CANTHARIDES. — Insectes vénimeux, qui se trouvent ordinairement vers le mois de juin sur les fresnes, les troënes, etc., et y répandent une odeur désagréable. C'est alors qu'on les prend ; on les met sur un tamis de crin que l'on expose à la vapeur du vinaigre pour les faire mourir ; puis on les fait immédiatement sécher au soleil, et ensuite on les renferme dans un vase bien bouché.

Çarvie. — Plante qui croît dans les pays froids. La racine a un goût âcre, aromatique, ainsi que la semence; la fleur est blanche, tirant un peu sur le jaune.

Coqueret. — On trouve cette plante dans les vignes, et les lieux ombragés. Elle est vivace. Son fruit est acide et amere. Ses baies se donnent fraiches aux animaux, à la dose de 125 grammes; déssechées et pulvérisées, à la dose de 15 à 30 grammes, dont un litre d'eau.

Chardon-Bénit. — Cette place, qui est très-connue, a un goût amer prononcé. Les fleurs et la semence sont toniques et sudorifiques, fébrifuges et apéritives. Elles augmentent sensiblement la secrétion et l'excrétion des urines. Cueillie en été, elle est vulnéraire et anti-ulcéreuse.

On donne la plante en décoction à la dose de deux poignées avec un litre d'eau.

Chardon-Hemoraïdale ou Chardon des Vignes. — Cette plante se trouve en abondance dans les champs et dans les vignes. Elle est apéritive, résolutive et anti-hémoraïdale, d'où elle tire son nom : on s'en sert en décoction.

Chélidoine ou l'Eclaire. — Cette plante, qui se trouve ordinairement dans les terrains incultes et sur les vieux murs, est amère. La racine est résolutive, apérétive, purgative et fébrifuge.

On donne aux animaux la poudre de la racine à la dose de 15 grammes, ou bien infusée dans du vinaigre à la dose de 30 grammes sur 250 grammes de vinaigre.

Cigue. (grande) — Plante qui croît communément dans nos jardins, et qui est prise souvent pour du persil. Cette plante est nauseuse par sa saveur et par son odeur, plus elle approche de sa maturité, plus l'une et l'autre augmentent. Celle qui croît dans les pays chauds est beaucoup plus active que celle qui végète dans les pays froids. C'est un vrai poison qui porte son action sur l'estomac; il l'enflamme et le cautérise. Aussitôt qu'on commence à s'apercevoir des premiers effets de la ciguë, il faut se hâter de débarrasser les premières voies par l'émétique ou par l'usage abondant de l'eau chaude.

Ciguë aquatique. — Cette plante est beaucoup plus vénéneuse que la précédente, à laquelle on peut la substituer avec beaucoup de prudence. Son contre-poison est l'émétique, l'eau, le lait, etc.

Ciguë. (petite) — Elle croit dans les jardins, où elle se mêle souvent avec les herbages. Il est facile de la distinguer du persil et du cerfeuil par sa saveur, semblable à celle de l'ail, quoique moins forte ; elle est nauseuse, résolutive, calmante intérieurement. C'est un caustique très-dangereux à l'intérieur. Elle est moins vénéneuse que les deux précédentes ; mais elle l'est encore beaucoup. Il faut préférer pour remède la grande ciguë. On a décrit les deux autres espèces afin de prévenir les accidents funestes qu'elles occasionnent.

Colchique ou Tue-Chien. — Cette plante qui croît au milieu des prairies, est vivace, a une odenr forte et piquante ; celle de la racine est un peu aromatique. Sa saveur est très-âcre acisant à la langue. La racine fraîche est un poison très-violent. Son contre-poison est le même que pour la ciguë.

Coq des Jardins ou Menthe-Coq. — Cette plante croit dans les provinces méridionales de la France. Elle est vivace et fleurit en juillet. Toute la plante est un peu amère, mais aromatique, agréable, ayant l'odeur de menthe. Elle est stomachique, anti-émétique. La semence et les feuilles font mourir les vers contenus dans l'estomac.
Les feuilles sèches se donnent en décoction à la dose de 60 grammes pour un litre d'eau.

Calin ou Thé a Foulon. — Cette plante originaire du Pérou a l'odeur forte et aromatique. Ses feuilles sont employées en infusion contre la gale. On s'en sert trés-utilement pour la gale des moutons.

Cyclamen ou Pain de Pourceau. —Cette plante croit dans les bois, et sur les montagnes froides. Elle est âcre et mucilagineuse. Sa racine est mangée par les pourceaux avec plaisir.

Cynoglosse ou Langue du Chien. — Cette plante croit dans les pays incultes. Elle est amère, salée, stiptique, gluante, et

19*

passe pour vulnéraire; mais elle est, dit-on, dangereuse, et son usage en est peu fréquent.

CRESSON DE FONTAINE. — Cette ptante, assez généralement connue de tous, sert tant à l'homme qu'aux animaux. Elle est dieurétique et anti-scorbutique. On donne le suc de cette plante aux animaux à ladose de 96 grammes sur 250 grammes du vinaigre, et à la dose d'une poignée en macération.

E

EPINARD. — Plante potagère. Sa décoction est employée pour les animaux en lavements purgatifs. Cette plante est douce et rafraîchissante.

EUPHORBE. — Cette plante vient des pays chauds. C'est un violent purgatif. On l'emploie avec précaution pour les animaux à cause de ses propriétés nuisibles.

EPINE VINETTE. — Arbrisseau fort connu. Son fruit est utile en médecine vétérinaire : en décoction à la dose d'une poignée sur deux litres d'eau, il est très-rafraîchissant.

ELLEBORE NOIR A FLEUR ROSE. — Originaire d'Italie ; mais cultivé dans nos jardins. Cette plante est très-àcre, amère, d'une odeur violente ; c'est un purgatif violent. On s'en sert beaucoup dans l'art vétérinaire.

ELLEBORE NOIR A PIED DE GRIFFON. — Cette plante croît dans nos contrées sur le bord des grands chemins, et dans les terrains sablonneux ; son odeur est fétide, son emploi en médecine vétérinaire est le même que pour la précédente.

F

FOUGÈRE MALE. — Cette plante croît dans les bois. Elle est amère, astringente, vermifuge et urinaire pour les animaux. La dose est de 65 grammes sur un litre d'eau, et sa racine pulvérisée à la dose de 52 grammes sur la même quantité.

G

Genevrier commun. — Arbrisseau fort connu dans nos contrées; il est aromatique et amer. Ses baies sèches et concassées. infusées dans un litre et demi de vin blanc, pour les animaux, sont depuis 32 jusqu'à 64 grammes.

Germandrée ou Petit chène. — Cette plante croît dans les bois, les côtaux secs et arides. Ses feuilles sont peu aromatiques, et ont un goùt amer. On la prescrit pour les animaux à la dose d'une poignée en infusion dans 500 grammes de vin blanc ou de bière.

Gentiane. — Cette plante croît dans les montagnes très-élevées. Elle a une odeur aromatique, une saveur très-amère, est médiocrement àcre. On donne la racine pulvérisée, pour les animaux, à la dose de 16 à 32 grammes.

Grande consoude. — Cette plante croît dans les prés et les bois elle; est vulnéraire, astringente et anti-dissenterique; propre pour le pissement de sang essentiel. La dose pour les animaux est de 16 grammes de la racine en poudre, et en décoction de 95 grammes sur un kilogramme d'eau.

Gratiole ou Herbe a Pauvre homme. — Cette plante croît dans les prés et lieux humides. Ses feuilles sont sans odeur, excitent les vomissements, et purgent avec violence. Son infusion pour les animaux est à la dose d'une poignée sur un kilogramme d'eau, ou la même quantité dans un litre de vin blanc.

Grenil ou Herbe aux Perles. — Cette plante vient dans les terrains incultes et sur le bords des bois. Sa semence a un goût farineux et visqueux. Elle est regardée comme apéritive, dieurétique, détersive et émolliente. La semence en poudre se donne aux animaux à la dose de 16 à 32 grammes.

Guimauve. — Cette plante fort connue croît dans nos jardins potagers ou dans tout autre lieu. Son suc est insipide, mucilagineux. Sa racine est émolliente, adoucissante et laxative.

II

Héliotrope ou **Herbes aux Verrues.** — Cetteplante se trouve sur les bords des chemins, dans les terrains sabloneux. Elle est dessicative, anti-septique, résolutive et détersive par ex-cellence. Elle s'oppose à la gangrène.

Herbe aux Chats. — Cette plante croît dans les lieux hu-mides· Elle est aromatique, et a une saveur âcre et amère. Ses feuilles sont échauffantes. Ou en fait une poudre que l'on fait prendre en infusion dans du vin blanc aux animaux.

Herbe aux Luilliers ou **Cochléaria** — Cette plante se cultive dans les jardins, et est originaire des Pyrénnées. Son odeur est piquante lorsqu'on la froisse. L'herbe et la semence sont dieurétiques par excellence, détersives, incisives et anti-scorbutiques.

Herbe a Eternuer. — Cette plante croit dans les marais, les prés humides; elle a une saveur âcre, sans odeur, elle est aussi sternutatoire, résolutive et stomachique. On s'en sert avec avantage pour les moutons dans l'enchifrènement sé-reux. Une prise de la poudre de cette plante leur est d'un grand secours.

Herbe aux Puces-Vivace. — Cette plante croît dans les terrains incultes. Sa semence est inodore, d'une saveur vis-queuse et légèrement âcre. La dose, en dissolution pour les animaux, est de 16 à 25 grammes dans 90 grammes d'eau environ.

I

Ivette ou **Ive-Masque.** — Cette plante, qui vient dans les champs et les montagnes sabloneuses, est très-échauffante. Ses feuilles ont une odeur aromatique, une saveur âcre et amère. La dose pour les animaux est de 8 grammes en poudre ou d'une poignée de la plante en infusion dans un demi-litre du vin blanc.

J

Jacée des Prés — Cette plante se trouve ordinairement dans les prés. La racine est astringente et nauseuse. L'herbe et les fleurs sont astringentes et anti-ulcéreuses. La dose pour les animaux est de 8 grammes en infusion dans 250 grammes d'eau.

JALAP. — Cette plante se trouve fréquemment , et peu dans nos contrées. Elle est inodore, d'une couleur grise, et d'une saveur âcre. On emploie sa racine en poudre pour les animaux à la dose de 8 à 16 grammes en infusion dans 260 grammes d'eau.

JOUBARBE. — Cette plante croît dans les vieux murs, les rochers et le sommet des toitures en chaume. Elle est aqueuse, rafraîchissante et astringente. Son suc se donne aux animaux à la dose de 250 grammes dans un litre d'eau.

K

KERMES. — Espèce d'insecte, vivant sur les petits chênes verts, fréquemment employé dans l'art vétérinaire. Il est pernicieux lorsqu'il est administré à trop forte dose.

L

LAURIER FRANC. — Arbrisseau originaire d'Espagne et d'Italie, devenu indigène en Provence. On en fait un grand usage dans l'art vétérinaire. L'huile qu'il produit est très-utile pour les animaux. Elle est d'une odeur douce et aromatique. On l'emploie beaucoup dans l'art vétérinaire.

LAURIER ROSE. — Espèce d'arbrisseau originaire des Indes, cultivé dans les jardins. Il est d'une saveur très-àcre. Ses fleurs sont sternutatoires, et vivement purgatives. Elles s'emploient intérieurement. C'est un poison mortel pour l'homme et les animaux.

LE PETIT GLOUTERON. — Cette plante croît le long des chemins et dans les champs. Les feuilles sont astringentes, résolutives. Sa semence est dieurétique et anti-scrophuleuse. La dose de la semence pour les animaux est de seize grammes dans du vin blanc.

Lierre terrestre. — Cette plante croit dans les champs, les haies. Elle est fort connue en Europe. Elle est aromatique, fort amère, astringente, vulnéraire et expectoreuse. On l'emploie sèche ou fraiche en décoctions. Elle est très-bonne pour la toux, les catharres, etc., etc.

Lin. — Cette plante se cultive dans tous les pays de la France; elle est émolliente et macéritive. Sa graine est la seule en partie employée en médecine. On l'emploie en décoction pour les animaux à la dose de 32 grammes dans 750 grammes d'eau ou de boisson, tel que l'eau de son. Son huile se donne à la dose de 65 grammes.

M

Marrube blanc. — Cette plante croît dans les terrains incultes, le bords des chemins. C'est une des meilleures plantes médicales; elle est expectorante, son odeur est forte et aromatique, et son suc s'emploie pour les animaux à la dose de 65 grammes en infusion à la dose d'une poignée.

Meethn crepue ou frisée. — Cette plante est originaire de Sibérie; elle se cultive dans les jardins. Son odeur est aromatique, d'une saveur amère, âcre, légèrement piquante. On l'emploie pour les animaux à la dose d'une poignée en macération dans 250 grammes d'eau.

Mercuriale male ou Feuselle. — Cette plante croît partout; elle est fade, désagréable au goût, sans odeur, laxative et émolliente. On l'emploie pour les cataplasmes dans des cas indiqués.

Mille pertbuis, — Cette plante croît dans les prairies, le long des chemins. Sa semence est d'une saveur amère et résineuse, celle des feuilles est un peu salée, et légèrement amère pour les animaux. La dose est d'une poignée de toute la plante en infusion dansdeux litres d'eau.

N

Nerprunt ou Noirprunt. — Arbrisseau qui croît dans le. provinces méridionales de la France, dans les haies et le long

des rivières. Ses baies sont sans odeur, âcres et glutineuses.
Elles sont aussi purgatives et hidradogues. Le suc de ses
fleurs s'emploie beaucoup dans l'art vétérinaire,

N

Nulle ou Barbe de Capucin. — Cette plante croît partout,
dans les champs et autres lieux. Sa semence a une odeur
douce et aromatique. Sa saveur est âcre. On l'emploie pour
les animaux à la dose de 8 à 10 grammes dans du miel.

Nombril de Vénus. — Cette plante croît sur les rochers
humides et sur les vieux murs. Le goût de ses feuilles est visqueux, insipide, aqueux, rafraîchissant. On s'en sert en décoction pour les duretés des mamelles des animaux.

O

Origan. — Cette plante croit dans les champs, les collines,
les haies. Les sommités des feuilles fleuries ont une odeur
aromatique; la plante est réputée cordiale, apéritive, détersive et résolutive. L'huile de sa semence est utile pour les
animaux. On s'en sert beaucoup dans l'art vétérinaire.

Ortie. — Plante sauvage fort connue dont les feuilles et
la tige sont piquantes.
Cette plante a une odeur de bitume, une saveur un peu
salée, un peu astringente. Elle est vulnéraire, emmenagogue.
On emploie les feuilles en infusion. Fraîches, pilées et
appliquées, elles sont anti-ulcéreuses; macérées dans de
l'huile d'olive, elles sont utiles contre les plaies des tendons.

Opium. — Suc fait avec des têtes de pavot qui a une qualité narcotique et soporative.

P

Parelle ou Patience des Marais. — Cette plante croît
dans les terrains aquatiques. Sa racine a une saveur amère,
elle est astringente, stomachique. C'est un excellent anti-
scorbutique. La décoction des feuilles est très-utile au bétail.

Petit cyprès ou Santaline. — Cette plante est très-commune dans les provinces méridionales de la France. Elle est âcre, amère, d'une odeur forte. Elle est stomachique, vermifuge, dieurétique. La dose en décoction est pour les animaux de 8 grammes dans un litre de vin blanc.

Pariétaire. — Cette plante croît contre les murs u n peu humides. Elle est inodore, d'une saveur presque insipide, elle est aqueuse, nitreuse, émolliente et dieurétique. On l'emploie en décoction pour bains, lavements et fumigations à la dose de 112 grammes.

Pied de Lion. — Cette plante croît dans les bois et les taillis. Elle est sans odeur. Sa saveur est un peu âpre, vulnéraire et astringente. Les feuilles en décoction pour les animaux sont de 150 grammes dans de l'eau.

Pavot. — Plante qui porte des fleurs de plusieurs couleurs, et dont la graine a la vertu d'assoupir. Elle est employée souvent en médecine.

Petite esule. — Cette plante croit dans les lieux incultes Elle est âcre et brûlante, peu employée dans l'art vétérinaire. Elle est pernicieuse.

Poison, substance vénéneuse. — Il y en a de plusieurs espèces. La première est fort connue. L'arsenic, le sublimé corrosif, lorpuiment, les vapeurs minérales, le plomb et ses différentes préparations, le colbat et le vert de gris. Ces poisons appartiennent au règne minéral. Le règne végétal en fournit aussi une assez grande quantité qui rentrent dans la classe des remèdes narcotiques et stupéfiants, tels que l'opium et ses différentes préparations, la pomme épineuse, l'eau distillée du laurier cerise, la morelle, l'*aconitum* (appelé en français napel), la ciguë, la belladone, la jusquiame et différentes espèces de champignons dont les meilleurs sont encore à craindre. Il faut agir très-prudemment en employant ces remèdes pernicieux.

Les Purgatifs.

Les purgatifs sont le polypode de chêne, les tamarins, le sel d'epsone, celui de sedlitz, le sel végétal, le sel de glauber, le tartre vitriolé, la mane grosse, le nitre, la crème de tartre, la magnésie, le cutholicon fin, la rhubarbe, le séné, l'aquila-ulba, l'aloès, l'agaric, le jalap, le mechoacau, le turbith végétal, le diagride ou la scammonie, le gomme-gutte, l'ellebore noir, la gratiole, la pomme de coloquinte, le latérium, les trochisques alchandal, les extraits de coloquinte et de lithgina, etc., etc., etc. Tous ces purgatifs doivent être administré selon les formules indiquées dans l'ouvrage pour les maladies auxquelles ils sont appliqués.

QUINQUINA. --- Ecorce d'un arbre qui croit dans le Pérou, dont on se sert pour guérir la fièvre.

RENONCULE DES PRÉS. --- Cette plante varie beaucoup. Elle croît dans les prés. Il y en a de plusieurs espèces. On ne doit employer celle des marais qu'avec beaucoup de précaution. Celle qui croît dans les jardins n'est nullement malfaisante. Elles sont propres en cataplasme pour établir une dérivation d'humeurs séreuses.

SÉNÉ. --- Plante originaire d'Egypte, d'Arabie, et même de l'Italie. Ses feuilles sont purgatives. Il ne faut pas la confondre avec le séné de l'Europe qui ne possède aucune propriété médicale.

SERPOLET. --- Cette plante croît dans nos contrées sur les collines, dans les champs. Elle est échauffante, fortifiante. On s'en sert en décoction.

SISON ou AMONE. --- Cette plante croît dans nos contrées. Son origine est peu connu. Ses semences sont curmitatives et diurétiques. On s'en sert très-peu dans la médecine vétérinaire.

SUREAU. — Sa fleur est fort connue. Elle est émolliente, rafraîchissante, purgative et résolutive. Elle diminue l'inflammation.

20

Petit sureau ou Geble. --- Cette plaute croît dans les bonnes terres à blé qu'elle infecte. On l'emploie en médécine comme la précédente qui ne diffère en rien de ses propriétés, et mérite à tous égard la préférence.

Térébenthine. --- Cet arbre croît dans les provinces méridionales de la France, et dans l'île de Chio. La résine qu'il produit en porte le nom. Elle est blanchâtre, tirant sur le bleu. Elle est diurétique, vulnéraire et détersive. (Il ne faut pas la confondre avec celle du melaize.) On s'en sert beaucoup dans l'art vétérinaire.

FIN DU DICTIONNAIRE.

LOI

CONCERNANT LES

VICES RÉDHIBITOIRES.

Art. 1. Sont réputés vices rédhibitoires, et donneront seuls ouverture à l'action résultant de l'article 1641 du Code civil, dans les ventes ou échanges des animaux domestiques ci-dessous dénommés, sans distinction des localités où les ventes ou échanges auront lieu, les maladies ou défauts ci-après, savoir : pour le cheval, l'âne ou le mulet, la fluxion périodique des yeux, l'épilepsie ou mal caduc, la morve, le farcin, les maladies anciennes de poitrine, ou vieille courbature, l'immobilité, la pousse, le cornage chronique, le tic sans usure des dents, les hernies inguinales intermittentes, la boiterie intermittente pour cause de vieux mal.

Pour l'espèce bovine : la phtysie pulmonaire ou pommelière, l'épilepsie ou mal caduc, les suites de la non délivrance, le renversement du vagin ou de l'utérus, après le port chez le vendeur.

Pour l'espèce ovine : la clavelée; cette maladie reconnue chez un seul animal, entraînera la rédhibition de tout le troupeau. La rédhibition n'aura lieu que si le troupeau porte la marque du vendeur. — Le sang de rate : cette maladie n'entraînera la rédhibition du troupeau, qu'autant que, dans le délai de la garantie, sa perte constatée s'élèvera au quinzième au moins des animaux achetés. Dans ce dernier cas, la rédhibition n'aura lieu également, que si le troupeau porte la marque du vendeur.

Art. 2. L'action en réduction du prix, autorisée par l'art. 1644 du Code civil, ne pourra être exercée dans les ventes ou échanges d'animaux énoncés dans l'article 1 ci-dessus.

Art. 3. Le délai pour intenter l'action rédhibitoire sera, non compris le jour de la livraison, de trente jours pour le cas de fluxion périodique des yeux et d'épilepsie ou mal caduc; de neuf jours pour les autres cas.

Art. 4. Si la livraison de l'animal a été effectuée, ou s'il a été conduit dans les délais ci-dessus, hors du lieu du domicile du vendeur, les délais seront augmentés d'un jour par cinq myriamètres de distance du domicile du vendeur au lieu où l'animal se trouve.

Art. 5. Dans tous les cas, l'acheteur, à peine d'être non recevable, sera tenu de provoquer, dans les délais de l'art. 3, la nomination d'experts chargés de dresser un procès-verbal; la requête sera présentée au juge-de-paix du lieu où se trouvera l'animal. Le juge nommera immédiatement, suivant l'exigence du cas, un ou trois experts qui devront opérer dans le plus bref délai.

Art. 6. La demande sera dispensée du préliminaire de conciliation, et l'affaire instruite et jugée comme en matière sommaire.

Art. 7. Si pendant la durée des délais fixés par l'art. 3, l'animal vient à périr, le vendeur ne sera pas tenu de la garantie, à moins que l'acheteur ne prouve que la perte de l'animal provient de l'une des maladies spécifiées dans l'art. 1.

Art. 8. Le vendeur sera dispensé de la garantie résultant de la morve et du farcin pour le cheval, l'âne et le mulet, et de la clavée pour l'espèce bovine, s'il prouve que l'animal, depuis la livraison, a été mis en contact avec des animaux atteints de ces maladies.

FIN.

TABLE

Tloisième partie.

Quatrième partie.

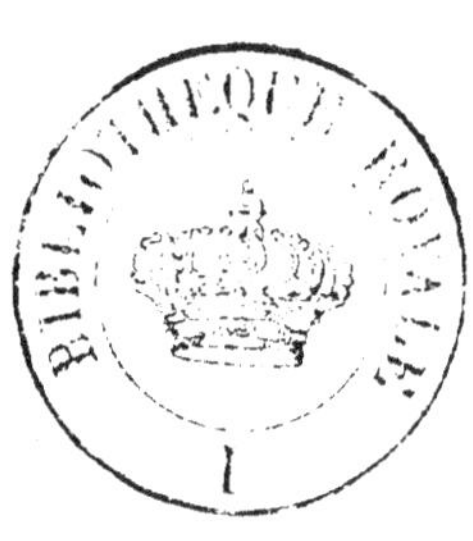

FIN DE LA TABLE.

9 782329 385303